PARASITOLOGIA CLÍNICA

Revisão técnica:

Alana Maria Cerqueira de Oliveira
Pós-doutorado em Clínica Médica
Doutora em Biologia Molecular

Nota

As Normas da Associação Brasileira de Normas Técnicas (ABNT) são protegidas pelos direitos autorais por força da legislação nacional e dos acordos, convenções e tratados em vigor, não podendo ser reproduzidas no todo ou em parte sem a autorização prévia da ABNT. As Normas ABNT citadas nesta obra foram reproduzidas mediante autorização especial da ABNT.

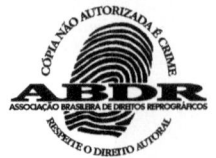

P223   Parasitologia clínica / Paula Engroff ... [et al.]; revisão técnica: Alana Maria Cerqueira de Oliveira. – Porto Alegre : SAGAH, 2023

ISBN 978-65-5690-364-4

1. Biomedicina – Parasitologia. I. Engroff, Paula.

CDU 57.01/.08

Catalogação na publicação: Mônica Ballejo Canto – CRB 10/1023

PARASITOLOGIA CLÍNICA

Paula Engroff
Doutora em Gerontologia Biomédica
Graduada em Farmácia

Guilherme Cerutti Müller
Doutor em Biologia Celular e Molecular
Graduado em Biomedicina

Eva Mansour
Mestra em Bioengenharia
Graduada em Ciências Biológicas

Sílvia Regina Costa Dias
Pós-doutorado em Bioquímica e Imunologia
Doutora em Ciências

Lisiane Silveira Zavalhia
Mestra e Doutora em Patologia
Especialista em Biologia e Genética Forense

Porto Alegre,
2023

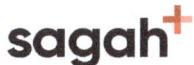

© Grupo A Educação S.A., 2023

Gerente editorial: *Arysinha Affonso*

Colaboraram nesta edição:
Editora: *Dieimi Deitos*
Preparação de originais: *Nathália Glasenapp*
Capa: *Paola Manica | Brand&Book*
Editoração: *Kaéle Finalizando Ideias*

> **Importante**
> Os *links* para *sites* da *web* fornecidos neste livro foram todos testados, e seu funcionamento foi comprovado no momento da publicação do material. No entanto, a rede é extremamente dinâmica; suas páginas estão constantemente mudando de local e conteúdo. Assim, os editores declaram não ter qualquer responsabilidade sobre qualidade, precisão ou integralidade das informações referidas em tais *links*.

Reservados todos os direitos de publicação à
SAGAH EDUCAÇÃO S.A., uma empresa do GRUPO A EDUCAÇÃO S.A.

Rua Ernesto Alves, 150 – Bairro Floresta
90220-190 – Porto Alegre – RS
Fone: (51) 3027-7000

SAC 0800 703-3444 – www.grupoa.com.br

É proibida a duplicação ou reprodução deste volume, no todo ou em parte, sob quaisquer formas ou por quaisquer meios (eletrônico, mecânico, gravação, fotocópia, distribuição na Web e outros), sem permissão expressa da Editora.

IMPRESSO NO BRASIL
PRINTED IN BRAZIL

APRESENTAÇÃO

A recente evolução das tecnologias digitais e a consolidação da internet modificaram tanto as relações na sociedade quanto as noções de espaço e tempo. Se antes levávamos dias ou até semanas para saber de acontecimentos e eventos distantes, hoje temos a informação de maneira quase instantânea. Essa realidade possibilita a ampliação do conhecimento. No entanto, é necessário pensar cada vez mais em formas de aproximar os estudantes de conteúdos relevantes e de qualidade. Assim, para atender às necessidades tanto dos alunos de graduação quanto das instituições de ensino, desenvolvemos livros que buscam essa aproximação por meio de uma linguagem dialógica e de uma abordagem didática e funcional, e que apresentam os principais conceitos dos temas propostos em cada capítulo de maneira simples e concisa.

Nestes livros, foram desenvolvidas seções de discussão para reflexão, de maneira a complementar o aprendizado do aluno, além de exemplos e dicas que facilitam o entendimento sobre o tema a ser estudado.

Ao iniciar um capítulo, você, leitor, será apresentado aos objetivos de aprendizagem e às habilidades a serem desenvolvidas no capítulo, seguidos da introdução e dos conceitos básicos para que você possa dar continuidade à leitura.

Ao longo do livro, você vai encontrar hipertextos que lhe auxiliarão no processo de compreensão do tema. Esses hipertextos estão classificados como:

Saiba mais

Traz dicas e informações extras sobre o assunto tratado na seção.

Fique atento

Alerta sobre alguma informação não explicitada no texto ou acrescenta dados sobre determinado assunto.

Exemplo

Mostra um exemplo sobre o tema estudado, para que você possa compreendê-lo de maneira mais eficaz.

Link

Indica, por meio de *links*, informações complementares que você encontra na Web.

https://sagah.com.br/

Todas essas facilidades vão contribuir para um ambiente de aprendizagem dinâmico e produtivo, conectando alunos e professores no processo do conhecimento.

Bons estudos!

PREFÁCIO

Parasitologia é a ciência que estuda os parasitas e a sua inter-relação com o hospedeiro. O assunto da parasitologia clínica são as doenças associadas aos parasitas e o seu diagnóstico laboratorial.

A relação biológica de parasitismo é aquela em que só o parasito (que pode ser um protozoário, um helminto ou um artrópode) beneficia-se, prejudicando seu hospedeiro, de quem depende bioquimicamente. Daí decorrem as conhecidas infecções parasitárias, cujo estudo é de grande importância para a saúde pública em geral.

Neste livro vamos abordar o diagnóstico etiológico das principais parasitoses de interesse clínico, discutindo sobre: coleta e manipulação das amostras biológicas; normas técnicas para a execução do diagnóstico; métodos atuais para o diagnóstico laboratorial parasitológico; diferenciação microscópica e macroscópica dos agentes patológicos; resultados laboratoriais e sua correlação com os achados clínicos e os fatores relacionados aos parasitas e aos hospedeiros no estabelecimento das doenças parasitárias.

Alana Maria Cerqueira de Oliveira

SUMÁRIO

Coleta e processamento de amostras para exame parasitológico 13
Eva Mansour
   Amostras necessárias para os exames parasitológicos 14
   Coleta de amostras para exames parasitológicos 19
   Qualidade e preservação das amostras colhidas 23

Métodos para detecção de parasitas intestinais 29
Eva Mansour
   Análise microscópica no exame parasitológico de fezes 30
   Exames parasitológicos intestinais 34
   Métodos quantitativos do exame parasitológico de fezes 43

Métodos para detecção de parasitas sanguíneos e teciduais 51
Eva Mansour
   Diagnósticos de parasitas por meio sanguíneo 52
   Diagnósticos parasitários no meio tecidual 67
   Tipos de colorações utilizadas para esfregaços sanguíneos e
      para exames de biópsia 74

Protozoa: amebíase 79
Paula Engroff
   Aspectos clínicos da infecção por amebas 79
   Características morfológicas dos trofozoítos e cistos das diferentes
      espécies de amebas 81
   Métodos diagnósticos para amebíase 94

Protozoa: giardíase e tricomoníase 99
Paula Engroff
   Aspectos clínicos da giardíase e da tricomoníase 99
   Formas parasitárias da *Giardia lamblia* e do *Trichomonas vaginalis* 102
   Métodos diagnósticos da giardíase e da tricomoníase 106

Protozoa: tripanossomíase 111
Paula Engroff
   Aspectos clínicos da doença de Chagas e da doença do sono 112
   Diagnóstico do *T. cruzi*, do *T. b. rhodesiense* e do *T. b. gambiense* 114
   Identificação microscópica dos hemoflagelados 117

Protozoa: leishmaniose 123
Paula Engroff
    Doenças causadas pelas diferentes espécies de *Leishmania* 124
    Diagnóstico da leishmaniose 129
    Identificação microscópica das formas do parasita 132

Protozoa: toxoplasmose 137
Paula Engroff
    Características da toxoplasmose 137
    Achados clínicos da toxoplasmose 141
    Métodos diagnósticos da toxoplasmose 143

Protozoa: malária 151
Guilherme Cerutti Müller
    Malária 151
    Métodos diagnósticos para *Plasmodium* 156
    As formas do plasmódio: trofozoíto, gametócito e esquizonte 159

Digenea: esquistossomose, clonorquíase, paragoníase e fasciolose 167
Guilherme Cerutti Müller
    Características clínicas das patologias provocadas por trematódeos 168
    Métodos laboratoriais para diagnóstico de infecções por trematódeos 176
    Características morfológicas dos ovos na identificação das diferentes
        espécies de trematódeos 179

Cestoda: teníase e cisticercose 185
Guilherme Cerutti Müller
    Aspectos clínicos da teníase e da cisticercose 186
    Diagnóstico laboratorial da teníase e da cisticercose 191
    Características morfológicas dos ovos de trematódeos 196

Cestoda: hidatidose e difilobotríase 207
Guilherme Cerutti Müller
    Características clínicas da difilobotríase e da hidatidose 208
    Métodos de diagnóstico laboratorial para a hidatidose e a difilobotríase 212
    Aspectos morfológicos das estruturas parasitárias
        do *Echinococcus granulosus* e do *Diphyllobothrium latum* 215

Nematoda: ascaridíase e tricuríase 219
Sílvia Regina Costa Dias
    Aspectos clínicos da ascaridíase e da tricuríase 220
    Métodos laboratoriais de diagnóstico da ascaridíase e da tricuríase 227
    Características morfológicas microscópicas 237

Nematoda: enterobíase 245
Sílvia Regina Costa Dias
    Aspectos clínicos da enterobíase 246
    Métodos de diagnóstico laboratorial para identificar a enterobíase 248
    Formas parasitárias do *Enterobius vermicularis* 253

Nematoda: ancilostomíase e estrongiloidíase 259
Lisiane Silveira Zavalhia
    Ancilostomíase e estrongiloidíase 260
    Diagnóstico 266
    Características morfológicas 269

Artrópodes 275
Paula Engroff
    Aspectos clínicos das doenças causadas por artrópodes de importância médica 276
    Métodos de diagnóstico para cada uma das doenças causadas por ectoparasitas 282
    Formas parasitárias dos ectoparasitas 288

Coleta e processamento de amostras para exame parasitológico

Objetivos de aprendizagem

Ao final deste texto, você deve apresentar os seguintes aprendizados:

- Demonstrar os tipos de amostras para exame parasitológico.
- Reconhecer os métodos de coleta de amostras biológicas para realização de exame parasitológico.
- Indicar os aspectos avaliados no processamento da amostra e os métodos de preservação utilizados para o exame parasitológico.

Introdução

A parasitologia é o ramo que estuda os parasitas, analisando a relação que acontece entre os hospedeiros e os parasitas. O parasitismo pode ser definido como a relação que acontece entre esses organismos vivos. Os parasitos são seres vivos que compõem um conjunto taxonomicamente heterogêneo, definido segundo critérios ecológicos. Suas dimensões se distribuem por várias ordens de grandeza, e, para sua identificação morfológica, são utilizados frequentemente instrumentos de ampliação ótica. No hospedeiro definitivo, populações de parasitos de determinadas espécies podem migrar por diversos órgãos e tecidos, causando lesões durante o percurso.

Neste capítulo, você vai estudar as coletas e o processamento das amostras para exames parasitológicos nos laboratórios, adquirindo os conhecimentos necessários para o seu desenvolvimento profissional.

1 Amostras necessárias para os exames parasitológicos

As **parasitoses** são infecções que podem ser causadas tanto por protozoários quanto por helmintos. Essas infecções acabam afetando as condições de vida do hospedeiro. A parasitose ainda é considerada um problema de saúde pública, uma vez que ela prevalece em diferentes regiões do país (FREITAS; GONÇALVES, 2015). Praticamente todas as infecções por parasitoses podem ser diagnosticadas apenas por meio de exames clínicos. Como os sintomas são muito inespecíficos, torna-se essencial a **pesquisa laboratorial**, para se obter um resultado satisfatório quanto à infecção que está acometendo o organismo (FREITAS; GONÇALVES, 2015).

Os **exames laboratoriais** são de suma importância, porque auxiliam o profissional a alcançar um diagnóstico. Na maioria dos casos, o exame laboratorial auxilia a diagnosticar o indivíduo parasitado e também a indicar qual é a espécie que o está parasitando, auxiliando o profissional da saúde a direcionar seu tratamento com melhor eficiência (FERREIRA, 2012).

Quanto às **amostras** para o exame coproparasitológico, devem ser consideradas as amostras únicas ou as amostras únicas ou múltiplas coletadas em líquido conservante. As **amostras únicas** devem ser coletadas diretamente no recipiente e devem ser entregues no mesmo dia da coleta. As **amostras únicas ou múltiplas coletadas** devem ser coletadas diretamente ou transferidas em um recipiente que contenha uma solução conservadora (ASSOCIAÇÃO BRASILEIRA DE NORMAS TÉCNICAS, 2006).

Hemoscopia ou cultura sanguínea

Diversos são os parasitas que apresentam forma e também estágios circulantes no sangue, que podem ser diagnosticados por meio de **exames de sangue**. A malária, a filariose bancroftiana, a babesiose e a doença de Chagas em sua fase aguda são diagnosticadas parasitologicamente por esse exame (WILLIAMSON; SNYDER, 2015).

O exame parasitológico de sangue consiste em se examinar ao microscópio uma gota de sangue do paciente, colocada sobre uma lâmina. Por esse meio, pode-se observar o parasito vivo ou o parasito fixado e corado, a partir de esfregaços delgados ou esfregaços espessos (gota espessa) (NEVES; FILIPPIS, 2016). O método para observação do parasito na colheita do sangue deve ser realizado imediatamente. Se não for possível realizar essa análise imediatamente, utilizam-se vidros que contenham anticoagulantes (heparina ou citrato), para que seja realizada a análise posteriormente.

Amostra de fezes

Segundo a NBR 15340 (ASSOCIAÇÃO BRASILEIRA DE NORMAS TÉCNICAS, 2006), o **exame parasitológico de fezes** é conhecido também por outras denominações, como: exame de fezes; exame de fezes 3 ou 5 amostras; pesquisa de ovos e protozoários; exame parasitológico; protoparasitológico de fezes; e exame conservante, com mercúrio, iodo e formol (ASSOCIAÇÃO BRASILEIRA DE NORMAS TÉCNICAS, 2006). As amostras parasitológicas de fezes são utilizadas para se diagnosticar os parasitas intestinais, por meio de pesquisas parasitárias nas fezes eliminadas pelo indivíduo hospedeiro (ZEIBIG, 2014).

Os **estágios evolutivos de protozoários** que são possíveis de serem encontrados nessa modalidade de exame parasitológico são os cistos, os trofozoítos e os oocistos. Nas formas de helmintos, geralmente são encontrados larvas, parasitas, ovos e fragmentos de parasitos (ASSOCIAÇÃO BRASILEIRA DE NORMAS TÉCNICAS, 2006).

Saiba mais

Alguns exames de fezes podem ser realizados por meio de exame macroscópico, possibilitando ao pesquisador observar o odor das fezes, a consistência e também a presença de alguns elementos que não deveriam estar ali. Outros exames de fezes podem ser realizados de forma microscópica, possibilitando que sejam observados os ovos ou também as larvas, os cistos ou os oocistos dos protozoários, dos helmintos, entre outros. Ambos os exames são considerados quantitativos ou qualitativos (ALBINO et al., 2016).

A análise de fezes pode ser realizada tanto pelo método quantitativo quanto pelo método qualitativo. É possível compreender algumas diferenças entre o método quantitativo e o método qualitativo a partir do Quadro 1.

Quadro 1. Diferença entre exames quantitativos e qualitativos

Quantitativo	Qualitativo
Ovos nas fezes	Presença da forma parasitária
Avalia a intensidade do parasitismo	Número de formas parasitárias
Utilização limitada	Não apresenta utilização limitada

Fique atento

Os exames parasitológicos de fezes devem ser preferencialmente colhidos de manhã. A recomendação é que as fezes sejam evacuadas em um papel ou em um plástico e transferidas para o pote coletor.

Nos casos em que o médico pede que sejam colhidas mais de três amostras, o laboratório deverá fornecer um frasco com o líquido MIF (mertiolate-iodo--formol). Caso as fezes estejam líquidas ou diarreicas, estas devem ser colhidas em soluções especiais, que também são fornecidas pelo laboratório (NEVES; FILIPPIS, 2016).

Em alguns casos de infecções por parasitas intestinais, o exame de fezes não pode auxiliar na detecção do agente infeccioso. Por esse motivo, existem alguns procedimentos adicionais que podem ser realizados para revelar a presença de parasitas específicos. Segundo Zeibig (2014), esses métodos são utilizados quando existe alguma suspeita de um parasita em particular e quando o exame de fezes der negativo. Nessas amostras se incluem o exame de material duodenal, o exame de material obtido por sigmoidoscopia e o uso de fita de celofane adesiva.

Amostras de tecido e biópsia

As **amostras de tecidos e biópsias** são utilizadas para a recuperação de uma variedade de parasitos, incluindo alguns organismos intracelulares, como *Leishmania* spp, *Toxoplasma gondii*, *Trypanosoma* spp e microsporídios. Nesse caso, é realizada uma remoção cirúrgica da amostra, seguida da preparação de cortes histológicos e da análise por meio de lâmina de impressão (ZEIBIG, 2014).

Escarro

O **exame de escarro** é realizado em casos de suspeitas de infecção por alguns trematódeos pulmonares, como *Paragonimus wetermani*, *Ascaris lumbricoides*, *Entamoeba hystolytica* e outros ancilostomídeos (ZEIBIG, 2014). Nesse caso, a amostra é colhida no início da manhã, com o uso de um recipiente de boca larga com tampa de rosquear. Esse material não deve ser contaminado por saliva (ZEIBIG, 2014).

Fatores pré-analíticos que podem interferir nas amostras

Os testes laboratoriais apresentam a função de auxiliar o médico em seu raciocínio para diagnóstico de patologias, após a realização do exame físico e da anamnese do paciente. É importante observar que todas as fases da execução de um teste, principalmente a fase pré-analítica, precisam ser conduzidas com o máximo de segurança possível, para que se possa obter o resultado mais exato (PIMENTA; ZANUSSO JÚNIOR, 2016).

Segundo Aires (2019), a fase pré-analítica apresenta a maior parte dos erros que resultam em um diagnóstico clínico não consistente. É estimado que, no laboratório, essa etapa seja responsável por cerca de 70% dos erros que acontecem nesse ambiente. É importante destacar que, entre esses aspectos, existe a necessidade de se orientar o paciente adequadamente quanto ao jejum, ao intervalo do exame, à prática de exercício físico, ao tipo de alimentação e à utilização de medicamentos na rotina que precede a coleta do exame.

Aires (2019) comenta que a análise laboratorial se divide em três fases, descritas a seguir.

- **Fase pré-analítica:** tem início na coleta do material biológico.
- **Fase analítica:** etapa da execução do teste.
- **Fase pós-analítica:** envolve o processo de validação e também de liberação dos laudos; geralmente, essa fase é encerrada quando o médico recebe o exame e consegue interpretá-lo.

Na fase pré-analítica, segundo Ferreira (2012, p. 192), "As amostras fecais destinadas a exame devem ser colhidas, sem contaminação com urina nem detritos do solo, em recipientes limpos, de boca larga, sem vazamentos. Em geral, não devem ser aceitas para exame amostras colhidas até 1 semana depois da administração de laxantes potentes". Em algumas situações, quando existe a suspeita de amebíase ou giardíase, são utilizados laxantes como o fosfato de sódio ou o sulfato de sódio, para que seja possível observar a consistência das fezes.

As fezes humanas possuem em sua composição muco, água, células intestinais descamadas, gorduras, restos alimentares, células vegetais e animais, entre outros elementos. Nas fezes humanas, observa-se que 30% são bactérias, que também são as responsáveis pela apresentação da cor turva, que é observada em suspensões aquosas. As partículas sólidas que apresentam dimensões diversificadas acabam dificultando a observação de parasitas nas fezes, exceto quando o material se encontra diluído (FERREIRA, 2012).

Quando são recebidas as amostras no laboratório, logo se inicia a execução dos testes laboratoriais, a fase analítica, conhecida como processamento da amostra. Nessa fase, as amostras geralmente são examinadas a modo macroscópico e microscópico (ZEIBIG, 2014). No exame macroscópico, as amostras são submetidas à avaliação de consistência e coloração e também à verificação de anormalidades macroscópicas. Para a realização desse exame, é imprescindível que a amostra seja fresca (FERREIRA, 2012).

2 Coleta de amostras para exames parasitológicos

É possível diagnosticar a maioria dos parasitas por meio de exames de fezes, embora outros materiais também auxiliem nesse diagnóstico, como escarro, secreções urogenitais, aspirados, urina, tecidos, biópsias, conteúdo duodenal, entre outros. Inicialmente, os estágios usuais de diagnóstico são os ovos e as larvas de helmintos e de trofozoítos, cistos, oocistos e esporos de protozoários, conforme aponta a Sociedade Brasileira de Patologia Clínica/Medicina Laboratorial (SOCIEDADE BRASILEIRA DE PATOLOGIA CLÍNICA/ MEDICINA LABORATORIAL, 2014).

A identificação segura de um parasito depende bastante de critérios morfológicos, que são determinados por meio de uma colheita bem executada e também de uma boa preservação da amostra parasitológica. É importante que o material coletado se encontre em condições ótimas e que tenha sido colhido recentemente, preservado adequadamente e não apresente contaminação (SOCIEDADE BRASILEIRA DE PATOLOGIA CLÍNICA/MEDICINA LABORATORIAL, 2014).

Coleta de amostras fecais

Para a detecção e também a identificação parasitológica intestinal, é importante que o material coletado seja entregue ao laboratório com qualidade. Diversos fatores podem influenciar na colheita das amostras fecais; entre esses fatores, destacam-se: o volume da amostra, o tipo de recipiente utilizado pelo paciente, a idade da amostra, os compostos químicos e as drogas utilizadas pelo paciente (DE CARLI, 2007).

É importante que o paciente receba instruções adequadas, para que seja facilitada a colheita das fezes. O laboratório precisa também organizar o material com as seguinte informações: nome do paciente, identificação completa, nome do profissional que solicitou o exame, data e horário da colheita. É importante também anexar a requisição médica, indicando o procedimento laboratorial a ser utilizado (DE CARLI, 2007; SOCIEDADE BRASILEIRA DE PATOLOGIA CLÍNICA/MEDICINA LABORATORIAL, 2014).

O recipiente que o paciente utilizar para realização da colheita deve estar limpo e seco. É imprescindível que esse recipiente esteja livre de antisséptico, de urina e de agentes germicidas; ele deve apresentar boca larga e capacidade de 250ml, para que possa armazenar adequadamente o material. Esse recipiente precisa impedir o derrame e permitir a preservação da umidade.

A colheita das fezes deve ser realizada em urinol, ou em jornal ou algum outro papel limpo; pode também ser realizada diretamente no pote. Não podem ser transferidas para o pote (DE CARLI, 2007; SOCIEDADE BRASILEIRA DE PATOLOGIA CLÍNICA/MEDICINA LABORATORIAL, 2014):

- fezes excretadas no solo, uma vez que nesse meio existem larvas de vida livre e demais contaminantes;
- fezes que sejam coletadas na privada, pois estas apresentam riscos de contaminação, porque tanto a água quanto a urina podem destruir as formas trofozoíticas.

Para possibilitar que o profissional do laboratório execute os exames macro e microscópico, é importante que todo o material fecal seja enviado no recipiente; uma quantidade mínima de 30 g de material já é suficiente para a análise. A conduta do envio de material suficiente para o laboratório possibilita que o laboratório execute várias técnicas, permitindo que o profissional consiga selecionar porções para exames específicos. No momento do manuseio do material coletado, é importante que o profissional da saúde descarte a superfície seca da amostra (DE CARLI, 2007).

Quanto à textura das fezes, caso estas sejam pastosas ou mucosas, é indicado que seja realizada a preparação do esfregaço corado e também sejam organizadas porções para técnicas de concentração. Esses materiais não devem ser congelados (DE CARLI, 2007).

Alguns medicamentos ou produtos químicos podem interferir na qualidade da amostra para a análise e também para a pesquisa de parasitas intestinais. Entre esses medicamentos estão incluídos antibióticos, antiácidos, antidiarreicos, óleos minerais, entre outros. Também devem ser descartadas as amostras que apresentarem bismuto ou bário, uma vez que esses produtos interferem na análise, devido ao excesso de substâncias cristalinas. Nesse caso, a colheita deve ocorrer em um prazo de sete a 10 dias após a suspensão do uso da substância (DE CARLI, 2007).

Alguns antibióticos, como a tetraciclina, podem afetar a flora intestinal e causar a ausência temporária de parasitas nas fezes, uma vez que esses parasitas se nutrem por meio das bactérias intestinais. Nesse caso, o exame deve ser colhido apenas duas a três semanas após a suspensão do uso do antibiótico (SOCIEDADE BRASILEIRA DE PATOLOGIA CLÍNICA/ MEDICINA LABORATORIAL, 2014). Caso o laboratório receba alguma amostra fecal de paciente que apresenta imunodeficiência humana, sua amostra deve ser protegida por um invólucro de plástico e identificada com uma etiqueta vermelha (SOCIEDADE BRASILEIRA DE PATOLOGIA CLÍNICA/ MEDICINA LABORATORIAL, 2014).

Coleta de amostra fresca

A coleta de amostras frescas de fezes não exige jejum e também não possui restrições alimentares. As amostras podem apresentar diversas consistências, e estas podem ser utilizadas em diferentes técnicas em laboratório. O profissional deve orientar ao paciente que ele pode realizar a sua amostra com a consistência que se encontra, uma vez que, nas fezes diarreicas, podem ser observadas formas trofozoíticas com facilidade (SOCIEDADE BRASILEIRA DE PATOLOGIA CLÍNICA/MEDICINA LABORATORIAL, 2014).

O material fecal pode variar, e a sua consistência pode ser classificada, segundo De Carli (2007), como formadas, semiformadas, pastosas ou líquidas. No caso das amostras amolecidas, pastosas ou liquefeitas, é possível não se observar muco ou sangue. Essas amostras precisam ser examinadas em até 60 minutos após a coleta, e as amostras mais endurecidas podem ser examinadas no mesmo dia ou no dia seguinte.

A Figura 2 apresenta os estágios morfológicos dos protozoários intestinais. Nas fezes líquidas e pastosas, é possível encontrar os trofozoítos; nas fezes formadas e semiformadas, é possível encontrar os cistos. No caso dos ovos e das larvas de helmintos, estes podem ser diagnosticados em quaisquer tipos de amostra fecal, porém, nas líquidas a sua presença é menor. O sangue oculto nas fezes pode estar associado a alguma infecção parasitária ou a algumas condições não normais do organismo (DE CARLI, 2007).

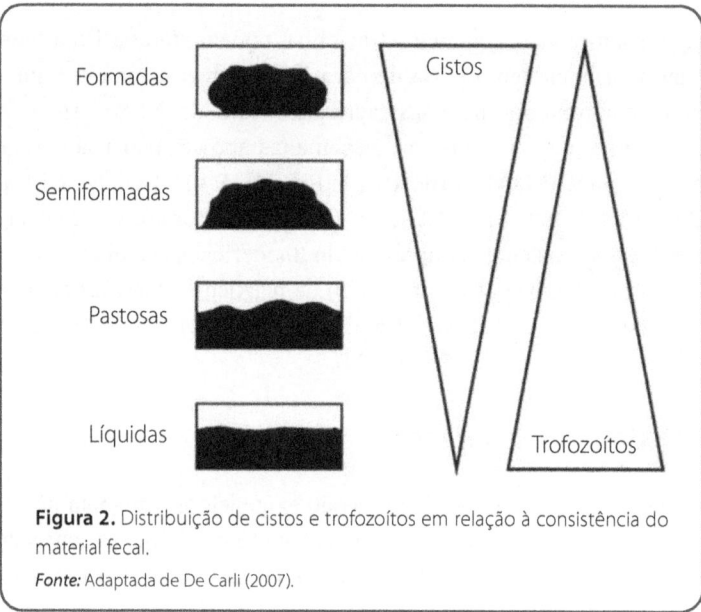

Figura 2. Distribuição de cistos e trofozoítos em relação à consistência do material fecal.
Fonte: Adaptada de De Carli (2007).

Amostras múltiplas

É mais fácil diagnosticar os parasitas por meio de amostras múltiplas fecais. Essas amostras precisam ser coletadas em dias sequenciais ou em dias alternados, e precisam ser no mínimo três amostras. Essas amostras devem ser separadas em recipientes diversificados, e não em apenas um recipiente (DE CARLI, 2007). O período para que essa coleta seja realizada não deve exceder 10 dias, e precisam ser dias diferenciados. Segundo De Carli (2007 p. 6):

> [...] existe uma grande possibilidade de encontrar organismos por meio das amostras múltiplas, em razão da: a) da intermitência da passagem de certos parasitas a partir do hospedeiro; b) da distribuição não uniforme dos ovos dos helmintos; c) dos estágios dos protozoários e d) das limitações das técnicas de diagnóstico.

O autor ainda enfatiza que os parasitas *A. lumbricoides,* ancilostomídeos e *Trichiuris trichiura* liberam ovos com continuidades, podendo ser detectados diariamente. Porém, outras espécies de parasitas liberam os ovos em estágios irregulares, como no caso da *Entamoeba histolytica*, que apresenta oscilações diárias e picos cíclicos que acontecem entre sete e 10 dias. A *Giardia lamblia* também apresenta essas oscilações com intervalos que ocorrem entre dois e três dias para oito ou mais dias. O *Schitosoma* apresenta irregularidades, e a *Taenia* possui interrupções entre dois e três dias.

De Carli (2007, p. 6) ainda enfatiza que, "[...] em outras infecções, como na teníase, giardíase, dientamebíase e estrongiloidíase, o número de estágios de diagnóstico emitidos varia significativamente de um dia para outro, podendo não serem detectados até que o paciente atinja a fase sintomática". Aí se vê a importância da colheita de mais amostras, uma vez que os estágios de diagnóstico não aparecem em um único material todos os dias. Assim, a amostragem alternada permite um resultado mais fidedigno.

3 Qualidade e preservação das amostras colhidas

Para Zeibig (2014), uma amostra de fezes recém-coletada deve ser entregue imediatamente para o laboratório; caso contrário, as mesmas devem ser preservadas, para que seja mantida a sua integridade. É possível preservar essas amostras em substâncias conhecidas como fixadores, que são substâncias que buscam preservar a morfologia de protozoários e também previnem o desenvolvimento de ovos e larvas de helmintos.

A quantidade de fixador utilizada em uma amostra é importante, para que seja eficaz o processo de preservar o material fecal. A proporção recomendada é de três partes do conservante para cada parte de fezes (NEVES; FILIPPIS, 2016). Os fixadores são vendidos como kits comerciais que contêm um ou mais frascos do fixador apropriado. Esses kits apresentam marcações, que indicam o volume adequado de amostra que precisa ser coletado.

Como geralmente é o paciente que se torna responsável por realizar a coleta do material fecal, é importante que o mesmo seja muito bem orientado, com informações detalhadas e completas a respeito do procedimento a ser realizado. Uma vez entregue o material, este deve ser fixado no conservante por um período de 30 minutos, no mínimo (AMATO NETO, 2003; ZEIBIG, 2014).

No Quadro 2, é possível visualizar os conservantes para amostras fecais e os procedimentos laboratoriais.

Quadro 2. Conservantes para amostras fecais e procedimentos laboratoriais

Conservantes	Técnicas de concentração	Colorações permanentes	Testes para antígenos
Formalina 10%	+	-	+
Acetato de sódio-ácido acético-formalina (SAF)	+	+ (hematoxilina férrica)	+
Álcool polivinílico (APV)	±	+ (tricrômico ou hematoxilina férrica)	-
APV modificado (zinco)	±	+ (tricrômico ou hematoxilina férrica)	±
Sistema de frasco único	+	+ (tricrômico ou hematoxilina férrica)	±

Fonte: Adaptado de Zeibig (2014).

Formalina

A **formalina** é bastante utilizada como um fixador geral de protozoários e helmintos. Esse fixador é geralmente utilizado em duas concentrações, uma de 5%, para que seja possível preservar os cistos e os protozoários, e uma de 10%, indicada para ovos e larvas de helmintos (ZEIBIG, 2014). Esse fixador é muito recomendado para exames diretos e também para procedimentos de concentração. Apresenta vantagens como: fácil preparação, preservação das amostras por muitos anos e longa validade (ZEIBIG, 2014).

Álcool polivinílico

O APV é composto por um pó de matéria plástica, que o possibilita atuar como um adesivo para as amostras de fezes preparadas em lâminas para coloração. Esse fixador é associado à solução de Schaudinn, que contém sulfato de zinco, sulfato de cobre ou cloreto de mercúrio como base. Uma de suas vantagens é que a maioria dos trofozoítos e cistos de protozoários e também ovos de helmintos podem ser detectados utilizando-o como fixador. Ainda, pode ser usado na preparação de montagens com coloração permanente (ZEIBIG, 2014).

Acetato de sódio-ácido acético-formalina

Este é um fixador alternativa para o uso do APV e do Schaudinn. O mesmo pode ser usado em técnicas de concentração e também em montagens com coloração permanente. Esse fixador requer apenas um frasco de armazenamento e também é livre de mercúrio. Sua vantagem é que é de fácil preparo e apresenta uma longa duração (ZEIBIG, 2014).

É importante também que o profissional se atente ao tipo da amostra. Isso porque pacientes que apresentam disenteria possuem uma maior possibilidade de expelir trofozoítos do que cistos de amebas, exigindo do profissional uma análise direta das fezes líquidas recém-coletadas com uma solução salina, para encontrar os trofozoítos (ZEIBIG, 2014).

Fixadores alternativos em frasco único

Existem no mercado diversos fixadores que são alternativas não tóxicas. Esses fixadores utilizam um único frasco livre de formalina e também de mercúrio. Eles podem ser empregados nas técnicas de concentração e de esfregaço com coloração permanente (ZEIBIG, 2014). A única desvantagem é que esses produtos não apresentam a mesma qualidade de conservação, quando comparados aos outros fixadores com formalina.

Soluções ecológicas

O exame ecológico paratest ou coproplus eco, segundo o fabricante, apresenta uma solução conservante biodegradável que não é tóxica e não agride o meio ambiente. Essa solução substitui as soluções fixativas perigosas, contribuindo para a segurança de técnicos e analistas de laboratório e focando na sustentabilidade ambiental. Por meio da solução ecológica, é possível facilitar as análises, uma vez que essa solução, segundo o fabricante, preserva com excelência as características de cistos de protozoários, ovos e larvas de helmintos.

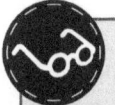

Referências

AIRES, W. H. P. *Prevenção de erros pré-analíticos em laboratórios clínicos*. 2019. Trabalho de Conclusão de Curso (Graduação). [S. l.], 2019. Disponível em: https://repositorio.pgsskroton.com//handle/123456789/23622. Acesso em: 23 abr. 2020.

ALBINO, S. L. *et al.* Importância da utilização de métodos quantitativos para o diagnóstico parasitológico. *Journal of Biology & Pharmacy and Agricultural Management*, v. 12, n. 4, p. 19–27, 2016. Disponível em: http://revista.uepb.edu.br/index.php/biofarm/article/view/3261/2390. Acesso em: 23 abr. 2020.

AMATO NETO, V. *et al.* Conservação de oocistos de Cryptosporidium em fezes para exame parasitológico. *Revista da Sociedade Brasileira de Medicina Tropical*, v. 36, n. 2, p. 303–304, 2003. Disponível em: http://www.scielo.br/pdf/rsbmt/v36n2/a15v36n2.pdf. Acesso em: 23 abr. 2020.

ASSOCIAÇÃO BRASILEIRA DE NORMAS TÉCNICAS. *ABNT NBR 15340*: laboratório clínico: exames parasitológicos de fezes. Rio de Janeiro: ABNT, 2006.

DE CARLI, G. A. *Parasitologia clínica*: seleção de métodos e técnicas de laboratório para o diagnóstico das parasitoses humanas. 2. ed. São Paulo: Atheneu, 2007.

FREITAS, E. O.; GONÇALVES, T. O. de F. *Imunologia, parasitologia e hematologia aplicadas à biotecnologia*. São Paulo: Saraiva, 2015. (Série Eixos).

FERREIRA, M. U. *Parasitologia contemporânea*. Rio de Janeiro: Guanabara Koogan, 2012.

NEVES, D. P.; FILIPPIS, T. *Parasitologia básica*. 3. ed. São Paulo: Atheneu, 2016.

PIMENTA, D. Z.; ZANUSSO JÚNIOR, G. Principais fatores pré-analíticos interferentes nos exames laboratoriais do coagulograma completo. *Revista Uningá Review*, v. 25, n. 3, 2016. Disponível em: http://revista.uninga.br/index.php/uningareviews/article/view/1780. Acesso em: 23 abr. 2020.

SOCIEDADE BRASILEIRA DE PATOLOGIA CLÍNICA/MEDICINA LABORATORIAL. *Recomendações da Sociedade Brasileira de Patologia Clínica/Medicina Laboratorial (SBPC/ML)*: coleta e preparo da amostra biológica. Barueri, SP: Manole, 2014. Disponível em: http://www.sbpc.org.br/upload/conteudo/livro_coleta_biologica2013.pdf. Acesso em: 23 abr. 2020.

WILLIAMSON, M. A.; SNYDER, L. M. W. *Wallach:* interpretação de exames laboratoriais. 10. ed. Rio de Janeiro: Guanabara Koogan, 2015.

ZEIBIG, E. *Parasitologia clínica*: uma abordagem clínico-laboratorial. Rio de Janeiro: Elsevier, 2014.

Leituras recomendadas

COSTA, O. R. Incidência de Enterobius vermicularis em 359 escolares de Belém, Pará (Publicado originalmente em 1955). *In*: INSTITUTO EVANDRO CHAGAS. *Memórias do Instituto Evandro Chagas*. Belém: Instituto Evandro Chagas, 2002. v. 6. p. 251-260. (Produção científica, v. 6)

HOLANDA, C. M. de C. X.; ARIMATEIA, D. S.; MOTTA NETO, R. *Manual de bacteriologia e de enteroparasitos*. Natal: UFRN, 2017. Disponível em: https://repositorio.ufrn.br/jspui/bitstream/123456789/24343/5/Manual%20de%20bacteriologia%20e%20de%20enteroparasitos.pdf. Acesso em: 23 abr. 2020.

LEVINSON, W. E. *Microbiologia médica e imunologia*. 12. ed. Porto Alegre: AMGH, 2014. (Lange).

LUTZ, A. O. Schistosomum mansoni, segundo observações feitas no Brasil. *Memórias do Instituto Oswaldo Cruz*, v. 11, p.121–155, 1919.

RAMOS, L. R.; OLIVEIRA, M. V.; SOUZA, C. L. Avaliação de variáveis pré-analíticas em exames laboratoriais de pacientes atendidos no Laboratório Central de Vitória da Conquista, Bahia, Brasil. *Jornal Brasileiro de Patologia e Medicina Laboratorial*, v. 56, p. 1–8, 2020. Disponível em: http://www.scielo.br/pdf/jbpml/v56/pt_1676-2444-jbpml-56-e1432020.pdf. Acesso em: 23 abr. 2020.

Fique atento

Os *links* para *sites* da *web* fornecidos neste capítulo foram todos testados, e seu funcionamento foi comprovado no momento da publicação do material. No entanto, a rede é extremamente dinâmica; suas páginas estão constantemente mudando de local e conteúdo. Assim, os editores declaram não ter qualquer responsabilidade sobre qualidade, precisão ou integralidade das informações referidas em tais *links*.

Métodos para detecção de parasitas intestinais

Objetivos de aprendizagem

Ao final deste texto, você deve apresentar os seguintes aprendizados:

- Definir as características importantes para a análise microscópica no exame parasitológico de fezes.
- Identificar os métodos qualitativos: exame direto a fresco e técnicas de concentração.
- Reconhecer os métodos quantitativos do exame parasitológico de fezes.

Introdução

A amostra fecal pode ser utilizada no diagnóstico laboratorial em forma de espécime fresca ou preservada. No caso da amostragem fresca, é possível avaliar macroscopicamente todo o bolo fecal em uma parte do material entregue ao laboratório, enquanto outra porção do material entregue é submetida a exame parasitológico.

Geralmente, no laboratório, é entregue um recipiente que apresenta em média de 30 a 40 gramas de material fecal, para a execução dos exames macroscópico e microscópico. No caso do exame microscópico, a utilização do micrômetro ocular é uma prática obrigatória no diagnóstico de parasitas, para que seja possível identificar o tamanho do parasita, os seus ovos, os cistos e também os oocistos de protozoários. Alguns pontos precisam ser considerados no momento da escolha do método a ser utilizado, que precisa ser o mais confiável possível para aquele diagnóstico.

Neste capítulo, você vai estudar a importância da microscopia no exame parasitológico de fezes e também compreender os diferentes métodos quantitativos e qualitativos.

1 Análise microscópica no exame parasitológico de fezes

Em um **laboratório de parasitologia**, o equipamento mais importante é o microscópio. O **microscópio** é um dos recursos mais utilizados e precisa ter um sistema óptico excelente, para a detecção eficaz dos parasitas. Uma vez que as estruturas dos parasitas são pequenas, é importante que o microscópio tenha uma peça ocular equipada com uma escala de medição, conhecida como **ocular micrométrica** (Figura 1). Esta deve ser muito bem calibrada, para que o profissional possa obter a mensuração precisa do material analisado (ZEIBIG, 2014).

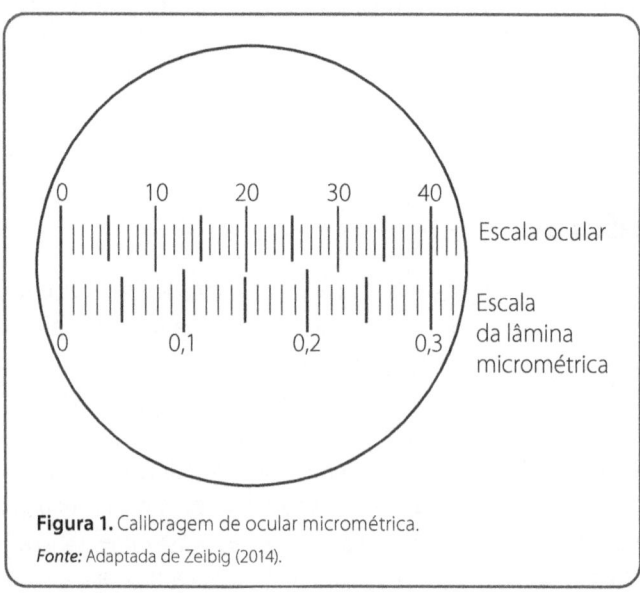

Figura 1. Calibragem de ocular micrométrica.
Fonte: Adaptada de Zeibig (2014).

A microscopia das fezes deve ser executada com todo o cuidado e a qualidade possível. Nesse caso, é importante que o microscopista saiba avaliar o exame e também manusear o microscópio adequadamente. Segundo Neves e Filippis (2014), o microscopista precisa passar por um treinamento que lhe proporcione conhecimento suficiente e detalhado a respeito das formas parasitárias, para que possa identificá-las e identificar seus fragmentos nas amostras que receber.

Os estágios diagnósticos de parasitas que são detectados por meio do microscópio são sempre mensurados em unidades chamadas **micrômetros**. O profissional que manuseia o microscópio utiliza o tamanho para conseguir diferenciar os parasitas. A parte ocular micrométrica consiste em um disco de vidro que é inserido dentro do microscópio; ela é equipada com uma régua, dividida igualmente em 50 ou 100 unidades, que representam as diferentes mensurações. É importante saber calibrar a ocular milimétrica, para conseguir determinar quantos micrômetros equivalem a cada divisão (ZEIBIG, 2014). Segundo Zeibig (2014, p. 86), "[...] cada objetiva do microscópio deve ser calibrada de modo que os parasitas possam ser mensurados em qualquer aumento utilizado".

No laboratório, o exame mais utilizado é o exame de **esfregaço a fresco**. De acordo com De Carli (2007), trata-se de um exame de método direto, fácil de ser executado em uma rotina de laboratório, e que permite que o microscopista possa observar os estágios de diagnóstico dos protozoários, como cistos, trofozoítos, oocistos e esporos, e dos helmintos, como ovos e larvas.

Para Zeibig (2014, p. 85), o exame microscópico de fezes busca pesquisar ovos e parasitas, sendo composto por três procedimentos: "[...] preparações diretas a fresco, técnica de concentração resultando em preparações úmidas concentradas e também esfregaço com coloração permanente". A autora enfatiza que esses exames precisam ser realizados com amostras frescas.

Para que seja realizado um diagnóstico de sucesso, é importante saber observar os **estágios de evolução do parasita**. Esse objetivo é alcançado por meio do simples exame microscópico, que, em muitos casos, é o suficiente para diagnosticar uma parasitose, principalmente a intestinal. Entretanto, segundo De Carli (2007), para que sejam obtidos resultados melhores na microscopia, é importante também a utilização de **técnicas de concentração**.

O autor enfatiza que o exame microscópico pode exigir uma variedade de procedimentos, que dependem da consistência das amostras que são enviadas aos laboratórios. Ainda, deve-se considerar os tipos de preservantes que foram usados para a fixação das espécies e também os sintomas clínicos que o paciente apresenta, sugerindo, dessa forma, a presença de algum parasita específico. O exame microscópico de fezes ainda pode identificar e revelar outras anormalidades nas amostras enviadas, como hemácias, leucócitos, eosinófilos, macrófagos, células epiteliais, cristais, fungos, entre outras características que podem auxiliar no diagnóstico do parasita ou também de outras patologias associadas, como observado na Figura 2 (ZEIBIG, 2014).

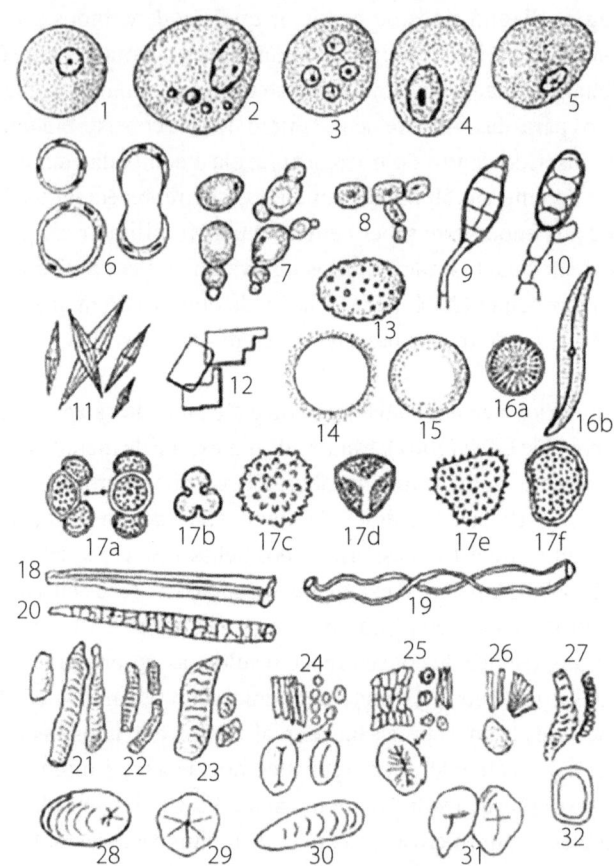

Figura 2. Artefatos observados na amostragem de fezes humanas. (1) Pré-cisto de *Entamoeba histolytica*. (2) Macrófago. (3) Leucócito, neutrófilo polimorfonuclear. (4) Célula epitelial escamosa, obtida por meio de aspirado retal. (5) Célula plasmática, obtida por meio de aspirado retal. (6) *Blastocystis hominis* (classificado como protozoário). (7) Células de levedura. (8) Unidades separadas de micélio de *Monilia*. (9,10) Conídias de fungos *Alternaria* e *Helminthosporium*. (11) Cristais de Charcot-Leyden (CL). (12) Cristais de colesterol. (13) Partículas de caseína parcialmente digeridas. (14) Bolha de ar. (15) Gota de óleo. (16a, 16b) Diatomáceas. (17a) Pinheiro. (17b) Violeta africana. (17c) Hibiscus. (17d) Sálvia. (17e) Losna. (17f) *Phleum pratense*. (18) Cabelo de planta. (19) Fragmento de fibra de algodão. (20) Cabelo de mamífero. (21-32) Resíduos de alimentos. (21) Músculo de carne bovina ou suína. (22) Carne de caranguejo. (23) Carne de peixe. (24) Grão de trigo. (25) Semente de cereal. (26) Vagem de feijão. (27) Feixe fibrovascular de tubos de condução. (28) Grão de amido de batata irlandesa. (29) Amido de arroz. (30) Amido de pacova. (31) Amido de batata-doce. (32) Parede celular de material lenhoso. 1-12 x 1.125; 16a x 700; 16b x 200; 17-20 x ca. 300; 21-21 x ca. 240; 28-31 x ca. 750; 32 x 200. Observação: o *B. hominis* está classificado como ameba.
Fonte: De Carli (2001, p. 172).

A amostra fecal pode ainda apresentar contaminação por outros artefatos microscópicos que são lançados na amostragem após a colheita do material. Essa contaminação pode ocorrer devido a vidraria suja ou outros organismos, como larvas de dípteros, grãos de pólen, leveduras, entre outros, como observado na Figura 3 (DE CARLI, 2007).

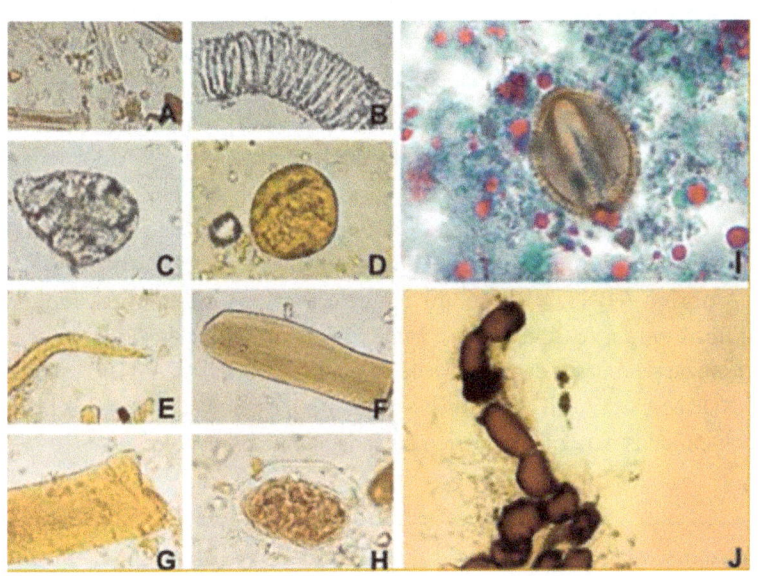

Figura 3. Artefatos encontrados nas fezes humanas. (A) Grupos de células vegetais coradas pela solução de iodo. (B) Vasos vegetais espiralados, não corados. (C) Célula pétrea não corada. (D) Célula pétrea corada pela solução de iodo. (E) Pelos de plantas, que são facilmente confundíveis com larvas de nematoides. (F) Fibra muscular não corada de digestão incompleta. (G) Estrias de fibra muscular, coradas com iodo. (H) Célula não corada do parênquima celular de plantas. (I) Grãos de pólen, que podem ser facilmente confundidos com ovos de *Taenia* spp. (J) Semente de banana.
Fonte: Jesus (2014, documento *on-line*).

Os cristais de CL, apontados no item 11 da Figura 2, são formados por meio da desintegração dos produtos dos eosinófilos e dos basófilos que se encontram presentes nas fezes e nos escarros. Esses cristais apresentam uma estrutura fina, com extremidades pontiagudas, e podem ser encontrados no material fecal em diferentes tamanhos. A sua presença indica que existe uma resposta imune, porém, a sua causa principal é atribuída a infecções parasitárias. Caso o profissional observe os cristais de CL nos líquidos orgânicos ou mesmo em secreções, estes são considerados indicadores de inflamações alérgicas (DE CARLI, 2001).

2 Exames parasitológicos intestinais

Segundo a norma brasileira (NBR)15340, da Associação Brasileira de Normas Técnicas (2006, p. iv), "[...] as parasitoses intestinais constituem um problema em saúde pública e esta cadeia é acrescida de diversos agentes externos, por exemplo, ingestão de alimentos crus ou mal lavados, contato com solo e água contaminados, favorecendo a disseminação dos parasitos". A norma ainda enfatiza que a falta de saneamento básico que atinge a população de baixa renda contribui gravemente para o aumento de infecções parasitárias, que podem levar à morbidade e mortalidade.

A norma ABNT NBR 15340 estabelece critérios e também requisitos mínimos para a realização de exames parasitológicos de fezes, buscando padronizar o processo de pesquisa de parasitas (ASSOCIAÇÃO BRASILEIRA DE NORMAS TÉCNICAS, 2016). No Quadro 1, é possível observar as técnicas recomendadas para o diagnóstico de cada agente parasitológico.

Quadro 1. Métodos aplicados para diagnóstico de agentes parasitológicos

Formas parasitárias	Metodologia
Ascaris lumbricoides *Thrichuris trichiura*	Sedimentação espontânea ou por centrifugação Método direto Kato-Katz Ritchie
Ancilostomídeos	Sedimentação espontânea ou por centrifugação Método direto Kato-Katz Ritchie Willis
Schistosoma mansoni	Sedimentação espontânea ou por centrifugação Kato-Katz Ritchie

(Continua)

(Continuação)

Quadro 1. Métodos aplicados para diagnóstico de agentes parasitológicos

Formas parasitárias	Metodologia
Strongyloides stercoralis	Baemann-Moraes Rugai Sedimentação espontânea ou por centrifugação Método direto Ritchie
Enterobius vermicularis	Fita adesiva transparente (Graham) Método direto Sedimentação espontânea ou por centrifugação Kato-Katz Ritchie
Taenia sp. *Hymenolepis nana* *Hymenolepis diminuta*	Sedimentação espontânea ou por centrifugação Método direto Kato-Katz Ritchie Tamisação
Glardia lamblia	Faust & cols. Ritchie Hoffman por sedimentação espontânea ou centrifugação Método direto Coloração de tricromo de Wheatley Coloração de hematoxilina férrica
Entamoeba sp. *Endolimax nana* *Iodamoeba butschlii* *Blastocystis hominis*	Faust & cols. Ritchie Hoffman por sedimentação espontânea ou centrifugação Método direto Coloração de tricromo de Wheatley Coloração de hematoxilina férrica
Cryptosporidium sp. *Isospora belli* *Cyclospora caetanensis* *Sarcocystis hominis*	Coloração de Ziehl-Neelsen Henriksen & Pohlenz Coloração de safranina — azul de metileno Coloração de auramina

Fonte: Adaptado de Associação Brasileira de Normas Técnicas (2016).

Coprocultura

A **cultura de fezes** para o isolamento de larvas é bastante utilizada para revelar a presença de larvas e diagnosticar infecções por ancilostomídeos. A utilização da coprocultura é indicada para detectar infecções de ancilostomídeos e de *Trichostrongylus* spp. e infecções específicas de outros parasitas. Por meio dessa técnica, é possível obter um grande número de larvas infectantes para fins de pesquisa (DE CARLI, 2007).

Tamisação

A **tamisação** consiste em emulsionar as fezes com água e coar com uma peneira metálica. Nesse método, é possível observar vermes adultos, como de *A. lumbricoides* e *E. vermicularis* (DE CARLI, 2001). A técnica de tamisação também é utilizada para a identificação de proglotes de *Taenia* spp. Essa técnica possui a vantagem de demonstrar pequenos helmintos de escóleces e de proglotes.

Métodos qualitativos: exame direto a fresco e técnicas de concentração

Os **exames qualitativos** são os métodos mais utilizados na pesquisa de parasitas em fezes. Esses exames buscam demonstrar a presença das formas dos parasitas, sem quantificá-los (FREITAS; GONÇALVES, 2014).

Exame direto

O **exame direto a fresco** é um procedimento simples e bastante eficiente para o estudo das fezes, permitindo que sejam observados trofozoítos vivos dos protozoários. Todas as amostras de fezes coletadas são analisadas de modo microscópico e macroscópico. A **análise macroscópica** possibilita que o profissional possa observar as características do material coletado e se existe algum parasita adulto. Também é possível observar nas fezes se existe muco sanguinolento, ou seja, se o paciente apresenta uma disenteria catarral de amebas, ou se as fezes apresentam coloração amarela ou gordura (em casos de giardíase) (FERREIRA, 2012; FREITAS; GONÇALVES, 2014; LEVINSON, 2016).

> **Fique atento**
>
> Parasitas adultos consistem em oxiúros, áscaris, proglotes de *Taenia*, entre outros.

O exame direto a fresco é baseado na análise de uma pequena amostra de fezes que foram recém-eliminadas, que são então colocadas sobre a lâmina e emulsificadas com solução salina. Essa é uma técnica simples e rápida para a identificação de trofozoítos móveis de amebas e de flagelados intestinais.

> **Fique atento**
>
> As preparações salinas sem coloração permitem identificar a presença de cistos, ovos e larvas, assim como a mobilidade de trofozoítos de giardíase e amebíase, quando estes estão presentes. Porém, esse exame não permite se chegar a um diagnóstico específico, servindo apenas como orientação (MARIANO; SILVA, 2016).

A **análise microscópica** direta ou a fresco pode ser feita na lâmina ou na lamínula. Ela é realizada com o auxílio de solução fisiológica, azul de metileno tamponado ou lugol, para que seja possível destacar as formas vegetativas. Essa modalidade de análise possibilita também que o profissional possa detectar a presença de ovos, cistos e larvas, caso estas se encontrem em grande número. A análise microscópica ainda conta com a vantagem de possibilitar observar a quantidade de leucócitos, hemácias ou cristais, se estes se encontrarem no material coletado (FREITAS; GONÇALVES, 2014, 2015; WILLIAMSON; SNYDER, 2015).

Segundo Zeibig (2014) e Ferreira (2012), em alguns casos, para se pesquisar a presença direta de ovos, é recomendada a utilização do **método de Graham**, conhecido como *swab* anal, no período da manhã, antes de o paciente realizar qualquer higiene ou evacuação. Uma das vantagens desse exame é a facilidade e a rapidez de ser preparado, caso seja utilizada no exame a solução salina, já que esta não causa distorções nos parasitas. Essa é a única modalidade que possibilita a visualização de trofozoítos. Dentre as desvantagens, destaca-se que, como é utilizada uma porção pequena de amostra para a observação de parasitas, essa quantidade pode ser ineficiente para o diagnóstico dos parasitas, e alguns artefatos, como areia ou sementes, podem dificultar a disposição adequada da lamínula.

> **Fique atento**
>
> Quando há cistos e trofozoítos de protozoários presentes na amostra, deverá ser realizada coloração temporária específica para cada estágio. Os ovos e as larvas são detectados e identificados nas preparações salinas. As formas císticas e trofozoíticas aparecem refringentes, e os trofozoítos, caso estejam vivos, apresentam a locomoção como característica.

Técnicas de concentração

As **técnicas de concentração** são métodos que conseguem explorar as propriedades físicas dos elementos do parasita, como a sua massa específica e o seu tamanho. Essas técnicas são importantes, porque é necessário separar as partículas que interferem na amostra fecal e tornar a relação sinal-ruído mais favorável ao profissional microscopista (FERREIRA, 2012). Ainda segundo Ferreira (2012), as técnicas de concentração separam os parasitas de outros elementos das fezes, com a agregação de algumas etapas, como sedimentação, flutuação e centrifugação. O resultado é uma sensibilidade mais alta no diagnóstico de cistos de protozoários e de ovos de helmintos. A técnica mais utilizada no Brasil é a técnica de Hoffman, Pons e Janer, de 1934.

Método de Hoffmann, Pons e Janer ou Lutz

O **método de Hoffmann, Pons e Janer** é fundamentado na sedimentação espontânea em água. É utilizado para comprovar os ovos pesados de helmintos, quando a sedimentação permanecer por um período de duas horas, e para cistos leves, quando a sedimentação permanecer por um período de 24 horas (HOLANDA, 2017).

O método de Hoffmann, Pons e Janer (Figura 4) é também conhecido como método de concentração simples, sendo utilizado para a pesquisa de larvas, ovos e cistos. Este é realizado após a dissolução de 2 g de fezes em 100 ml de água; após esse procedimento, é realizada a filtração em gaze dentro de um cálice de fezes. O último processo é baseado na decantação por duas ou 24 horas (WILLIAMSON; SNYDER, 2015). Com o auxílio de uma pipeta, é recolhida uma ou duas gotas do sedimento; o mesmo é inserido na lâmina, e é adicionado lugol forte para coloração.

Dentre as vantagens desse método se destaca a necessidade mínima de utilização de vidrarias. Como desvantagem, destaca-se a grande quantidade de detritos fecais que se encontram na amostragem, que podem dificultar a preparação do exame na lâmina.

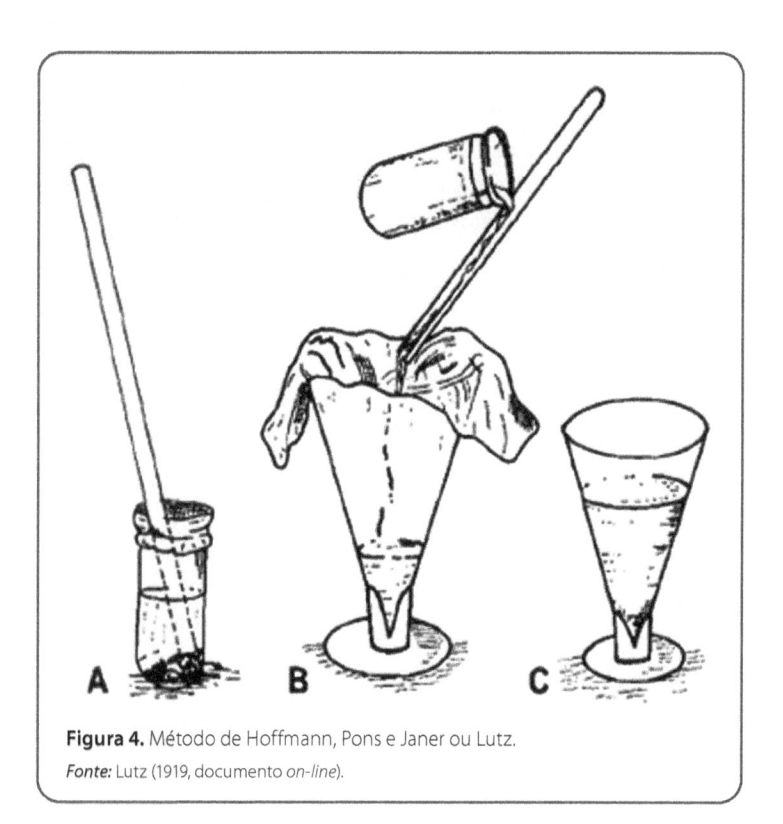

Figura 4. Método de Hoffmann, Pons e Janer ou Lutz.
Fonte: Lutz (1919, documento *on-line*).

Método de Faust

A **técnica de Faust** *et al.* (Figura 5) também é bastante popular e foi originada em 1938. Trata-se de um método de flutuação que é bastante utilizado na análise de ovos leves, mas também pode ser utilizado com menos frequência em larvas, ovos e cistos de helmintos.

Esse método é baseado em dissolver uma parte das fezes em nove partes iguais de água limpa e misturá-las bem. Após esse procedimento, a amostra é coada com gaze, e o filtrado é recolhido e centrifugado a 2.500 rpm, por um período de 2 minutos. Uma vez centrifugada, a amostra é decantada e centrifugada novamente. Esse processo é repetido até que o sobrenadante fique incolor (FREITAS; GONÇALVES, 2014, 2015; FERREIRA, 2012; WILLIAMSON; SNYDER, 2015). Quando o sobrenadante se tornar incolor, são adicionados 10 ml de sulfato de zinco a 1,18 de densidade; então, centrifuga-se por 1 minuto a 2.500 rpm. A amostra é disposta em uma lâmina, e é adicionado lugol forte para análise (WILLIAMSON; SNYDER, 2015).

A vantagem da técnica de Faust é a necessidade mínima de vidraria. A desvantagem é que o material precisa ser avaliado imediatamente, uma vez que o contato da amostra com o sulfato de zinco pode deformar as formas parasitárias.

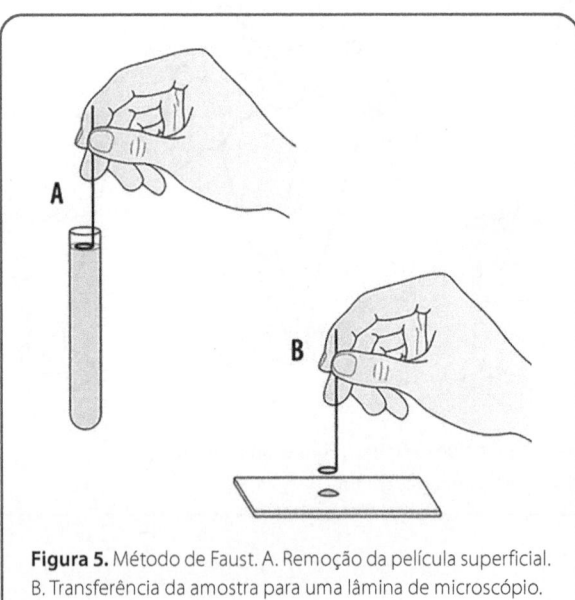

Figura 5. Método de Faust. A. Remoção da película superficial. B. Transferência da amostra para uma lâmina de microscópio.
Fonte: Ferreira (2012, p. 195).

Método de Willis

A **técnica de Willis** (Figura 6) é um método de flutuação que visa a pesquisar ovos de ancilostomídeos, com baixa densidade específica. Essa técnica não é recomendada para cistos de protozoários, porque estes se retraem (FERREIRA, 2012). O método de Willis é um método de flutuação que consiste na dissolução de 1 a 2 g de fezes em uma solução saturada de cloreto de sódio. No mesmo recipiente, é acrescentado mais cloreto de sódio, até que a superfície líquida alcance a superfície superior do recipiente (NEVES; FILIPPIS, 2014; WILLIAMSON; SNYDER, 2015). É colocada uma lâmina acima desse recipiente, mantendo-a por 5 minutos até que os ovos possam subir. A lâmina é retirada, sendo virada imediatamente em sentido contrário, para evitar que o líquido se espalhe. Então, é realizada a análise microscópica (FERREIRA, 2012).

Como vantagem, o método de Willis é considerado um método de simples execução. Como desvantagem, destaca-se que a técnica não é indicada para diagnóstico de cistos de protozoários, pois estes se retraem pela concentração.

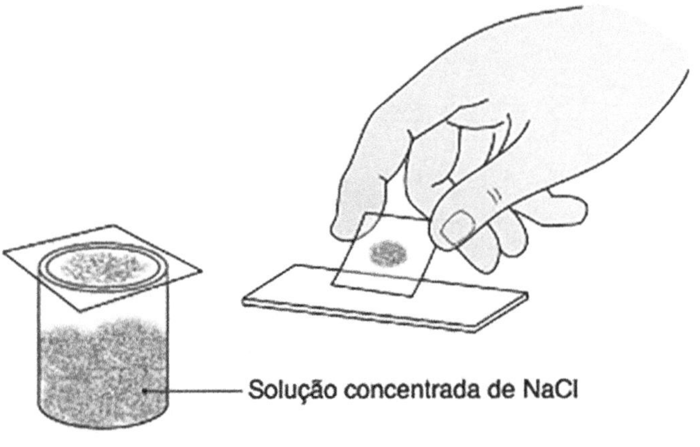

Figura 6. Método de Willis.
Fonte: Ferreira (2012, p. 196).

Método de Ritchie

O **método de Ritchie** (Figura 7) é um método difásico que visa a analisar cistos e ovos. Esse processo é realizado após se dissolverem 2 g de fezes em 20 ml de água, com filtração em gaze, utilizando em média 15 ml de fezes diluídas e filtradas (NEVES; FILIPPIS, 2014). Essa amostragem é centrifugada por 1 minuto a 2.000 rpm. Após esse procedimento, são adicionados 10 ml de água, para que a amostra seja homogeneizada e centrifugada novamente, desprezando-se o sobrenadante (WILLIAMSON; SNYDER, 2015).

A amostra fica em descanso por um período de 30 minutos, e são adicionados 3 ml de éter, sendo então centrifugada a 1.500 rpm por 1 minuto. Após a centrifugação, é realizada a decantação da mistura, e, com o auxílio de uma pipeta, adicionam-se duas gotas de lugol, para posteriormente ser realizada a análise microscópica (WILLIAMSON; SNYDER, 2015). A vantagem desse método é a sua facilidade e eficiência para diagnosticar cistos. A sua principal desvantagem é o seu custo, uma vez que a aquisição de centrífuga é imprescindível.

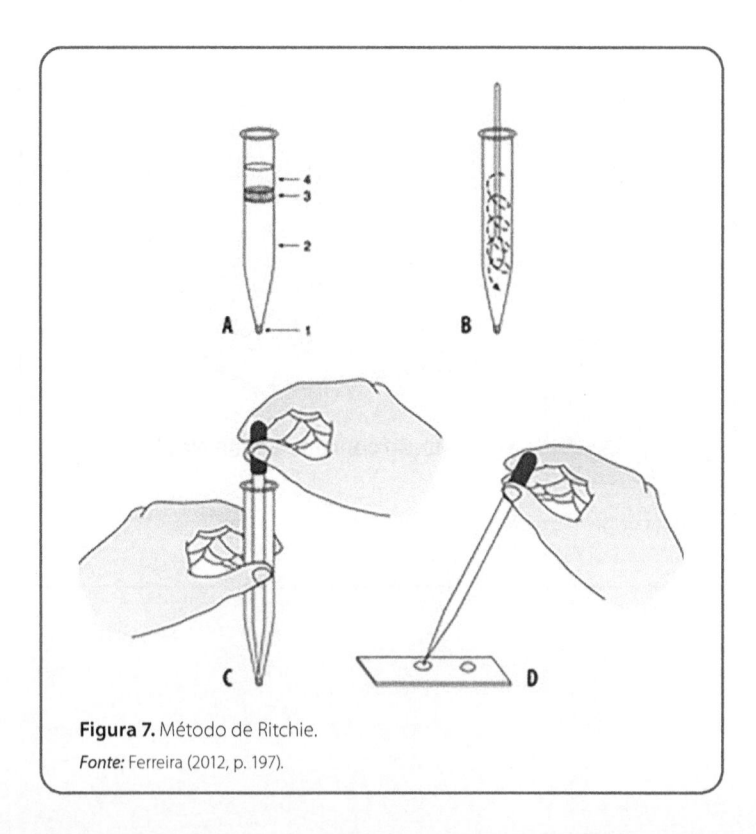

Figura 7. Método de Ritchie.
Fonte: Ferreira (2012, p. 197).

Técnica de Sheater

A **técnica de Sheater** é recomentada para a pesquisa de oocistos de *Cryptosporidium* spp. em amostragem fecal a fresco ou na amostragem que é preservada em solução de formaldeído. A técnica consiste em ferver uma solução de 500 gramas de sacarose até que essa solução seja clarificada e adicionar o fenol. São colocadas à parte 1 ou 2 g de fezes contendo partes iguais de solução fisiológica de NaCl; filtra-se com auxílio de gaze e coloca-se em um tubo de centrífuga de 15 ml. Logo após, é acrescentada a solução de sacarose de Sheater, à medida de ¾ do tubo, que então é agitado vagarosamente. O material é centrifugado e, logo após, é examinado no microscópio (FERREIRA, 2012).

3 Métodos quantitativos do exame parasitológico de fezes

Os **métodos quantitativos** de cargas parasitárias são realizados para a contagem de ovos de helmintos, que podem ser detectados nas amostras fecais (DE CARLI, 2007). Segundo Ferreira (2012), as técnicas quantitativas podem se basear em diversas estratégias, para que possa ser estimada a massa e/ou o volume da amostra de fezes que será examinada, bem como dos ovos incluídos nessa amostragem. Esses resultados geralmente são mostrados em números de ovos por gramas de fezes. O método quantitativo mais utilizado a nível mundial é o de Kato-Katz (FERREIRA, 2012).

Método de Kato-Katz

O método de Kato-Katz (Figura 8) é o eleito para a pesquisa de *S. mansoni*, *A. Lumbricoides* e *T. trichiura*. O método é recomendado para inquéritos em campo e pode ser desenvolvido a partir de fezes secas ou conservadas com mertiolato (ou mercurocromo), iodo e formol, ou apenas formol, desde que não estejam liquefeitas.

Ele consiste no exame de um esfregaço espesso de uma amostra sob uma lâmina feita de papel celofane (que aqui substitui a lamínula de vidro), mergulhado em solução de verde malaquita glicerinada. A glicerina agirá clarificando o material fecal, tornando-o transparente e permitindo uma melhor visualização dos ovos. De acordo com Mariano e Silva (2016), caso o exame seja realizado com material conservado, o conservante deve ser desprezado no momento do exame.

Essa técnica apresenta como vantagem ser altamente sensível para o diagnóstico de parasitas. Porém, como desvantagem, ela apresenta um alto custo, não é efetiva em fezes diarreicas e não possibilita visualizar cistos e protozoários.

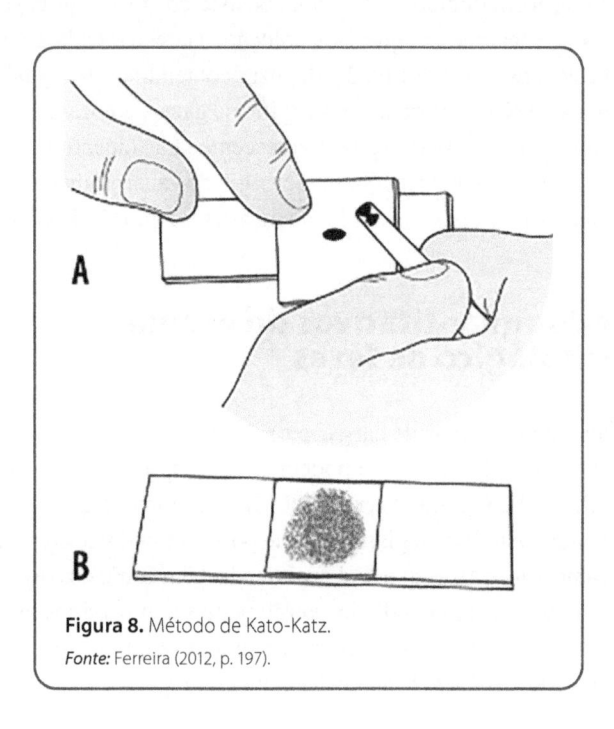

Figura 8. Método de Kato-Katz.
Fonte: Ferreira (2012, p. 197).

Método Baermann-Moraes

Outro método bastante utilizado é o de Baermann-Moraes, desenvolvido por Baermann em 1917 e adaptado por Moraes em 1948. O método de Baermann-Moraes (Figura 9) se fundamenta no termotropismo e no hidrotropismo positivo das larvas de nematódeos. É bastante utilizado na extração de larvas de *S. stercoralis* e outros nematódeos em fezes humanas, secreções pulmonares e lavado gástrico.

Dentro de um tubo, é adicionada água em temperatura de 40 a 42°C; após, é adicionado um funil com gaze, e são acrescentadas de 3 a 4 g de fezes para serem examinadas, de modo que estas possam entrar em contato com a água (FERREIRA, 2012). Trata-se de um método rápido e simples, baseado no fato de que as larvas, ao se liberarem do material, migram para a água quente (45°C) e, por gravidade, se depositam no fundo do funil. Para esse procedimento, não se pode utilizar amostras armazenadas sob refrigeração por longo período de tempo, nem amostras com fezes muito líquidas (MARIANO; SILVA, 2016).

Como vantagem, esse método permite o isolamento de larvas parasitas e de vida livre, além de ser de fácil execução. Como desvantagem, destaca-se que a técnica é inespecífica para ovos e cistos.

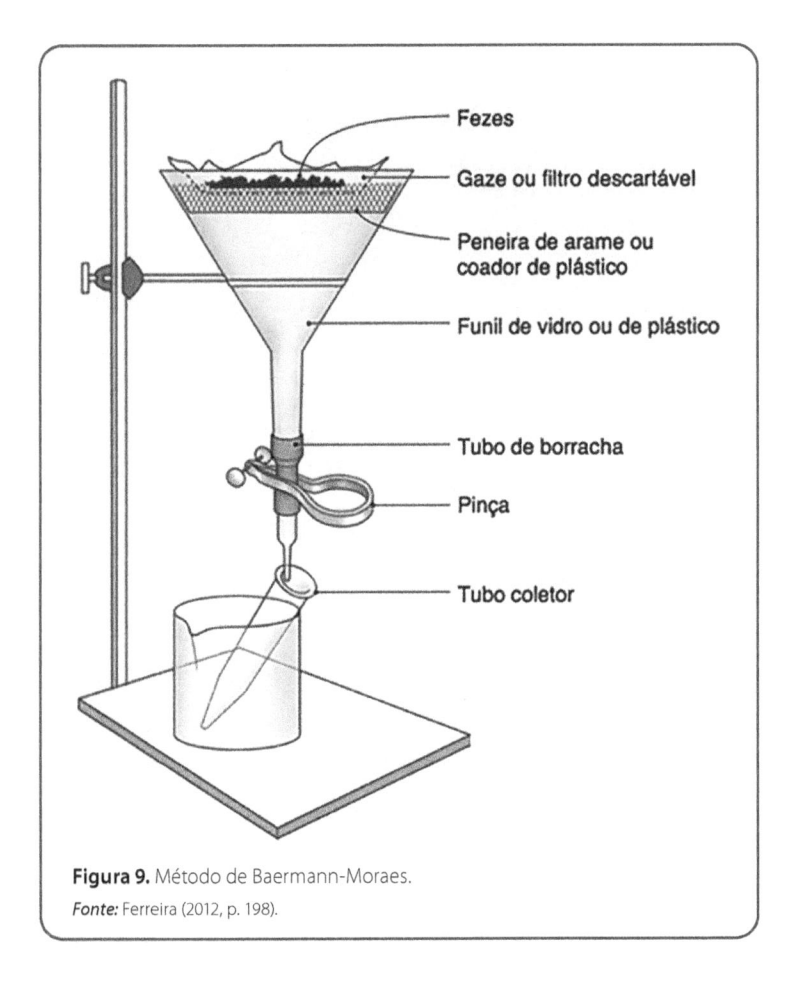

Figura 9. Método de Baermann-Moraes.
Fonte: Ferreira (2012, p. 198).

Método de Rugai

O **método de Rugai** (Figura 10) é bastante parecido com o método Baermann--Moraes. Em um cálice para sedimentação, é adicionada a água morna; sobre a gaze, que se encontra dobrada em quatro, são adicionadas de 3 a 4 g de fezes a serem examinadas. As mesmas precisam estar parcialmente submersas na água (WILLIAMSON; SNYDER, 2015). A amostra é deixada em repouso por 30 minutos e, logo após, é examinada. Diversas estratégias de concentração de parasitos em amostras sanguíneas foram descritas para aumentar a eficiência do diagnóstico dos exames de sangue (FERREIRA, 2012).

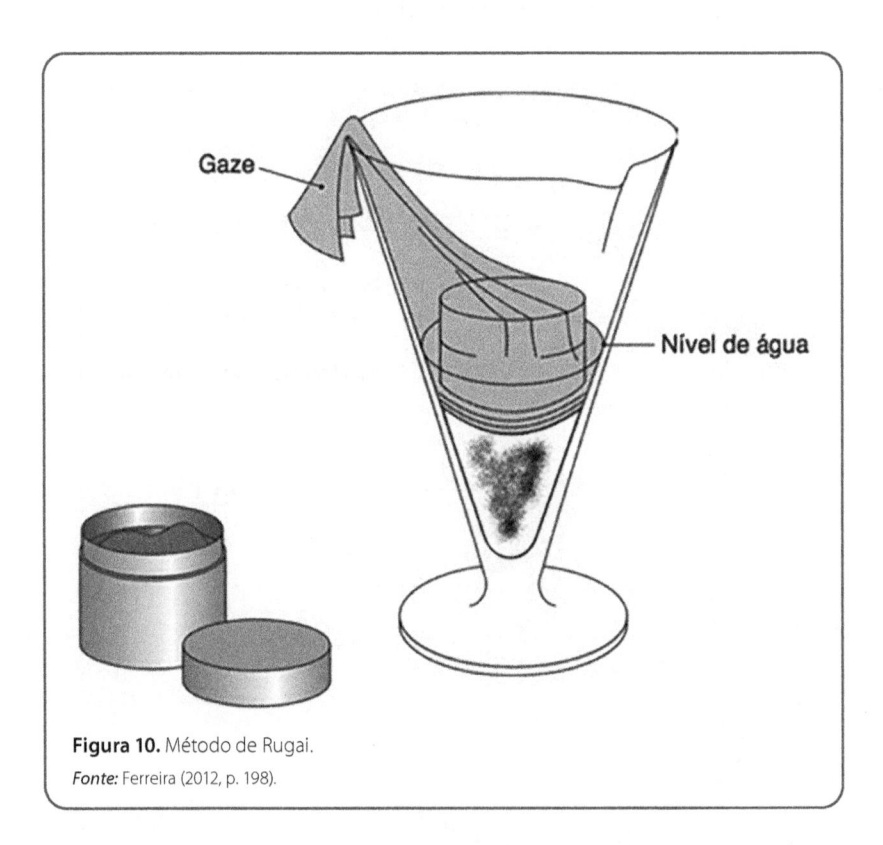

Figura 10. Método de Rugai.
Fonte: Ferreira (2012, p. 198).

> **Fique atento**
>
> Em algumas infecções, os exames de amostra de fezes podem não ser suficientes para se detectar o agente da infecção; existem outros procedimentos que podem ser feitos para tanto.

Método de Graham

O método de Graham (Figura 11), também conhecido como método da fita gomada, fita adesiva ou fita transparente, é o exame mais eficaz para se pesquisar *E. vermicularis* e *Taenia* sp., uma vez que esse parasita flutua no meio da massa líquida dos métodos de sedimentação. Com o auxílio de um tubo de ensaio coberto com fita adesiva ao avesso, é possível separar as nádegas do paciente com uma das mãos e pressionar a parte da fita adesiva na região perianal (FERREIRA, 2012; ZEIBIG, 2014).

Uma vez realizado esse procedimento, a fita adesiva é colada em uma lâmina junto com o material coletado e levada para microscopia. Essa amostragem é realizada com uma lente de 10x e luz reduzida; com objetiva de 40x, é possível confirmar a análise (FREITAS; GONÇALVES, 2014). Como vantagem, por meio desse método, é possível detectar larvas fêmeas de *E. vermicularis*. Como desvantagem, destaca-se a dificuldade de realização do exame e também do horário de colheita da amostra.

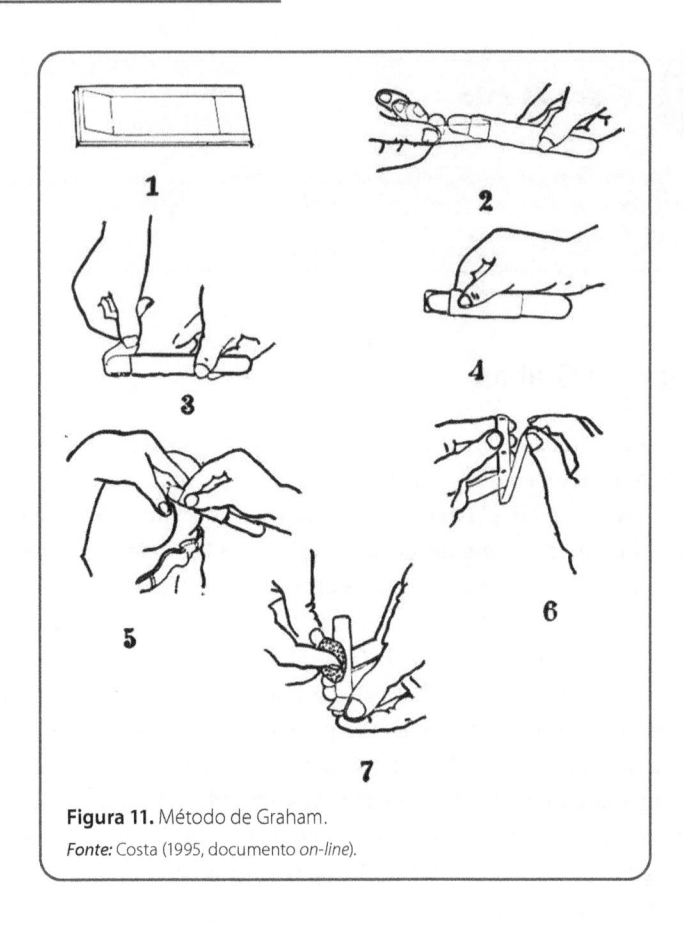

Figura 11. Método de Graham.
Fonte: Costa (1995, documento *on-line*).

Método de enriquecimento

O **método de enriquecimento** também é conhecido como método de concentração, difásico ou de flutuação. Esse método é baseado no uso de amostras diluídas e na concentração ou decantação da amostra, para evidenciar ovos, cistos ou larvas que estejam presentes no material coletado. Nesse processo, não é possível observar os trofozoítos, porque estes acabam sofrendo lise celular no processo (FREITAS; GONÇALVES, 2014).

No método da flutuação, busca-se diluir a amostra em um líquido que apresente uma densidade maior do que dos parasitas, para que qualquer organismo parasitário se concentre apenas na superfície da solução. Dessa forma, é facilitada a identificação de ovo leve e também de ovos mais pesados (FREITAS; GONÇALVES, 2014; FERREIRA, 2012). O método difásico é realizado utilizando-se uma solução fecal aquosa e também um solvente de lipídios. A amostra passa pela centrifugação, e, após esse procedimento, é analisado o sedimento mais limpo (NEVES; FILIPPIS, 2014).

Técnicas de coloração

As **técnicas de coloração** são muito importantes para a diferenciação e identificação de algumas espécies de protozoários e de cistos, quando o material apresenta algum reconhecimento duvidoso. As técnicas de coloração também facilitam a identificação de trofozoítos de amebas e de flagelados. Segundo Ferreira (2012), a coloração das amostras de fezes identifica precisamente infecções de protozoários intestinais. O autor enfatiza que, mesmo que o lugol seja utilizado largamente na rotina laboratorial, ele apresenta a desvantagem de não revelar detalhadamente cistos e trofozoítos de protozoários morfologicamente.

Os esfregaços são submetidos a fixador de Schaudinn e corados com tricromo, hematoxilina férrica ou variações da técnica de Kinyoun. A coloração hematoxilina férrica é bastante utilizada para conservar as características morfológicas dos trofozoítos de amebas. É importante que a fixação das amostras seja realizada por um curto período de tempo após a colheita do material. A coloração é realizada nos primeiros 20 minutos após a evacuação, para que seja bem aproveitado o material (NEVES; FILIPPIS, 2014).

O corante tricromo é utilizado para diagnosticar cistos de grande parte dos protozoários que se encontram presentes e fixados com o corante de Schaudinn. Com a utilização do corante tricromo, o citoplasma dos trofozoítos é corado na coloração azul, verde ou púrpura, e cromatina, eritrócitos e bactérias são corados na coloração vermelha (FERREIRA, 2012).

Referências

ASSOCIAÇÃO BRASILEIRA DE NORMAS TÉCNICAS. *ABNT NBR 15340:2006*: laboratório clínico, exames parasitológicos de fezes. São Paulo: 2016. (*E-book*).

COSTA, O. R. *et al*. Incidência de enterobius vermicularis em 359 escolares de Belém, Pará. *Revista do Serviço Especial de Saúde Pública*, v. 8, nº. 1, p. 221–229, dez. 1955. Disponível em: https://patua.iec.gov.br/bitstream/handle/iec/3414/Incid%c3%aancia%20 de%20Enterobius%20vermicularis%20em%20359%20escolares%20de%20 Bel%c3%a9m%2c%20Par%c3%a1%20%28Publicado%20originalmente%20em%2019- 55%29.pdf?sequence=1&isAllowed=y. Acesso em: 13 maio 2020.

DE CARLI, G. A. *Parasitologia clínica*: seleção de métodos e técnicas de laboratório para o diagnóstico das parasitoses humanas. São Paulo: Atheneu, 2001.

DE CARLI, G. A. *Parasitologia clínica*: seleção de métodos e técnicas de laboratório para o diagnóstico das parasitoses humanas. 2. ed. São Paulo: Atheneu, 2007.

FERREIRA, M. U. *Parasitologia contemporânea*. Rio de janeiro: Guanabara Koogan, 2012.

FREITAS, E. O. de; GONÇALVES, T. O. de F. *Imunologia, parasitologia e hematologia aplicadas à biotecnologia*. São Paulo: Érica, 2014.

HOLANDA, C. M. de C. X.; ARIMATEIA, D. S.; MOTTA NETO, R. *Manual de bacteriologia e de enteroparasitos*. Natal: EDUFRN, 2017. (*E-book*).

JESUS, S. J. A. de. *Principais artefatos observados no laboratório de parasitologia clínica*. 2014. Disponível em: https://siteantigo.portaleducacao.com.br/conteudo/artigos/medicina/principais-artefatos-observados-no-laboratorio-de-parasitologia-clinica/59009. Acesso em: 19 maio 2020.

LEVINSON, W. *Microbiologia médica e imunologia*. 13. ed. Porto Alegre: AMGH, 2016.

LUTZ, A. O. Schistosomum mansoni, segundo observações feitas no Brasil. *Memórias do Instituto Oswaldo Cruz*, v. 11, nº. 1, p. 121–155, 1919. Disponível em: https://www.scielo.br/pdf/mioc/v11n1/tomo11(f1)_121-155.pdf. Acesso em: 13 maio 2020.

MARIANO, M. L. M.; SILVA, M. M. *Manual de parasitologia humana*. 3. ed. Ilhéus: Editus, 2016.

NEVES, D. P.; FILIPPIS, T. de. *Parasitologia básica*. 3. ed. São Paulo: Atheneu, 2014.

WILLIAMSON, M. A.; SNYDER, L. M. *Interpretação de exames laboratoriais*. 10. ed. Rio de Janeiro: Guanabara Koogan, 2015.

ZEIBIG, E. *Parasitologia clínica*: uma abordagem clínico-laboratorial. 2. ed. Rio de Janeiro: Elsevier, 2014.

Fique atento

Os *links* para *sites* da *web* fornecidos neste capítulo foram todos testados, e seu funcionamento foi comprovado no momento da publicação do material. No entanto, a rede é extremamente dinâmica; suas páginas estão constantemente mudando de local e conteúdo. Assim, os editores declaram não ter qualquer responsabilidade sobre qualidade, precisão ou integralidade das informações referidas em tais *links*.

Métodos para detecção de parasitas sanguíneos e teciduais

Objetivos de aprendizagem

Ao final deste texto, você deve apresentar os seguintes aprendizados:

- Demonstrar os métodos de diagnóstico de parasitas do sangue.
- Identificar os métodos de diagnóstico de parasitas dos tecidos.
- Reconhecer os tipos de colorações utilizados para esfregaços sanguíneos e em material de biópsia.

Introdução

Os parasitas, assim como os vetores que os transmitem, acarretam doenças que são amplamente distribuídas nas regiões da zona tropical. O aumento do turismo e da imigração são fenômenos que atualmente favorecem o aumento de parasitoses em áreas não endêmicas.

Na investigação de parasitas do sangue e dos tecidos, é muito importante levar em conta o histórico clínico, o histórico epidemiológico, o período de incubação e a periodicidade do parasita, entre outros aspectos, uma vez que todas essas informações permitem escolher a técnica mais adequada para realizar o estudo favoravelmente. Para o diagnóstico, existem técnicas imunológicas, baseadas na presença de anticorpos ou substâncias derivadas do microrganismo, e técnicas parasitológicas, baseadas no estudo direto da amostra e na demonstração da presença do parasita nela.

Neste capítulo, você vai estudar os métodos para detecção de parasitas no sangue e nos tecidos, bem como os tipos de colorações utilizados para esfregaços sanguíneos e em material de biópsia.

1 Diagnósticos de parasitas por meio sanguíneo

O **parasitismo** é uma forma de coexistência adversária de dois organismos. Enquanto um deles obtém todos os benefícios, o outro sofre todos os danos. Os parasitas têm a capacidade de se adaptar ao seu hospedeiro, utilizando este como fonte alimentar e como alojamento. Esse tipo de interação resulta, frequentemente, em sintomas patológicos no organismo do hospedeiro.

Estima-se que pelo menos três quartos dos organismos vivos estão infectados por diversos parasitas. Geralmente, a transmissão parasitária acontece por picada de inseto ou ácaro infectado. Porém, outros métodos de transmissão são a ingestão de um organismo contaminado por parte de um animal vertebrado ou a contaminação de uma ferida contendo formas evasivas do parasita (COELHO, 2017).

Segundo Neves (2016), a ação do parasita sobre o hospedeiro tem grande importância na parasitologia, pois é por intermédio dessa ação que poderá ocorrer a doença no hospedeiro. Existem vários tipos de ação dos parasitas sobre o hospedeiro, como:

- ações mecânicas — ações obstrutivas ou destrutivas durante a migração do parasita;
- ações espoliativas — quando o parasita retira nutrientes do hospedeiro;
- ações tóxicas — quando produtos do metabolismo do parasita são tóxicos ao hospedeiro;
- ações imunogênicas — quando partículas do parasita fazem aumentar a resposta imunitária do hospedeiro;
- ações irritativas — quando a presença do parasita irrita o local parasitado;
- ações anóxias — quando o parasita consome oxigênio das hemácias;
- ações traumáticas, inflamatórias e enzimáticas.

Parasitoses diagnosticadas em laboratório

A seguir, serão apresentadas as principais parasitoses diagnosticadas em laboratório.

Doença de Chagas

A **doença de Chagas** é causada pelo protozoário flagelado *Trypanosoma cruzi* (Figura 1 e Figuras 2a a 2c), um protozoário flagelado que busca se desenvolver no tubo digestivo de vetores insetos e é transmitido na forma de tripomastigota metacíclico, por meio do contato com as fezes de vetores (DE CARLI, 2007). A doença de Chagas apresenta um desenvolvimento de autoimunidade, que acaba envolvendo os antígenos das células infectadas nos processos crônicos de longa duração, exacerbando o mecanismo de imunopatogenicidade (DE CARLI, 2007). Segundo Levinson (2011, p. 368), "Diversas células podem ser afetadas, entretanto células miocárdicas, gliais e reticuloendoteliais são os sítios mais frequentes. Para completar o ciclo, os amastigotas diferenciam-se em tripomastigotas, que penetram no sangue e são ingeridos pelo inseto reduvídeo".

A doença pode ser diagnosticada por meio dos exames de gota espessa, xenodiagnóstico e reação em cadeia da polimerase (PCR, do inglês *polymerase chain reaction*). O diagnóstico é influenciado pelo estágio da doença. É possível obter resultados satisfatórios na fase aguda, porque o número de parasitas se encontra elevado no circulante sanguíneo (DE CARLI, 2007; LEVINSON, 2011).

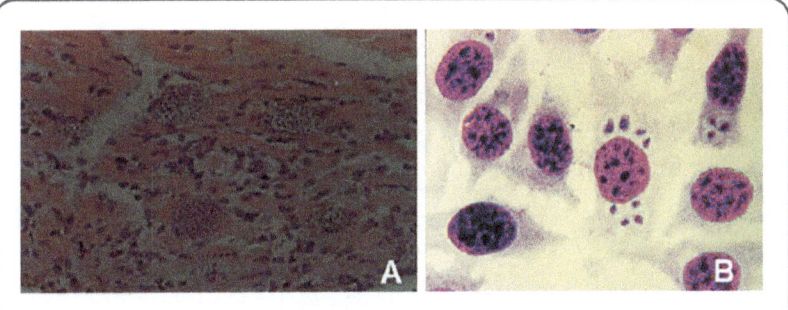

Figura 1. (a) Ninhos de formas amastigotas de *Trypanosoma cruzi* em tecido cardíaco, corados pela hematoxilina-eosina (HE); aumento de 400×. (b) Formas amastigotas intracelulares de *T. cruzi* em cultura de células coradas pelo método de Giemsa; aumento de 1.000×.
Fonte: Adaptada de Ferreira (2012).

Leishmaniose

As **leishmanioses** apresentam uma grande distribuição geográfica, abrangendo, em média, 88 países. Segundo Caldart *et al.* (2017), é estimado que 12 milhões seja o número médio de portadores da doença em forma visceral, e o total de pessoas infectadas alcança a média de 350 milhões. As espécies *Leishmania tropica*, *L. major*, *L. brasiliensis* e *L. mexicana* são encontradas nas formas de leishmaniose tegumentar e mucocutânea. Na leishmaniose visceral, as espécies *L. donovani* (Figura 2e), *L. chagasi* e *L. infantum* são as causadoras da doença.

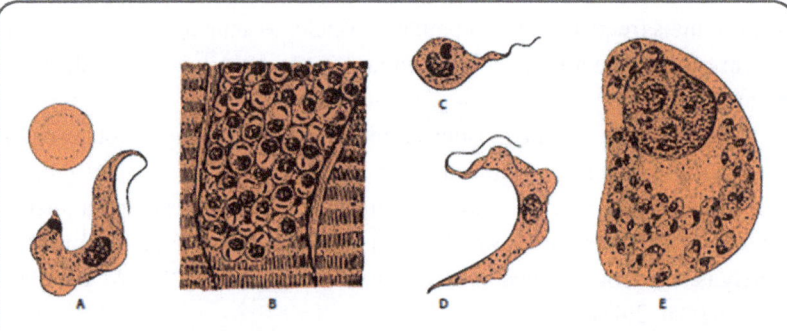

Figura 2. (a) Tripomastigota de *Trypanosoma cruzi* encontrado em sangue humano; aumento de 1.200×. (b) Amastigotas de *T. cruzi* encontrados em músculo cardíaco; aumento de 850×. (c) Epimastigota de *T. cruzi* encontrado em inseto reduvídeo; aumento de 1.200×. (d) Tripomastigota de *T. brucei gambiense* ou *rhodesiense* encontrado em sangue humano; aumento de 1.200×. (e) Amastigotas de *Leishmania donovani* encontrados no interior de macrófagos esplênicos; aumento de 1.000×. O círculo com a linha pontilhada interna representa uma hemácia.

Fonte: Adaptada de Levinson (2011).

A leishmaniose é introduzida na pele do ser humano por meio da picada do inseto do gênero *Lutzomyia* (DE CARLI, 2007). Segundo Levinson (2011, p. 371), "[...] a primeira lesão causada pela leishmaniose cutânea ocorre por meio da pápula vermelha, esta pápula aumenta e forma diversos nódulos que coalescem e ulceram" (Figura 3).

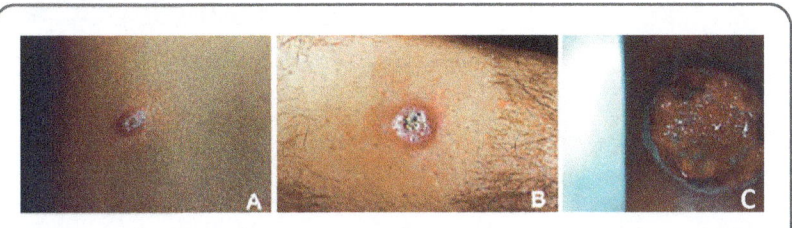

Figura 3. (a) Lesão inicial típica determinada por *Leishmania* sp. com dois meses de evolução. (b) Lesão determinada por *Leishmania* sp. com oito meses de evolução. (c) Lesão determinada por *Leishmania* sp. com três meses de evolução.
Fonte: De Carli (2007, p. 326).

As técnicas parasitológicas utilizadas para diagnosticar a doença são por meio de esfregaços e por meio de inoculação em animais de laboratório (LEVINSON, 2011). Segundo Zeibig (2014, p. 286), "[...] as amostras colhidas por meio de biópsia da lesão ulcerosa devem ser observadas no exame microscópico de preparação corada com Giemsa" (Figura 4); nesse caso, é possível observar amastigotas típicas. De Carli (2007) enfatiza que, no exame histopatológico, o fragmento do tecido pode ser processado por meio das técnicas histopatológicas convencionais e coradas com HE ou Giemsa.

Na leishmaniose tegumentar, a pesquisa parasitológica está baseada em esfregaços obtidos por meio de punções aspirativas ou raspagem da borda interna das lesões. O material coletado para a confecção de lâminas por aposição e exames histopatológicos deve ser originado de parte da lesão e atingir tanto a epiderme quanto a derme. A fixação desse material é realizada por meio de metanol, e utiliza-se coloração Giemsa ou Leishmann (FERREIRA, 2012).

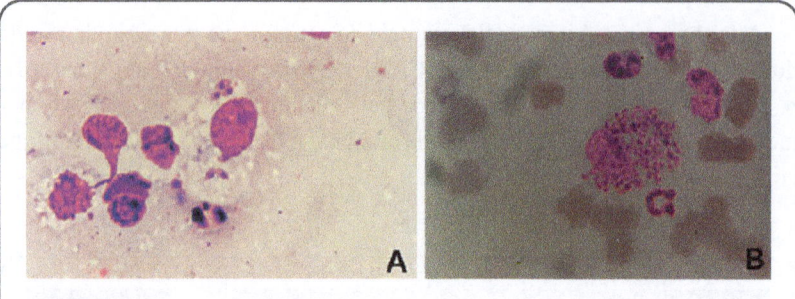

Figura 4. (a) Esfregaço por aposição de biópsia de lesão demonstrando formas amastigotas intracelulares de *Leishmania* sp. em macrófagos. (b) Formas amastigotas de *Leishmania chagasi* em célula mononuclear de medula óssea. Esfregaços corados pelo método de Giemsa. Aumento: 1.000×.
Fonte: De Carli (2007, p. 327).

Toxoplasmose

O agente etiológico da **toxoplasmose** é o *Toxoplasma gondii*, um protozoário intracelular que se encontra presente no líquido somático. A infecção é disseminada por meio de gatos domésticos, aves e mamíferos. Como forma grave, destaca-se a infecção ocular; a forma congênita se dá por transmissão placentária, e a reativação ocorre em imunocomprometidos (DE CARLI, 2007).

A toxoplasmose é causada por um parasita intracelular obrigatório que invade as células e se multiplica. Existem três estágios infectantes da doença: taquizoítos, bradizoítos e esporozoítos (Figura 5). Os **taquizoítos** se multiplicam rapidamente nas células e, alguns dias depois, se convertem em **bradizoítos**, que se multiplicam lentamente no interior de cistos teciduais. Seu formato final são os **esporozoítos**, que se desenvolvem no interior dos oocistos e se disseminam no ambiente externo.

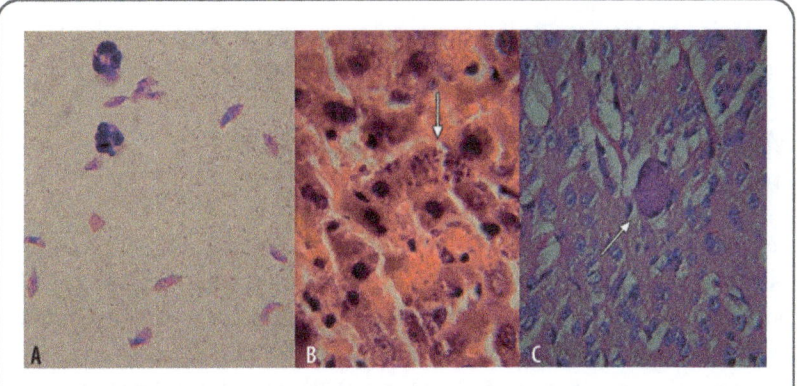

Figura 5. Estágios evolutivos de *Toxoplasma gondii*. (a) Taquizoítos no exsudato peritoneal de camundongo infectado (coloração por Giemsa). (b) Corte histológico de fígado, mostrando células infectadas por dezenas de taquizoítos, formando pseudocistos (seta) (coloração por hematoxilina-eosina ou HE). A seta aponta uma dessas células infectadas. (c) Corte histológico de cérebro, mostrando cisto tecidual que contém numerosos bradizoítos (coloração por HE).
Fonte: Adaptada de Ferreira (2012).

Segundo Zeibig (2014, p. 416), "[...] o diagnóstico da toxoplasmose pode ser feito através de testes biológicos, sorológicos, histológicos e moleculares, sendo que frequentemente se associam pelo menos duas dessas metodologias para confirmar uma suspeita". O diagnóstico tecidual pode ser realizado por meio de microscopia de amostras de tecidos humanos, em que se observam taquizoítos e cistos (repletos de bradizoítos), ainda conforme Zeibig (2014). Na fase aguda, a infecção pode ser diagnosticada por meio de amostra de creme leucocitário. Os esfregaços são examinados com o creme leucocitário após a coloração com Giemsa (FERREIRA, 2012).

Cisticercose

A **cisticercose** ocorre quando o ser humano ingere água e alimentos contaminados com os ovos larvados de *Taenia solium* eliminados nas dejeções de portadores de teníase (TOGORO; SOUZA; SATO, 2012). Os ovos eclodem no intestino, e as oncosferas penetram por meio dos vasos sanguíneos, disseminando-se para outros órgãos e tecidos, em especial, o cérebro e os olhos (LEVINSON, 2011). O diagnóstico da cisticercose é realizado por meio de exames como o ensaio de imunoabsorção enzimática, pelo imunodiagnóstico para detecção de anticorpos imunoglobulina da classe G em amostra de líquor, por meio de pesquisa de antígenos e também por meio da detecção do agente etiológico em técnicas de imagem, como tomografia computadorizada (TC) e ressonância magnética (RM), segundo Togoro (2012).

Métodos de diagnóstico de parasitoses por exame de sangue

Segundo Neves (2016), existem diversos parasitas que possuem formas ou estágios no sangue circulante e podem ser diagnosticados de modo preciso, por meio do exame de sangue. Os parasitas que podem ser identificados nas amostras de sangue são *Plasmodium* spp., microfilárias, *Leishmania* spp. e *Trypanosoma* spp. (Figuras 6, 7 e 8). A investigação desses tipos de parasita pode ser realizada com a análise recente da amostra ou gota espessa com a coloração subsequente, o que facilitará a visualização sob um microscópio (LANZI, 2018).

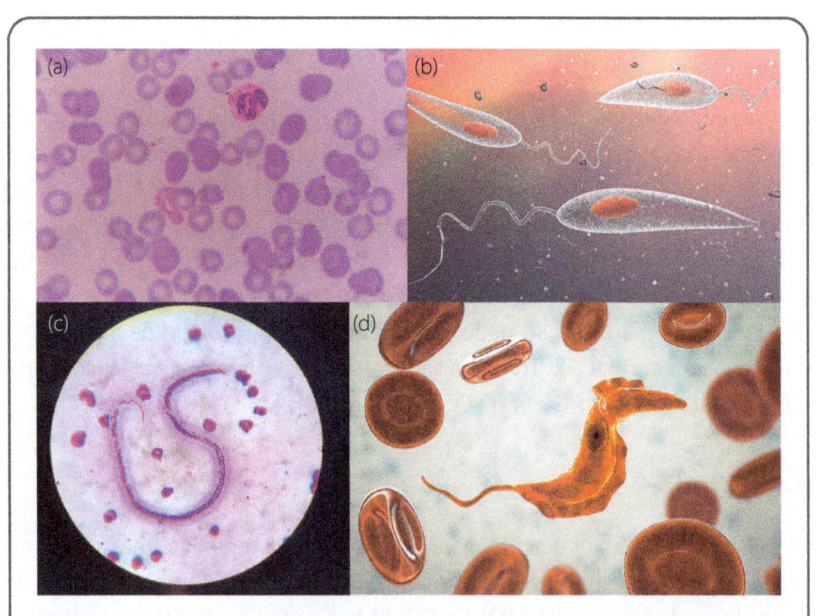

Figura 6. (a) *Plasmodium* sp., corado com Giemsa; (b) microfilárias observadas em três dimensões (3D); (c) *Leishmania* sp. corado com Giemsa; (d) *Trypanosoma* sp. em imagem 3D.
Fonte: (a) Chadsikan Tawanthaisong/Shutterstock.com; (b, d) Kateryna Kon/Shutterstock.com; (c) Anestial/Shutterstock.com.

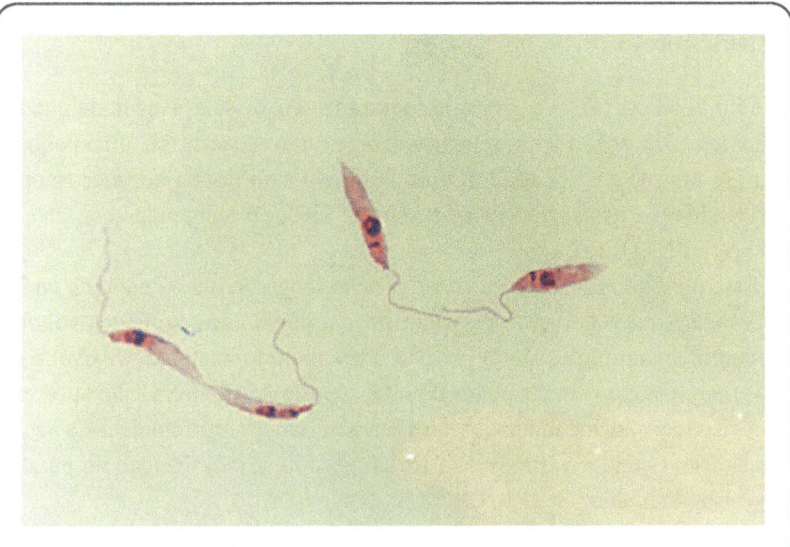

Figura 7. Formas promastigotas de cultura de *Leishmania* sp. em meio LIT (infusão de fígado e triptose), coradas pelo método de Giemsa. Aumento de 1.000×.
Fonte: Di Carli (2007, p. 328).

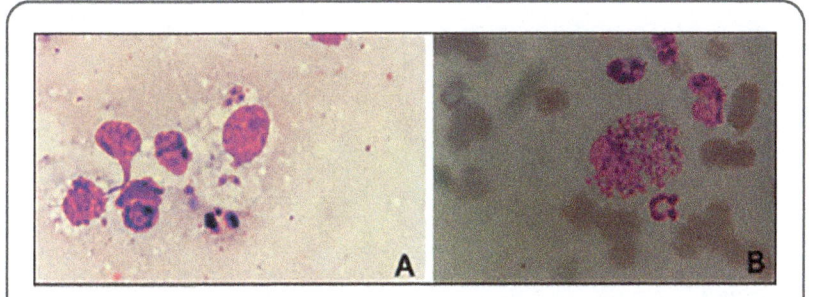

Figura 8. (a) Esfregaço por aposição (*imprint*) de biópsia de lesão, demonstrando formas amastigotas intracelulares de *Leishmania* sp. em macrófagos. (b) Formas amastigotas de *Leishmania chagasi* em célula mononuclear de medula óssea. Esfregaços corados pelo método de Giemsa. Aumento de 1.000×.
Fonte: Di Carli (2007, p. 327).

Segundo Neves (2016), o **exame parasitológico de sangue** consiste em se examinar uma gota de sangue em um microscópio e observar o parasita vivo ou o parasita fixado e corado. Os métodos para o diagnóstico de parasitas no sangue podem ser divididos em direto e indireto.

Método direto

O **método direto** (Figura 9) é aquele feito a fresco, ou seja, executado imediatamente após a coleta do sangue. No exame direto ou a fresco, uma pequena gota de sangue é colocada em uma lâmina e examinada ao microscópio, utilizando-se a lente objetiva de poder ampliador (recomenda-se a lente de 40×) (NEVES, 2016).

Esse método requer várias repetições ao longo do dia ou em dias consecutivos, até que o parasita seja identificado, devido aos pequenos volumes de sangue examinados. Esse método é um método bastante sensível e é o mais recomendado em suspeitas de infecções agudas, porém, não apresenta uma visualização adequada quanto às características morfológicas do agente parasitário. O método direto ou a fresco permite a visualização do parasita vivo, movimentando-se (FIOCRUZ, 2011).

Entre as vantagens desse método, destacam-se a facilidade e a rapidez de manuseio. Entre as desvantagens, destaca-se o fato de que, na maioria das vezes, é necessário repetir o exame para se ter certeza do diagnóstico.

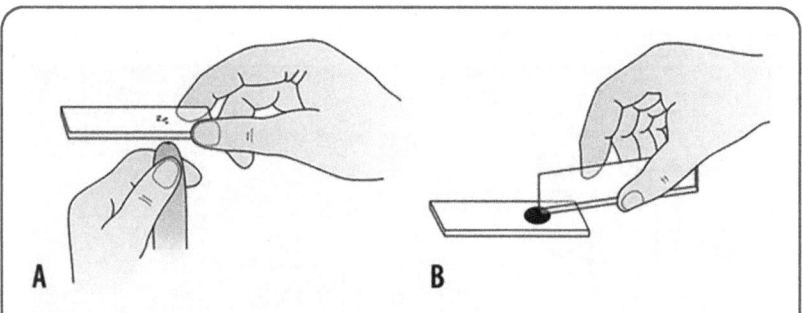

Figura 9. Técnica para o preparo de uma gota espessa, em lâmina de microscopia, para posterior coloração e pesquisa de hemoparasitos. (a) Algumas gotas de sangue, geralmente obtidas de punção da polpa digital, são transferidas para uma lâmina de microscopia. (b) A amostra de sangue é espalhada sobre a lâmina, formando uma mancha circular ou quadrangular de cerca de 1 cm de diâmetro ou largura.
Fonte: Ferreira (2012, p. 203).

> **Fique atento**
>
> A coleta para hemocultura é realizada em locais onde a pele é fina e apresenta uma excelente irrigação sanguínea. Esses lugares devem estar secos, para não haver hemólise das hemácias.

Método indireto, ou esfregaço

O **método indireto** (Figura 10), por sua vez, consiste na técnica de esfregaço, também conhecida como distensão sanguínea. Esse teste é realizado com a finalidade de se realizar a contagem e a identificação de anormalidades nas células do sangue, consistindo na extensão de uma fina camada de sangue sobre uma lâmina de microscopia; após corada, a amostra é analisada em microscópio, conforme aponta a Sociedade Brasileira de Patologia Clínica/Medicina Laboratorial (SOCIEDADE BRASILEIRA DE PATOLOGIA CLÍNICA/MEDICINA LABORATORIAL, 2014).

O esfregaço permite a avaliação dos parasitas no sangue — em especial, dos tripanossomos, das microfilárias e da malária — e a identificação mais precisa da localização desses parasitas, tanto no meio extracelular quanto no meio intracelular. A técnica do esfregaço sanguíneo possibilita analisar a morfologia das células e fornece informações a respeito da quantidade de glóbulos brancos e plaquetas no sangue. Esse exame ainda possibilita investigar casos de problemas hematológicos ou algum distúrbio que se situe no sangue, incluindo casos de *Plasmodium*, que é o parasita causador da malária (SOCIEDADE BRASILEIRA DE PATOLOGIA CLÍNICA/MEDICINA LABORATORIAL, 2014).

Há dois formatos de esfregaços: o esfregaço em camada fina e o esfregaço em camada espessa. Esses métodos também são conhecidos como técnica da gota estirada e técnica da gota espessa, respectivamente. Segundo Neves (2016, p. 85), "[...] o método de esfregaço em camada fina é muito usado na identificação da forma e espécie de vários parasitas, já o método de esfregaço em camada estirada é mais usado no diagnóstico epidemiológico".

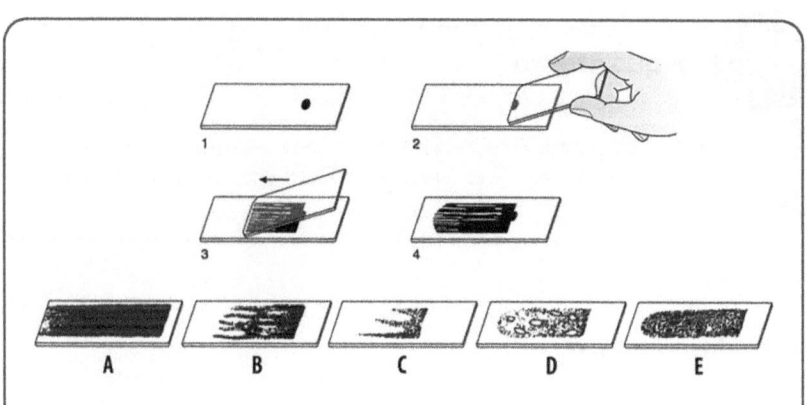

Figura 10. Técnica para o preparo de um esfregaço delgado, em lâmina de microscopia, para posterior coloração e pesquisa de hemoparasitos. (1) Duas gotas de sangue, geralmente obtidas de punção da polpa digital, são transferidas para uma lâmina de microscopia. (2 a 4) A amostra de sangue é estendida sobre a lâmina, com o auxílio de uma segunda lâmina, formando um esfregaço delgado. A parte inferior da figura mostra alguns problemas técnicos frequentemente observados no preparo de esfregaços sanguíneos: (a) esfregaço excessivamente espesso; (b) esfregaço preparado com sangue parcialmente coagulado; (c) estiramento inadequado da amostra ou volume de amostra muito pequeno; (d) amostra oleosa; (e) esfregaço tecnicamente adequado.
Fonte: Ferreira (2012, p. 204).

O **esfregaço em camada fina** apresenta uma menor sensibilidade ao diagnóstico, devido à quantidade da concentração sanguínea utilizada para a execução da técnica. Porém, esse método permite ao profissional a classificação e a identificação morfológica do parasita e da sua espécie, permitindo que haja uma melhor visualização (SOCIEDADE BRASILEIRA DE PATOLOGIA CLÍNICA/MEDICINA LABORATORIAL, 2014).

Para se realizar o esfregaço em camada fina, deve-se colocar uma gota de sangue em uma das extremidades de uma lâmina apoiada sobre uma superfície limpa; com o auxílio de outra lâmina, encostada adiante da gota em um ângulo de 45°, deve-se executar um movimento para trás, fazendo com que a gota de sangue se espalhe até o final da lâmina. Após realizar a extensão do material sanguíneo, o sangue forma uma película na lâmina de vidro. É importante que o profissional deixe que esse esfregaço seque, para que seja possível realizar a coloração do material (REY, 2018).

Ainda segundo Rey (2018), o **esfregaço em camada espessa** é mais simples e também mais eficaz no diagnóstico da parasitose, além de apresentar um menor custo ao profissional. Esse método é bastante utilizado para o diagnóstico da malária. Essa técnica é baseada na visualização do parasita, por meio de microscopia óptica, depois da realização da coloração com método de Giemsa ou Walker. A técnica do esfregaço espesso permite uma diferenciação mais específica dos parasitas após a coloração do material, permitindo também a identificação do estágio de desenvolvimento do parasita no sangue periférico.

Para a execução do esfregaço de camada espessa, deve-se colocar pequenas gotas de sangue nas posições relativas aos vértices de um quadrado imaginário de aproximadamente 1 cm² e uni-las com um movimento circular, utilizando um palito descartável ou o vértice de uma lâmina comum. Então, deve-se deixá-las secar em temperatura ambiente por 10 a 12 horas antes do procedimento de coloração (NEVES, 2016).

A Figura 11 mostra três exemplos de parasitas encontrados por meio do esfregaço.

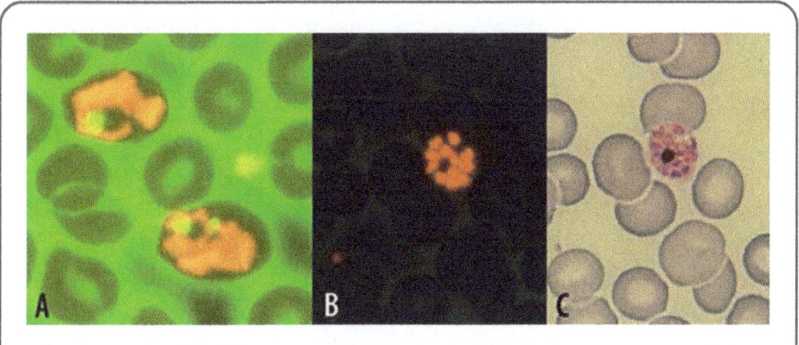

Figura 11. Esfregaços sanguíneos corados com laranja de acridina. (a) Observam-se duas hemácias parasitadas por trofozoítos. (b) Uma hemácia parasitada com esquizonte de *Plasmodium malariae*. Para comparação, a fotografia (c) foi obtida do mesmo campo microscópico, depois de coloração da amostra com Giemsa.
Fonte: Ferreira (2012, p. 204).

> **Fique atento**
>
> Não se deve usar o sangue com anticoagulantes na técnica do esfregaço, pois eles podem dificultar a fixação do sangue, acarretando um possível desprendimento durante o procedimento de coloração ou durante a lavagem posterior a esse procedimento (NEVES, 2016).

Técnicas de concentração de sangue

Existem na literatura diversas técnicas de **concentração de parasitas** nas amostras de sangue, bastante conhecidas e muito utilizadas em uma rotina de laboratório. Entre elas, destacam-se a técnica de centrifugação em tubo micro-hematócrito e a técnica de Strout, no auxílio ao diagnóstico de tripomastigotas de *T. cruzi*, e as técnicas de Knott e filtração em membrana, para o diagnóstico de filariose linfática. Segundo De Carli (2007), os procedimentos de concentração podem também ser utilizados quando os parasitas não são diagnosticados nos esfregaços espessos e quando a taxa de parasitismo é baixa.

Técnica do tubo micro-hematócrito

Neste caso, é recomendada a utilização da centrifugação nas amostras de sangue coletadas, para que seja possível aumentar a sensibilidade do exame microscópico para o diagnóstico dos parasitas sanguíneos, em especial, dos tripomastigotas de *T. cruzi*, e o diagnóstico da malária (DE CARLI, 2007). Essa técnica é baseada na coleta da amostra de sangue capilar ou do venoso em um tubo micro-hematócrito; esse material é centrifugado em baixa rotação de 160 g. Após a centrifugação, os tripomastigotas presentes se concentram na interface entre o plasma e os eritrócitos, em cima do creme leucocitário. Dessa forma, pode-se observar o movimento do flagelo em uma lupa entomológica (FERREIRA, 2012).

Técnica da centrifugação do sangue (creme leucocitário)

Esta técnica é a mais simples para pesquisas de parasitas no creme leucocitário. É um método utilizado para detectar *L. donovani*, tripanossomos e microfilárias no sangue periférico. A técnica é baseada na coleta da amostra de sangue com anticoagulante; essa amostra é centrifugada, e, logo após, com o auxílio de uma pipeta capilar, o creme leucocitário e o plasma são retirados para outro tubo, que é novamente centrifugado. Finalmente, é realizado o exame microscópico do creme leucocitário, para a observação de microfilárias ou formas tripomastigotas (DE CARLI, 2007).

Técnica da centrifugação tríplice

Esta técnica busca diagnosticar tripanossomos no sangue periférico, quando o nível da parasitemia é muito baixo. Esse processo permite a remoção das hemácias por dois processos de centrifugação de baixa velocidade. Finalmente, o sedimento do plasma sobrenadante é centrifugado novamente e examinado microscopicamente (DE CARLI, 2007).

Técnica de Knott

Zeibig (2014) cita a técnica de Knott, criada para concentrar amostras de sangue que se suspeita conter quantidades pequenas de microfilárias. A técnica consiste na mistura de 1 ml de sangue coletado com 10 ml de formalina 2% em um tubo de centrífuga. Do sedimento resultante, podem ser feitos esfregaços de camada espessa, que devem ser secos e depois corados.

Técnica das fito-hemaglutininas

Segundo De Carli (2007), o método das fito-hemaglutininas é empregado com sucesso para o isolamento de tripanossomos (*T. cruzi, T. gambiense*), principalmente quando o nível de parasitismo é muito baixo.

Filtração do sangue em membranas

Este método (Figura 12) busca recuperar as microfilárias nos pacientes que apresentam baixa infecção. Ele é mais utilizado quando é necessário utilizar grandes quantidades de sangue (mais de 20 ml). Uma vez coletado o sangue, o mesmo é diluído com cloreto de sódio 0,85% e filtrado em uma membrana com poros. O filtro é lavado com solução salina e removido do suporte, e as microfilárias (Figura 13) são observadas por meio do microscópio.

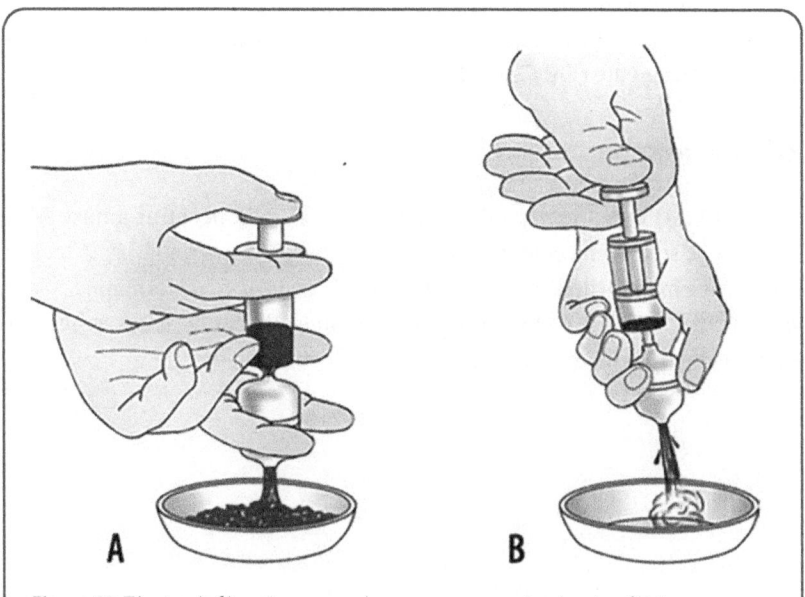

Figura 12. Técnica de filtração em membrana para a pesquisa de microfilárias no sangue.
Fonte: Ferreira (2012, p. 205).

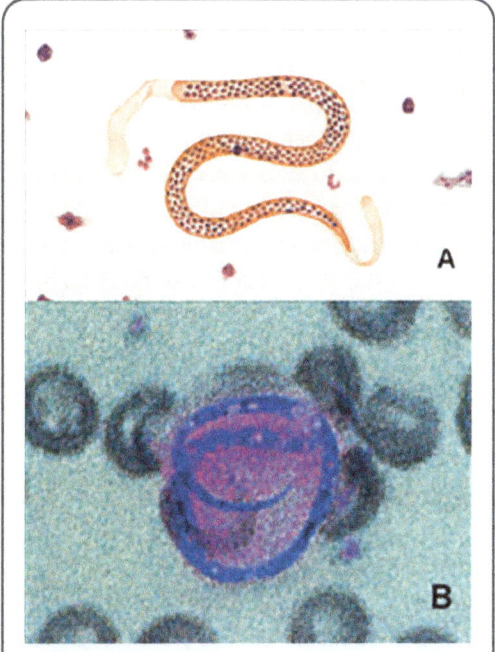

Figura 13. (a) Microfilária de *Wuchereria bancrofti*; esfregaço estirado corado pelo método de Giemsa. (b) Micélio do fungo *Helicosporum*.
Fonte: De Carli (2007, p. 709).

2 Diagnósticos parasitários no meio tecidual

Nos tecidos humanos, é possível encontrar diversos parasitas; entre eles, destacam-se os dos gêneros *Trypanosoma* e *Leishmania*. No Brasil, esses gêneros são agentes que causam grandes impactos na saúde pública, como as doenças leishmaniose tegumentar americana, leishmaniose visceral e doença de Chagas (FERREIRA, 2012).

Como as formas parasitárias podem variar em relação ao seu peso e sobrevida no meio exterior, não existe um método para diagnosticar todas as formas parasitárias de uma vez. Existem métodos generalizados, que permitem o diagnóstico de diversos parasitas intestinais; outros métodos são mais específicos, indicados para alguns parasitas em especial. É importante que o profissional se atente à escolha do método a ser aplicado no laboratório, levando em consideração os exames que são realizados rotineiramente, o espaço que o laboratório apresenta de bancada e os equipamentos disponíveis (NEVES, 2016).

Na maioria dos casos, a suspeita clínica não é relatada, e o exame acaba sendo feito por um dos métodos gerais. Porém, quando o profissional da saúde exige a execução de um método mais específico, tanto este quanto o método geral devem ser executados. Vale ressaltar que essa ação é de extrema importância, pois, se for executado apenas o método específico, outros parasitas intestinais que possam estar presentes não serão diagnosticados (NEVES, 2016).

As **amostras teciduais** que apresentam o objetivo de identificar parasitas são sempre enviadas ao laboratório em diferentes formas. Segundo De Carli (2007), essas formas são:

- espécimes frescos, materiais de biópsias usados para o exame direto a fresco;
- preparações prensadas;
- esfregaços em lâmina por aposição;
- tecidos triturados para a semeadura em meios de cultura apropriados ou para a inoculação em animais de experimentação.

O autor enfatiza que os materiais removidos por meio de biópsias em procedimentos cirúrgicos podem ser fixados e examinados por métodos de coloração histológicos. Segundo De Carli (2007, p. 217), é possível observar a presença das larvas nos tecidos de três modos: "a) comprimir um pequeno pedaço de músculo fresco entre duas lâminas de microscopia e examinar ao microscópio com pequeno aumento, ou em microscópio de dissecação; b) digestão do tecido fresco para libertar a larva; e c) demonstração da larva através de corte histológico do músculo".

Xenodiagnóstico

O **xenodiagnóstico** é realizado por meio da utilização de triatomíneos na área em que o paciente se infectou, para que estes possam sugar o maior volume possível de sangue. Para esse exame ser bem executado, os insetos precisam imprescindivelmente estar limpos e ser criados em laboratório (FERREIRA, 2012). Os insetos utilizados nesse exame precisam estar em jejum de algumas semanas.

Para que seja efetuado o exame, são colocadas seis ninfas em caixa de papelão fechada com um pedaço de filó, fixado por meio de um elástico. Essa caixa é fixada contra a pele do paciente, e os insetos picam por meio da tela de filó (Figura 14). Esse processo acontece por um período de meia hora (FERREIRA, 2012). Para coletar o sangue sugado, é importante massagear o abdômen do inseto, comprimindo-o, para que solte gotículas de fezes. Essas fezes são colocadas em uma lâmina de microscopia junto com solução fisiológica e coberta por lamínula, para exame no microscópio (FERREIRA, 2012).

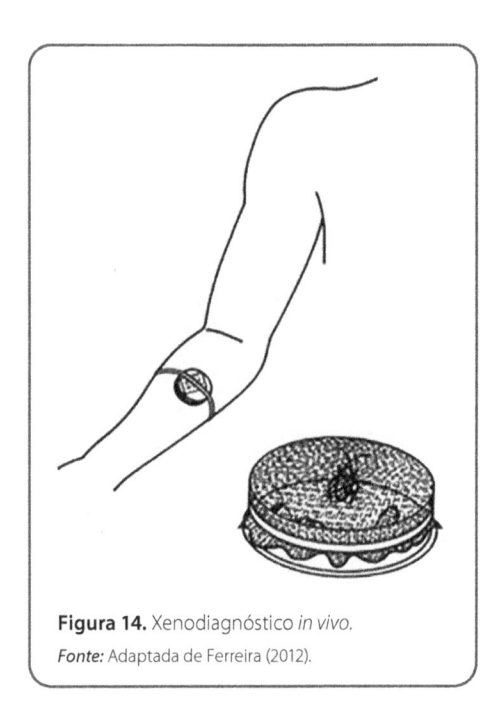

Figura 14. Xenodiagnóstico *in vivo*.
Fonte: Adaptada de Ferreira (2012).

Esfregaço por aposição

O método mais utilizado para exames de tecidos é o **esfregaço por aposição**. Na pele, é possível diagnosticar parasitas como *Leishmania* spp., *Entamoeba histolytica*, *Acanthamoeba* spp., *Onchocerca volvulus* e *Mansonella streptocerca* (DE CARLI, 2007).

O esfregaço por aposição é realizado por meio da compressão de fragmentos do tecido, que são obtidos por meio de biópsia e inseridos em uma lâmina microscópica. O profissional precisa retirar um fragmento da pele, no qual é realizado o processo do esfregaço por aposição (Figura 15) em uma lâmina por aposição. Tanto o exame de *imprint* quanto o de esfregaço precisam ser realizados em uma lâmina de vidro seca; o material deve ser fixado em metanol por três minutos e corado por método de Giemsa ou Leishmann (BASANO; CAMARGO, 2004).

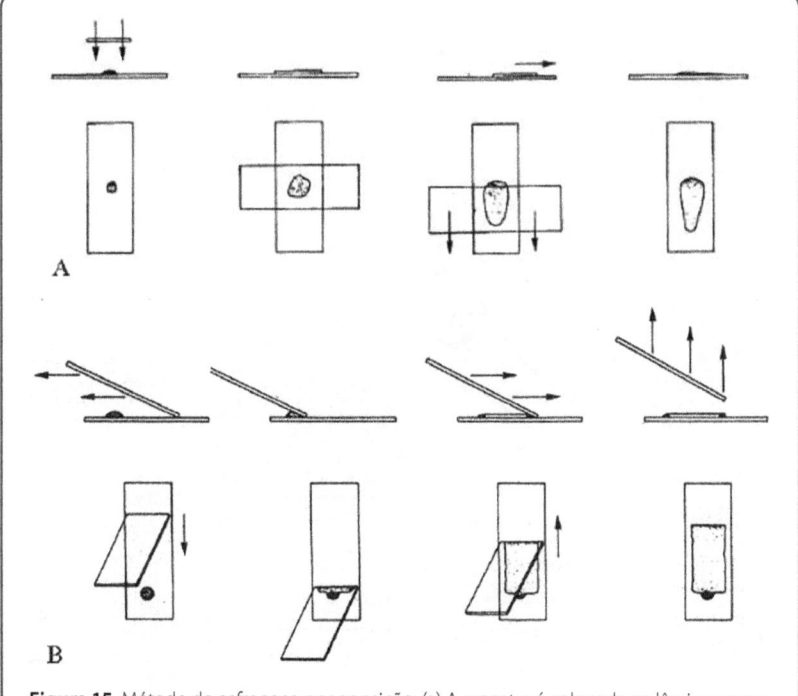

Figura 15. Método de esfregaço por aposição. (a) A amostra é colocada na lâmina e pressionada levemente com a lamínula. (b) Uma gota da amostra é colocada em um extremo de outra lâmina e espalhada rapidamente.
Fonte: Pires (2002, documento *on-line*).

No Quadro 1, é possível observar a identificação de parasitas em diferentes tecidos, que podem ser diagnosticados por meio do esfregaço preparado por aposição.

Quadro 1. Colorações para a identificação de parasitos de diferentes tecidos (esfregaços preparados por aposição)

Tecido	Provável parasita	Corante
Pulmões	*Pneumocystis carinii* (classificado como fungo) Microsporídios	Giemsa, nitrato de prata-metenamina, calcoflúor, reagentes imunoespecíficos, tricrômico modificado (coloração de Gram + *Chromotrope*), ME
	Toxoplasma gondii *Cryptosporidium parvum*	Giemsa, reagentes imunoespecíficos Colorações derivadas de Ziehl-Neelsen
Fígado	*Toxoplasma gondii* *Leishmania donovani* *Cryptosporidium parvum*	Giemsa Giemsa Colorações derivadas de Ziehl-Neelsen, reagentes imunoespecíficos
Cérebro	*Naegleria* sp. *Acanthamoeba* sp. *Balamuthia mandrillaris* *Entamoeba histolytica* *Toxoplasma gondii* Microsporídios (*Encephalitozoon* sp.)	Giemsa de tricrômico Giemsa de tricrômico Giemsa de tricrômico Giemsa de tricrômico Giemsa e reagente imunoespecífico Tricrômico modificado (coloração de Gram + *Chromotrope*), ME
Pele	*Leishmania* spp. *Onchocerca volvulus* *Mansonella streptocerca* *Acanthamoeba* sp.	Giemsa Giemsa Giemsa Giemsa e tricrômico
Naso-faringe, cavidade sinovial	Microsporídios *Acanthamoeba* sp. *Naegleria* sp.	Tricrômico modificado (coloração de Gram + *Chromotrope*), ME Giemsa de tricrômico Giemsa de tricrômico
Intestino Intestino delgado	*Cryptosporidium parvum* (também no intestino grosso)	Colorações derivadas de Ziehl-Neelsen, reagentes imunoespecíficos
Jejuno	Microsporídios (*Enterocytozoon bieneusi*, *Encephalitozoon*)	Tricrômico modificado (coloração de Gram + *Chromotrope*), ME

(Continua)

(Continuação)

Quadro 1. Colorações para a identificação de parasitos de diferentes tecidos (esfregaços preparados por aposição)

Tecido	Provável parasita	Corante
Duodeno	*Giardia lamblia*	Giemsa e tricrômico
Cólon	*Entamoeba histolytica*	Giemsa e tricrômico
Córnea, conjuntiva	Vários gêneros de microsporídios *Acanthamoeba* sp.	Tricrômico modificado (coloração de Gram + *Chromotrope*), ME Giemsa, tricrômico e calcoflúor para cistos
Músculos	*Trichinella spiralis*	Exame direto a fresco, preparação por aposição
	Microsporídios (*Plestophora* sp.)	Tricrômico modificado (coloração de Gram + *Chromotrope*), ME

Fonte: Adaptado de De Carli (2007).

Método do fragmento superficial da pele (método de retalho cutâneo)

O **método do fragmento superficial da pele** é realizado com a utilização de uma lâmina de microscopia com o fragmento contaminado. Na amostra colhida, são aplicadas duas gotas de solução salina a 0,85%, e o material é coberto com a lamínula. Após um tempo de 30 a 60 minutos, as microfilárias abandonam o fragmento da pele e podem ser observadas de modo ativo em uma lente objetiva 10x. É importante deixar que esse material seque naturalmente e utilizar a coloração de Giemsa (DE CARLI, 2007).

Para o diagnóstico das infecções causadas pelo *O. volvulus* e *M. streptocerca* é possível utilizar pedaços superficiais da pele. No caso das amebíases cutâneas, também é realizada uma biópsia, que é corada com o método HE. Nesses dois parasitas, pode ser utilizado o método do fragmento superficial da pele (retalho cutâneo). No tecido muscular e subcutâneo, é possível diagnosticar larvas de *Trichinella spiralis* e vermes adultos de *O. volvulus*, vermes adultos de *M. streptocerca*, pelo método de retalho cutâneo (DE CARLI, 2007).

> **Fique atento**
>
> Quando os exames parasitológicos não são suficientes para o diagnóstico de uma parasitose, sendo impossível detectar a presença do parasita ou acessar o órgão parasitado, podem ser realizados testes imunológicos. Estes são métodos de detecção de antígenos ou anticorpos. Para os antígenos, um resultado positivo indica uma infecção; já para os anticorpos, um resultado positivo pode estar ligado a uma infecção passada, pois anticorpos permanecem no hospedeiro por muitos anos (ZEIBIG, 2014).

Avaliação parasitológica por método de imagem

Para a avaliação de parasitas no cérebro, é utilizada a **neuroimagem**, que pode ser realizada por meio de **radiografia**, **TC** ou **RM**. Por meio do uso da radiografia, é possível observar a síndrome da insuficiência respiratória, causada pela malária (LEVINSON, 2011; DE CARLI, 2007; SIQUEIRA-BATISTAI, 2020).

No caso de neurotoxoplasmose, é possível observar, por meio da TC de crânio, lesões nos núcleos da base, nos hemisférios cerebrais próximos à junção corticomedular. Já a doença de Chagas pode ser avaliada por meio de imagem com o uso do **ecocardiograma**, no caso de cardiopatia chagásica. Por sua vez, a neurocisticercose pode ser avaliada por meio de TC e RM. Essa infecção acontece no parênquima encefálico e se apresenta como lesões na substância cinzenta e na substância branca. A TC consegue identificar calcificações, e a RM consegue identificar cistos extra-axiais no tronco encefálico e nos hemisférios cerebrais (Figura 16), conforme leciona Siqueira-Batistai (2020).

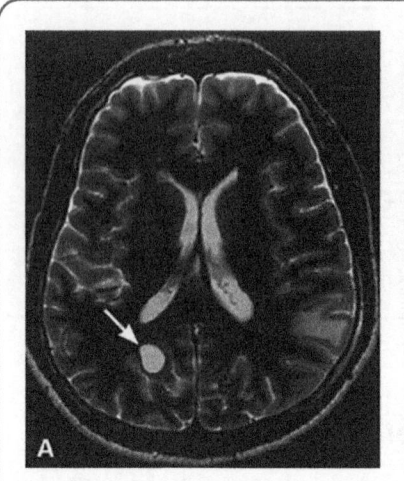

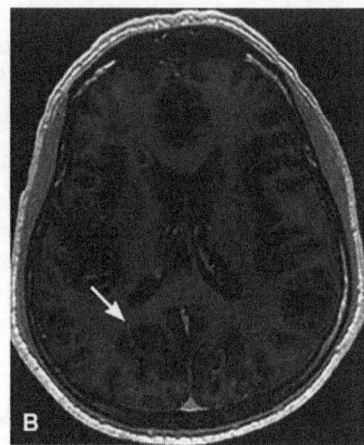

Figura 16. (a) Imagem axial em T2 na ressonância magnética, que mostra uma lesão cística no lobo occipital direito com o mesmo sinal que o líquido cerebrospinal, sem edema perilesional (seta). (b) Imagem axial em T1 pós-contraste, que revela a mesma lesão sem realce anelar (seta). A lesão se apresenta no estágio vesicular.
Fonte: Siqueira-Batista (2020, p. 59).

3 Tipos de colorações utilizadas para esfregaços sanguíneos e para exames de biópsia

Atualmente, existe uma variedade de corantes e de métodos de coloração indicados para a identificação de parasitas. Nesses procedimentos, utilizam-se também alguns fixadores combinados com o corante, como no caso da coloração Wright; em outros, a coloração é realizada após a fixação, como no caso da coloração de Giemsa (DE CARLI, 2007). Entre as colorações existentes para diagnóstico de parasitas sanguíneos, destacam-se Giemsa, Leishman, Wright e Fiel, descritas a seguir.

Giemsa

A **coloração de Giemsa** é utilizada para se diferenciar a morfologia nuclear e citoplasmática de eritrócitos, leucócitos, parasitos e plaquetas. Essa coloração é indicada em esfregaços estirados, os quais são fixados em álcool metílico, e em esfregaços espessos, que não necessitam de fixador, uma vez que a lise das hemácias é importante para facilitar a visualização da amostragem (DE CARLI, 2007).

A Giemsa é utilizada diluída, dependendo do método específico a ser utilizado, e a solução estoque deve ser mantida protegida contra a umidade, para que a sua reação de coloração não oxide. Segundo De Carli (2007, p. 296), "[...] a adição de detergente não iônico de superfície Triton X-100 em um tampão fosfato ao corante Giemsa, em quantidade de 0,1% para esfregaço espesso e 0,01% em estirado facilita a observação de características morfológicas dos parasitas".

A coloração de Giemsa (Figura 17) foi desenvolvida na Alemanha e é um método mais demorado, que exige a aplicação conjunta com outros métodos. Assim, a partir da necessidade de se utilizar um único método corante, foram desenvolvidas as colorações de Leishman e de Wright, ambas da Inglaterra (CÂMARA, 2013).

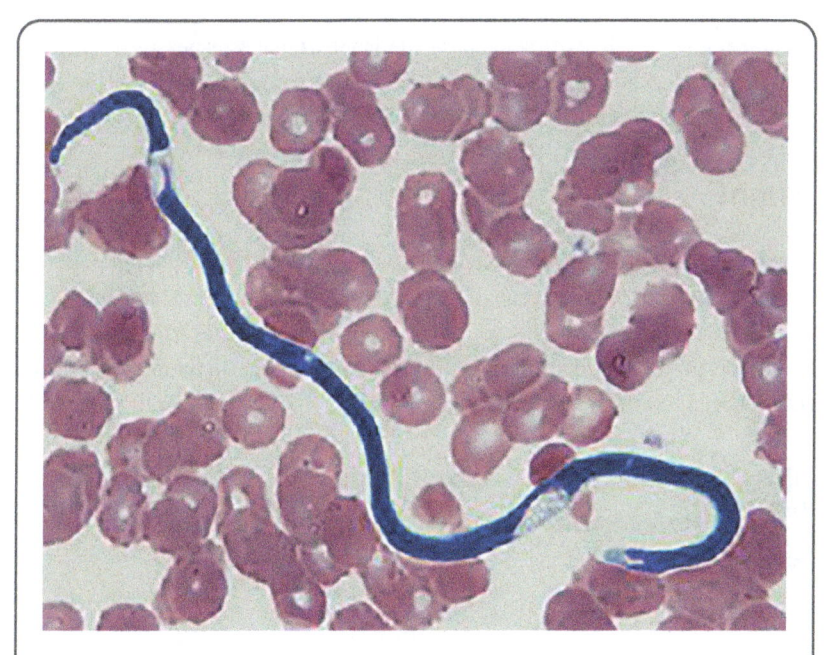

Figura 17. *Mansonella perstans* em coloração de Giemsa.
Fonte: Beltrán, Hara e Tello (2005, documento *on-line*).

Leishman

É possível encontrar a **coloração de Leishman** em pó, que apresenta em sua composição eosina amarelada e produtos da oxidação do azul de metileno. É importante levar em consideração que as lâminas preparadas com essa coloração não apresentam durabilidade e muito menos qualidade quando comparadas com o método de Giemsa; porém, é uma técnica muito utilizada por suas características de fácil execução e rapidez (REY, 2018). A coloração de Leishman é utilizada em esfregaços estirados (FERREIRA, 2012). Os esfregaços corados por Leishman não precisam de fixador, uma vez que o fixador já se encontra na composição da coloração (DE CARLI, 2007).

Field

A **coloração de Field** é utilizada para analisar esfregaços espessos na suspeita de malária. Nesse caso, o esfregaço não é fixado, porém, precisa estar seco, para que seja facilitada a observação (DE CARLI, 2007).

Wright

A **coloração de Wright** é indicada em esfregaço estirado de sangue, para a detecção de parasitas no sangue. Esse método não apresenta a mesma qualidade que a Giemsa no caso de esfregaços espessos. Nessa coloração, os esfregaços não precisam de fixador, mas a fórmula do corante precisa ter álcool metílico (DE CARLI, 2007).

Referências

BASANO, S. de A.; CAMARGO, L. M. A. Leishmaniose tegumentar americana: histórico, epidemiologia e perspectivas de controle. *Revista Brasileira de Epidemiologia*, v. 7, n. 3, p. 328–337, 2004. Disponível em: https://www.scielo.br/pdf/rbepid/v7n3/10.pdf. Acesso em: 22 maio 2020.

BELTRÁN, M.; HARA, T.; TELLO, R. Evaluación de los métodos de Graham y pin tape en el diagnóstico de Enterobius vermicularis. *Revista Peruana de Medicina Experimental y Salud Pública*, v. 22, n. 1, p. 76–78, 2005. Disponível em: http://www.scielo.org.pe/pdf/rins/v22n1/a12v22n1.pdf. Acesso em: 22 maio 2020.

CALDART, E. T. et al. Leishmania in synanthropic rodents (Rattus rattus): new evidence for the urbanization of Leishmania (Leishmania) amazonensis. *Revista Brasileira de Parasitologia Veterinária*, v. 26, n. 1, p. 17–27, 2017. Disponível em: https://www.scielo.br/pdf/rbpv/v26n1/1984-2961-rbpv-S1984-29612017001.pdf. Acesso em: 22 maio 2020.

CÂMARA, B. Corantes usados no esfregaço hematológico. *In*: BIOMEDICINA Padrão. [*S. l.*], 2013. Disponível em: https://www.biomedicinapadrao.com.br/2013/10/corantes-usados-no-esfregaco.html. Acesso em: 22 maio 2020.

COELHO, R. C. *Parasitas que ocorrem no sangue*: diagnóstico e abordagens terapêuticas. 2017. Monografia (Mestrado Integrado em Ciências Farmacêuticas) – Universidade de Lisboa, Lisboa, 2017. Disponível em: https://repositorio.ul.pt/bitstream/10451/36157/1/MICF_Raquel_Caldeira_Coelho.pdf. Acesso em: 22 maio 2020.

DE CARLI, G. A. *Parasitologia clínica*: seleção de métodos e técnicas de laboratório para diagnóstico das parasitoses humanas. 2. ed. São Paulo: Atheneu, 2007.

FERREIRA, M. U. *Parasitologia contemporânea*. Rio de Janeiro: Guanabara Koogan, 2012.

FIOCRUZ. *Manual de capacitação na detecção de Trypanosoma cruzi para microscopistas de malária e laboratoristas da rede pública*. 2. ed. Rio de Janeiro: FIOCRUZ, 2011.

LANZI, M. dos S. O. *Parasitoses sanguíneas e teciduales:* contexto angolano. 2018. Dissertação (Mestrado em Ciências Biomédicas) – Universidade da Beira Interior, Covilhã, 2018. Disponível em: https://ubibliorum.ubi.pt/bitstream/10400.6/10079/1/6695_13999.pdf. Acesso em: 22 maio 2020.

LEVINSON, W. *Microbiologia médica e imunologia*. 10. ed. Porto Alegre: AMGH, 2011. (Lange).

NEVES, D. P. *Parasitologia humana*. 13. ed. São Paulo: Atheneu, 2016.

PIRES, M. A. Recolha e envio de material para análise histopatológica. *In*: CONGRESSO DE CIÊNCIAS VETERINÁRIAS, 2002, Oeiras. *Anais...* Oeiras: SPCV, 2002. p. 229-238. Disponível em: http://www.fmv.ulisboa.pt/spcv/edicao/congresso/32.pdf. Acesso em: 22 maio 2020.

REY, L. *Parasitologia*: parasitos e doenças parasitárias do homem nos trópicos ocidentais. 4. ed. Rio de Janeiro: Guanabara Koogan, 2018.

SIQUEIRA-BATISTA, R. et al. *Parasitologia*: fundamentos e prática clínica. Rio de Janeiro: Guanabara Koogan, 2020.

SOCIEDADE BRASILEIRA DE PATOLOGIA CLÍNICA/MEDICINA LABORATORIAL. *Recomendações da Sociedade Brasileira de Patologia Clínica/Medicina Laboratorial (SBPC/ML)*: coleta e preparo da amostra biológica. Barueri, SP: Manole, 2014. Disponível em: http://www.sbpc.org.br/upload/conteudo/livro_coleta_biologica2013.pdf. Acesso em: 22 maio 2020.

TOGORO, S. Y.; SOUZA, E. M.; SATO, N. S. Diagnóstico laboratorial da neurocisticercose: revisão e perspectivas. *Jornal Brasileiro de Patologia e Medicina Laboratorial*, v.48, n.5, p. 345-355, 2012. Disponível em: https://www.scielo.br/pdf/jbpml/v48n5/07.pdf. Acesso em: 22 maio 2020.

ZEIBIG, E. A. *Parasitologia clínica*: uma abordagem clínico-laboratorial. 2. ed. Rio de Janeiro: Elsevier, 2014.

Leituras recomendadas

ASH, R. L.; ORIHEL, T. C. Collection and preservation of feces. *In*: AMERICAN SOCIETY OF CLINICAL PATHOLOGIST (ed.). *Parasites*: a guide to laboratory procedures and identification. Chicago: ASCP Press, 1987. p. 5.

MONTEIRO, S. G. *Parasitologia na medicina veterinária*. São Paulo: Roca, 2011. v. 1.

SILVA, A. F. B. *Estudo comparativo entre o esfregaço sanguíneo e de buffy-coat no diagnóstico de hemoparasitas*. 2017. Relatório de Estágio (Mestrado em Medicina Veterinária) – Universidade do Porto, Porto, 2017. Disponível em: https://repositorio-aberto.up.pt/bitstream/10216/105388/2/200401.pdf. Acesso em: 22 maio 2020.

SILVA, L. J. da; ANGERAMI, R. N. *Viroses emergentes no Brasil*. Rio de Janeiro: FIOCRUZ, 2008.

Fique atento

Os *links* para *sites* da *web* fornecidos neste capítulo foram todos testados, e seu funcionamento foi comprovado no momento da publicação do material. No entanto, a rede é extremamente dinâmica; suas páginas estão constantemente mudando de local e conteúdo. Assim, os editores declaram não ter qualquer responsabilidade sobre qualidade, precisão ou integralidade das informações referidas em tais *links*.

Protozoa: amebíase

Objetivos de aprendizagem

Ao final deste texto, você deve apresentar os seguintes aprendizados:

- Demonstrar os aspectos clínicos relacionados à infecção por amebas.
- Identificar as características morfológicas dos trofozoítos e cistos das diferentes espécies de amebas.
- Indicar os métodos diagnósticos para infecções por amebas.

Introdução

Neste capítulo, você vai estudar as principais amebas intestinais, *Entamoeba histolytica*, *E. díspar*, *E. coli*, *E. hartmanni*, *E. polecki*, *Endolimax nana* e *Iodamoeba buetschlii*, bem como as amebas de vida livre, *Acanthamoeba castellani* e *Naegleria fowleri*. No entanto, o foco deste estudo serão as amebas patogênicas, isto é, a *E. histolytica* e as amebas de vida livre.

Você também vai conferir as diferentes características dos trofozoítos e dos cistos e verificar quais são os exames laboratoriais necessários para o diagnóstico da amebíase. Embora as amebas não patogênicas apresentem menor importância, você também vai conhecer as características morfológicas de cada uma delas, pois são importantes para a diferenciação do diagnóstico de amebíase.

1 Aspectos clínicos da infecção por amebas

Para iniciar os estudos sobre as amebas intestinais e de vida livre, nesta seção, serão apresentados os aspectos clínicos das infecções causadas por esses parasitas.

Infecção por *Entamoeba histolytica*

A *E. histolytica* é a única ameba intestinal patogênica, responsável por causar a **amebíase**. A infecção ocorre pela ingestão de cistos, que podem estar presentes em alimentos, água ou mãos contaminadas com fezes. A exposição a cistos infecciosos e/ou trofozoítos na matéria fecal durante o contato sexual também pode ocorrer.

Os sintomas da amebíase variam, pois dependem do local e da intensidade das lesões. Frequentemente, no período inicial da infecção, em torno de uma semana, ocorrem cãibras, desconforto, perda de apetite e mal-estar. Esses sintomas podem surgir após quatro dias da exposição a *E. histolytica*, podendo ocorrer até um ano depois, ou nunca ocorrer (BROOKS et al., 2014). Cerca de 90% dos indivíduos infectados por *E. histolytica* são assintomáticos. Entre os pacientes que apresentam sintomatologia, de 2 a 10% evoluem para a forma de elevada letalidade, a **amebíase extraintestinal** (DE CARLI, 2007).

A **colite amebiana**, ou amebíase intestinal invasiva, ocorre quando a mucosa intestinal é invadida. Os sintomas da amebíase aguda incluem disenteria grave (diarreia mucosa sanguinolenta) e complicações associadas: flatulência, tenesmo, sensibilidade abdominal e desidratação (LEVINSON, 2016). Infecções crônicas graves podem levar a complicações adicionais, como peritonite, perfurações e formação de granulomas amebianos (ameboma). Abscessos hepáticos amebianos são a manifestação mais comum de amebíase extraintestinal. Também foram observados abscesso pleuropulmonar, abscesso cerebral e lesões necróticas na pele perianal e na região genital (CDC, 2019a; LEVINSON, 2016).

A amebíase crônica também pode ocorrer com sintomas de baixa intensidade (fadiga, perda de peso e diarreia ocasional), segundo Levinson (2016). Os fatores que determinam o grau da gravidade da infecção são relacionados ao número de amebas ingeridas, à sua patogenicidade e à competência imunológica do hospedeiro (BROOKS et al., 2014).

Infecção por amebas de vida livre

As infecções por *A. castellanii* e *N. fowleri* são mais raras, visto que estas são **amebas de vida livre**, que vivem principalmente em lagos e rios de água morna contaminados, na América do Norte e em algumas regiões da Europa (BROOKS et al., 2014). Essas amebas causam **meningoencefalite**, com hemorragias e danos extensos no cérebro e cerebelo. Os sintomas iniciais são dores de cabeça, febre, náuseas, vômitos, rinite, apatia e desorientação. A maioria dos casos evoluem para o coma e o óbito (LEVINSON, 2016). A *Acanthamoeba* também pode causar uma inflamação na córnea, chamada de **ceratite**, principalmente em indivíduos que utilizam lentes de contato (ALVARENGA; FREITAS; HOFLING-LIMA, 2000).

> **Saiba mais**
>
> Você sabia que a ceratite ocasionada pela infecção por *Acanthamoeba* pode causar cegueira? Leia o artigo "Ceratite por *Acanthamoeba*", de Alvarenga, Freitas e Hofling-Lima (2000), disponível na plataforma *SciELO*, para entender mais sobre o assunto.
> Leia também o artigo "Neuroinfecção por *Naegleria fowleri*: aspectos clínico-terapêuticos, epidemiológicos e ecológicos", de Siqueira-Batista *et al.* (2007), disponível na *Revista Neurociências*, para obter informações mais detalhadas sobre o assunto.

2 Características morfológicas dos trofozoítos e cistos das diferentes espécies de amebas

Nesta seção, serão apresentadas as características dos cistos e trofozoítos das diferentes espécies de amebas intestinais. Observe cada estrutura demonstrada nas figuras apresentadas, pois os detalhes são fundamentais para a identificação microscópica de cada espécie. Lembrando que a *E. histolytica* é a única ameba patogênica.

Entamoeba histolytica

Para conhecermos as características morfológicas dos trofozoítos e cistos da amebíase, é importante saber como é o ciclo de vida desse protozoário intestinal. Observe na Figura 1 os estágios e locais de desenvolvimento da doença causada pela *E. histolytica*.

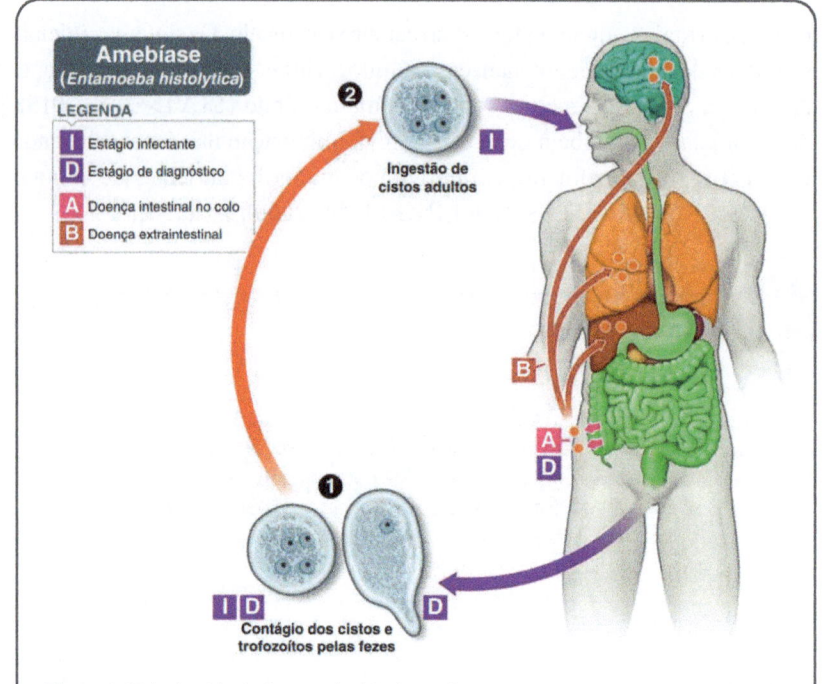

Figura 1. Ciclo de vida da *Entamoeba histolytica*. A seta roxa superior mostra o cisto sendo ingerido. No interior do intestino, o cisto produz os trofozoítos, que causam a amebíase disentérica no colo e podem se disseminar para o fígado (mais frequente), o pulmão e o encéfalo (A e B). A seta roxa inferior mostra os cistos e os trofozoítos sendo transmitidos às fezes e atingindo o meio ambiente. A seta vermelha indica a sobrevivência do cisto no meio ambiente.
Fonte: Levinson (2016, p. 413).

Os **cistos** de *E. histolytica/E. dispar* maduros têm quatro núcleos, que caracteristicamente possuem cariossomos localizados centralmente (parecem como um ponto negro) e cromatina periférica fina distribuída uniformemente. No citoplasma do cisto, podem aparecer corpos cromatoides, que são alongados, com formas que lembram um charuto ou um bastonete. Já os cistos imaturos possuem de um a dois núcleos, mas a sua morfologia é similar a um trofozoíto.

Por meio da divisão binária, um cisto uninucleado se torna binucleado e, posteriormente, tetranucleado. Os núcleos ficam perto da margem do cisto e são deslocados por um grande vacúolo rico em glicogênio. Os cistos geralmente medem de 12 a 15 µm (DE CARLI, 2007; CDC, 2019a). São geralmente esféricos e encontrados predominantemente em fezes não diarreicas (LEVINSON, 2016). A Figura 2 mostra um cisto de *E. histolytica*.

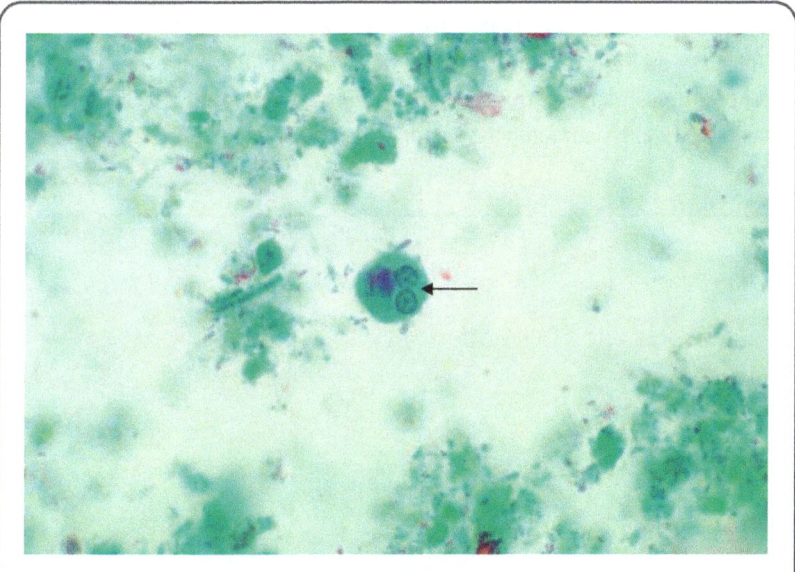

Figura 2. Cisto de *Entamoeba histolytica*. A seta indica o cisto com dois núcleos visíveis.
Fonte: Levinson (2016, p. 414).

Fique atento

Os cistos de *E. histolytica* (patogênica) e da *E. dispar* (não patogênica) são morfologicamente idênticos; por isso, o diagnóstico laboratorial diferencial deve ser feito por imunodiagnósticos ou por biologia molecular (CDC, 2019a).

Os **trofozoítos** de *E. histolytica* patogênicos têm um único núcleo, que possui um cariossoma localizado centralmente e cromatina periférica distribuída uniformemente. São assimétricos, alongados e apresentam pseudópodes com movimento de forma direcional e progressiva. O citoplasma tem uma aparência granular ou de vidro fosco. Os trofozoítos costumam medir de 15 a 20 μm (faixa de 10 a 60 μm), tendendo a ser mais alongados nas fezes diarreicas (DE CARLI, 2007; CDC, 2019a). São encontrados no interior de lesões intestinais e extraintestinais e em fezes diarreicas, nos casos ativos, sobrevivendo por poucas horas (LEVINSON, 2016; BROOKS *et al.*, 2014).

Observe na Figura 3 um trofozoíto de *E. histolytica*. A presença de hemácias no citoplasma ou eritrofagocitose (ingestão de glóbulos vermelhos pelo parasita) está classicamente associada à *E. histolytica* (CDC, 2019a).

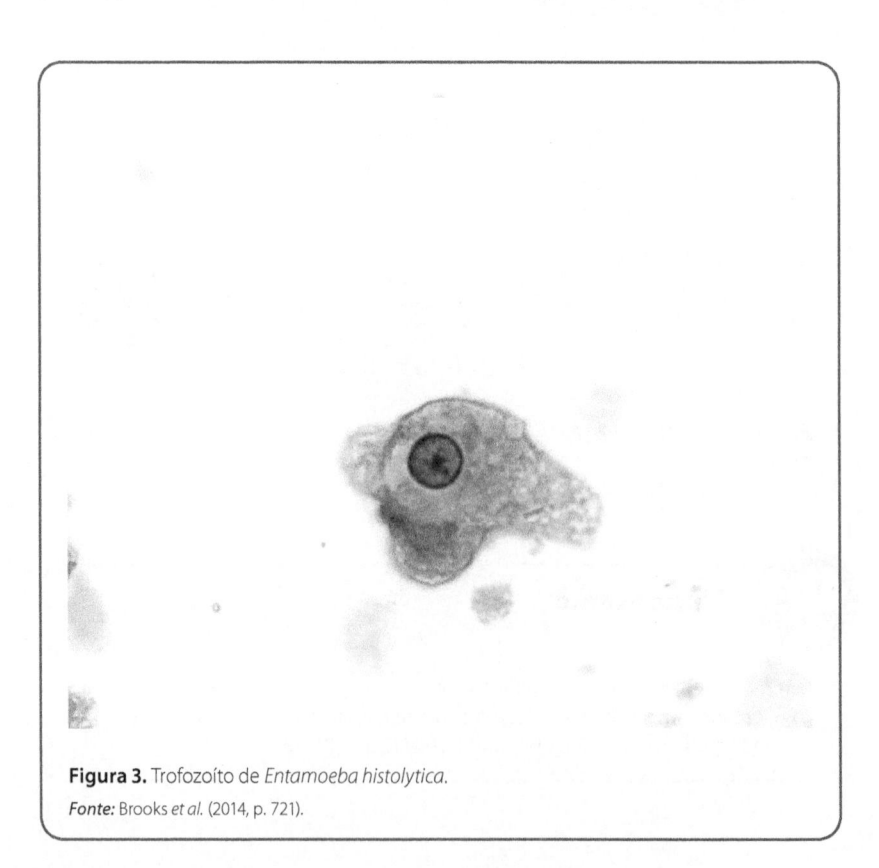

Figura 3. Trofozoíto de *Entamoeba histolytica*.
Fonte: Brooks *et al.* (2014, p. 721).

Entamoeba coli (não patogênica)

Os cistos de *E. coli* são geralmente esféricos, mas podem ser alongados e medir de 10 a 35 µm. Normalmente, apresentam oito núcleos, mas podem ter 16 ou mais. Os núcleos podem ser vistos tanto em amostras coradas quanto em não coradas. Observe na Figura 4 essas características. O citoplasma de cistos maduros pode conter glicogênio difuso. Os corpos cromatoides são vistos com menos frequência do que em *E. histolytica* (CDC, 2019b).

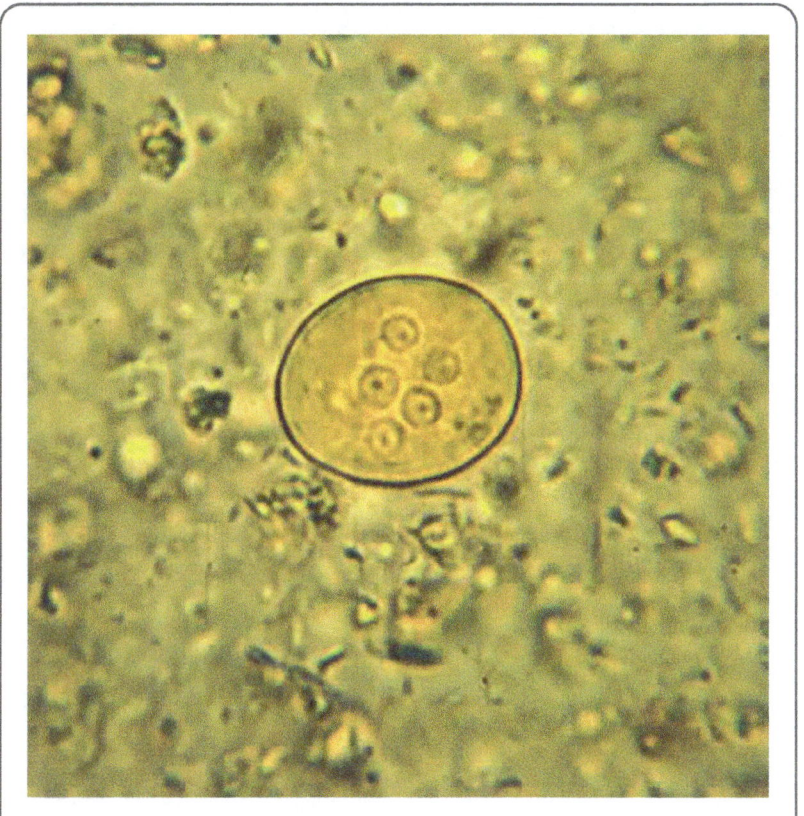

Figura 4. Cisto de *Entamoeba coli* corado com iodo. Observe a presença de cinco núcleos.
Fonte: CDC (2019b, documento *on-line*).

Os trofozoítos de *E. coli* geralmente medem de 15 a 50 μm, possuem um núcleo único, com um cariossomo grande e excêntrico e cromatina periférica grosseira e irregular. O citoplasma é geralmente granular e vacuolado. Pseudópodes podem ser vistos e geralmente são curtos (CDC, 2019b). O movimento nos trofozoítos vivos é lento e não é direcional (DE CARLI, 2007). Veja na Figura 5 dois trofozoítos de *E. coli*.

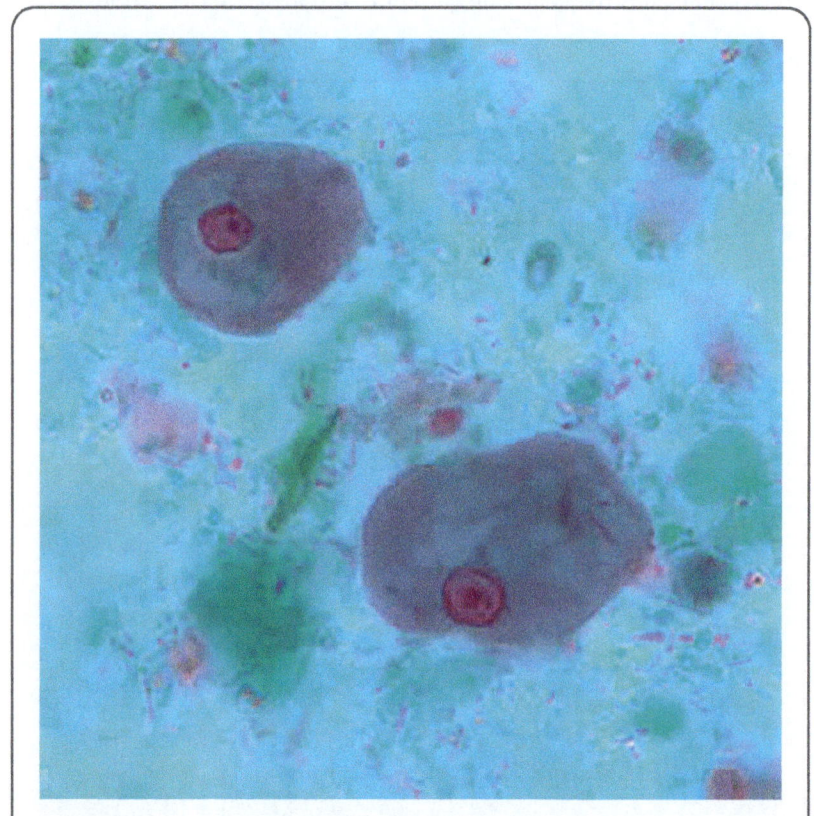

Figura 5. Trofozoítos de *Entamoeba coli* corados com tricrômio.
Fonte: CDC (2019b, documento *on-line*).

Entamoeba hartmanni (não patogênica)

Os cistos de *E. hartmanni* são semelhantes aos de *E. histolytica*, mas menores, medindo de 5 a 10 µm (CDC, 2019b). Observe a Figura 6. Os cistos maduros contêm quatro núcleos. Os núcleos podem não ser visíveis em amostras não coradas, mas são visíveis quando corados com solução de iodo (DE CARLI, 2007). O citoplasma em cistos maduros pode conter glicogênio difuso e ter corpos cromatoides arredondados ou alongados, com extremidades arredondadas (CDC, 2019b).

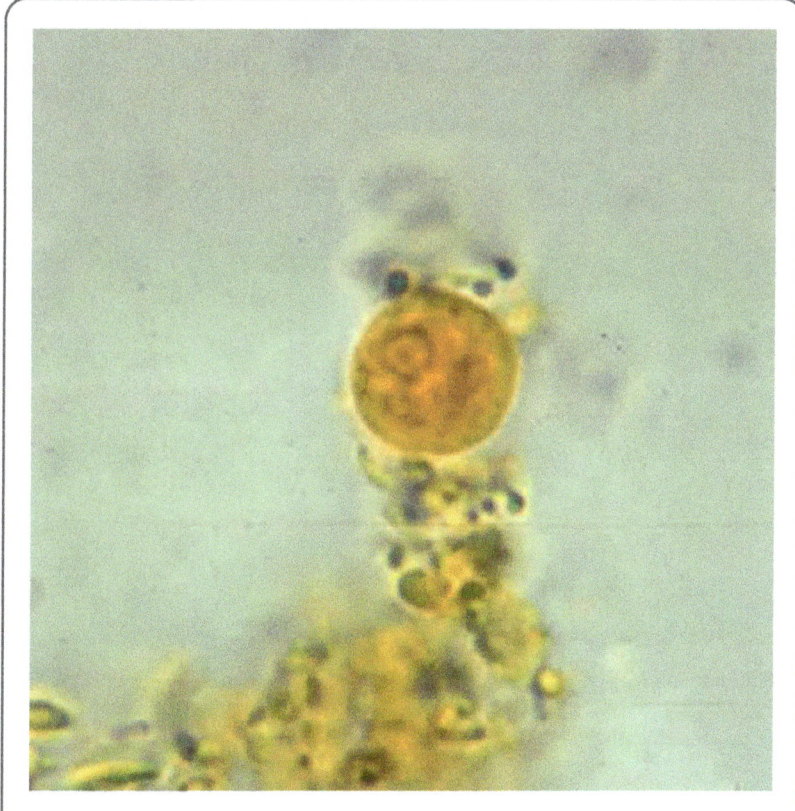

Figura 6. Cisto de *Entamoeba hartmanni* corado com iodo.
Fonte: CDC (2019b, documento *on-line*).

Os trofozoítos de *E. hartmanni* medem de 5 a 15 μm. Apresentam um núcleo único, que contém um pequeno cariosoma compacto, localizado centralmente, e cromatina periférica fina e uniforme. Os núcleos geralmente não são visíveis em amostras não coradas, e o citoplasma é granular (CDC, 2019b). Observe na Figura 7 um trofozoíto de *E. hartmanni*.

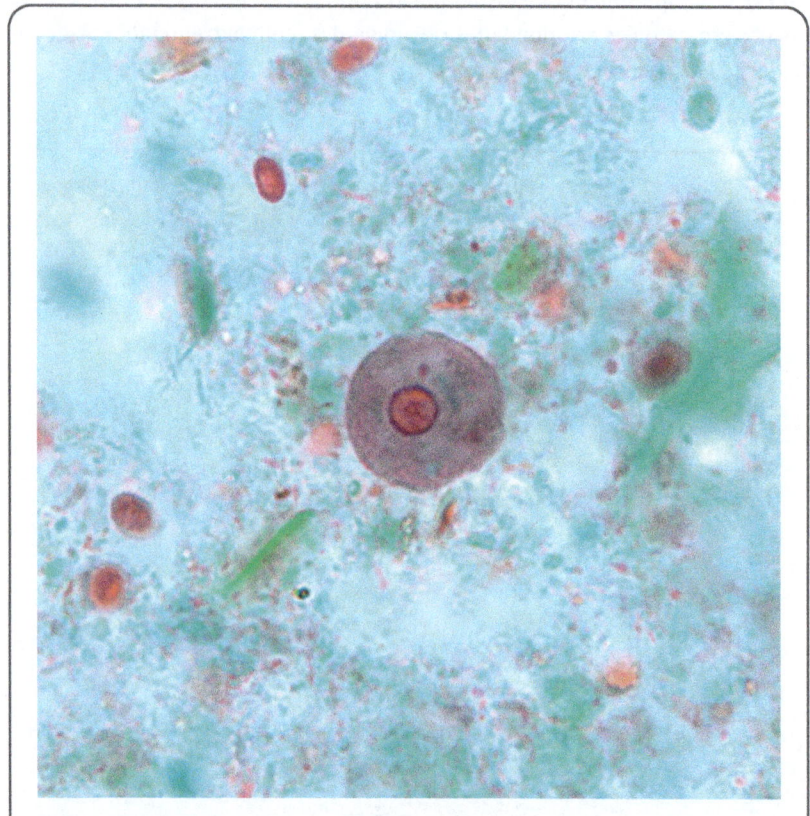

Figura 7. Trofozoíto de *Entamoeba hartmanni* corado com tricrômio.
Fonte: CDC (2019b, documento *on-line*).

Entamoeba polecki (não patogênica)

Os cistos de *E. polecki* medem de 9 a 25 µm e geralmente são uninucleados, mas formas binucleadas também podem ser vistas. O núcleo é geralmente grande, medindo até um terço do diâmetro do cisto. O cariossomo é pleomórfico em relação ao tamanho (pequeno a grande), à forma (compacta a difusa) e à localização (central a excêntrica). A cromatina periférica pode variar de leve a pesada, mas geralmente é distribuída uniformemente. Os cistos também contêm numerosos corpos cromatoides, que são altamente variáveis em forma e tamanho (CDC, 2019b). Veja na Figura 8 a presença de corpos cromatoides.

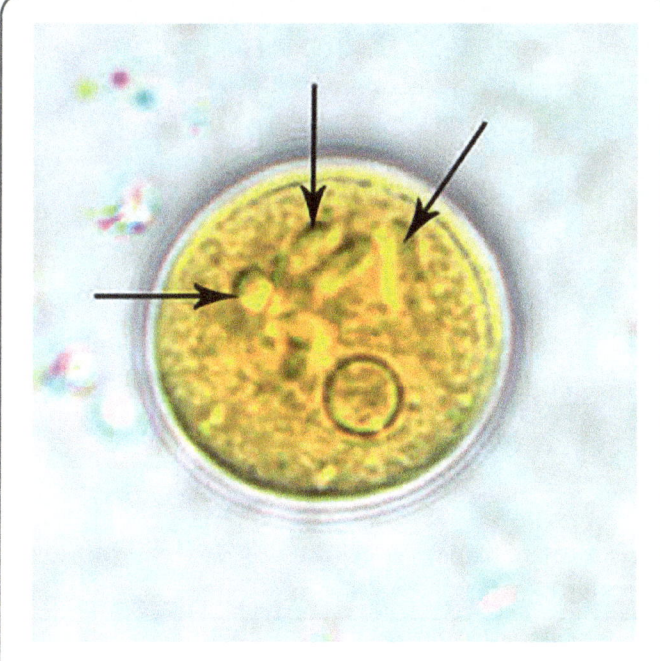

Figura 8. Cisto de *Entamoeba polecki* corado com iodo. As setas indicam corpos cromatoides.
Fonte: CDC (2019b, documento *on-line*).

Os trofozoítos de *E. polecki* geralmente são arredondados (Figura 9), medindo de 10 a 25 μm. Apresentam um núcleo único de forma distorcida e irregular, com um cariossoma pequeno e puntiforme na posição central (DE CARLI, 2007). A cromatina periférica é geralmente delicada e uniforme. O citoplasma é frequentemente vacuolado, com uma borda hialina (CDC, 2019b).

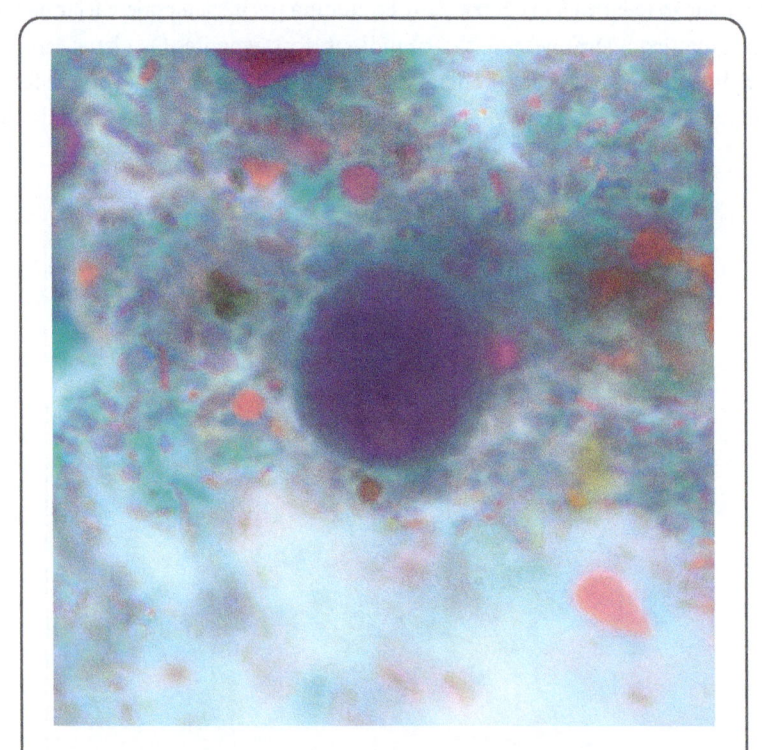

Figura 9. Trofozoíto de *Entamoeba polecki* corado com tricrômio.
Fonte: CDC (2019b, documento *on-line*).

Endolimax nana (não patogênica)

Os cistos de *E. nana* variam de forma esférica a elipsoidal e medem de 5 a 10 μm. Os cistos maduros têm quatro núcleos pequenos, com grandes cariossomos, geralmente localizados centralmente, e sem cromatina periférica. Os núcleos são visíveis em amostras coradas. O citoplasma pode conter glicogênio difuso, mas não possui corpos cromatoides (CDC, 2019b).

> **Saiba mais**
>
> Procure no YouTube o vídeo *"Endolimax nana* visto ao microscópio óptico | identificando cistos de *Endolimax nana"*, do canal de Natricio Almeida, que mostra uma análise microscópica de um exame de fezes com presença de cistos de *E. nana* (ENDOLIMAX..., 2016).

Os trofozoítos de *E. nana* medem de 6 a 12 µm, sendo esta considerada a menor ameba que vive no homem (DE CARLI, 2007). Apresenta um único núcleo, que não possui cromatina periférica, mas tem um cariossoma grande, de formato irregular e semelhante a borrões. Seu citoplasma é granular e vacuolado e pode conter inclusões de bactérias. Observe na Figura 10 a presença de vacúolos no trofozoíto de *E. nana*. Os trofozoítos de *E. nana* podem ser difíceis de se distinguir dos de *I. buetschlii* (CDC, 2019b).

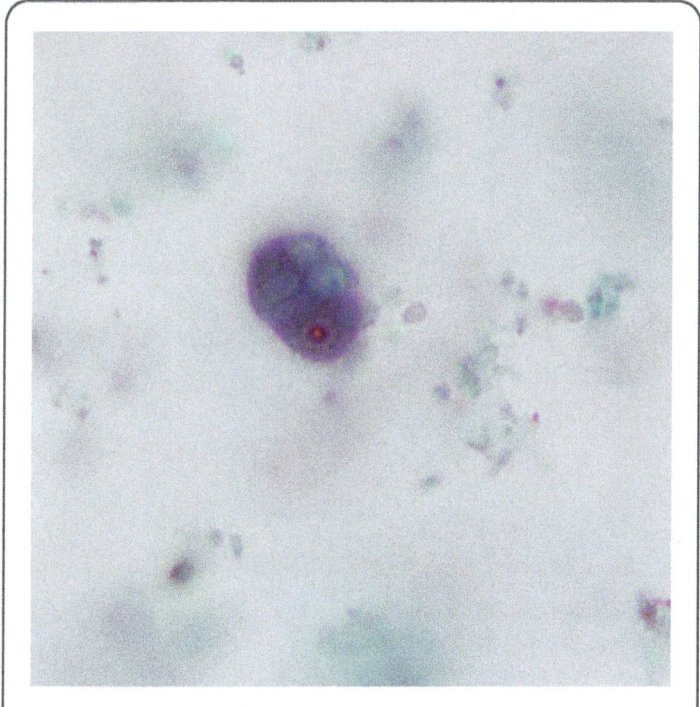

Figura 10. Trofozoíto de *Endolimax nana* corado com tricrômio.
Fonte: CDC (2019b, documento *on-line*).

Iodamoeba buetschlii (não patogênica)

Os cistos de *I. buetschlii* variam de forma quase esférica a elipsoidal e medem de 5 a 20 µm. Os cistos contêm um único núcleo, que contém um cariossomo grande e central (DE CARLI, 2007). Uma característica importante na identificação dessa espécie é a presença de um grande vacúolo de glicogênio, que apresenta cor castanho-escuro quando corado com solução de iodo (Figura 11). O vacúolo de glicogênio não cora com tricrômio, mas é visível como uma estrutura bem definida (CDC, 2019b; DE CARLI, 2007).

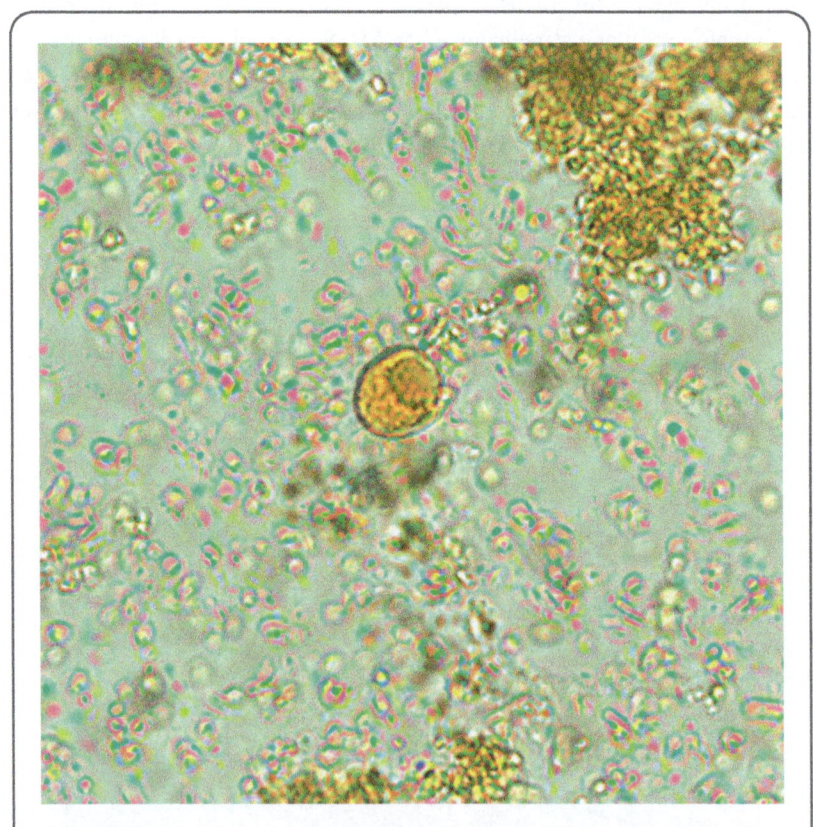

Figura 11. Cisto de *Iodamoeba buetschlii* corado com iodo. Observe o vacúolo de glicogênio, que está corado em uma tonalidade mais escura.
Fonte: CDC (2019b, documento *on-line*).

Os trofozoítos de *I. buetschlii* medem de 8 a 20 μm e têm um único núcleo com um grande cariossomo, geralmente central, cercado por grânulos refratários e acromáticos. O citoplasma é grosseiro, com vacúolos, e pode conter bactérias, leveduras ou outros materiais. Veja na Figura 12 um trofozoíto de *I. buetschlii*. O movimento nos trofozoítos vivos é lento e descrito como não progressivo. Os trofozoítos de *I. buetschlii* podem ser difíceis de se distinguir dos de *E. nana* (CDC, 2019b).

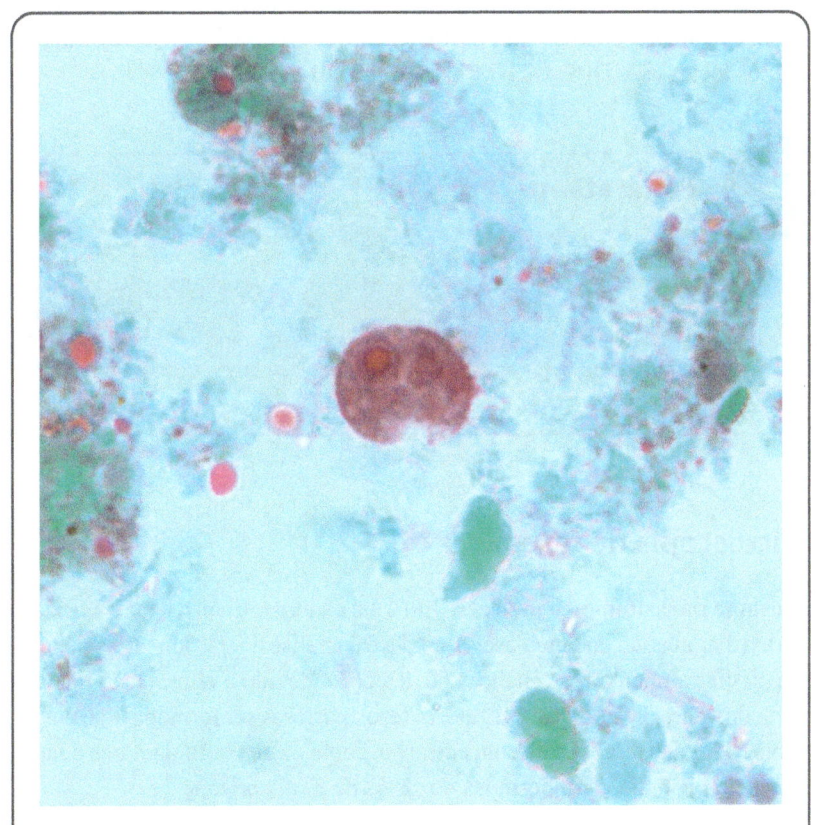

Figura 12. Trofozoíto de *Iodamoeba buetschlii* corado com tricrômio.
Fonte: CDC (2019b, documento *on-line*).

3 Métodos diagnósticos para amebíase

Em geral, o diagnóstico de amebíase intestinal é feito em amostras de fezes, por meio de microscopia, testes imunológicos ou diagnóstico molecular (LEVINSON, 2016; CDC, 2019a). A **microscopia** é trabalhosa e apresenta sensibilidade limitada; no entanto, essa pode ser a única ferramenta disponível em alguns laboratórios. O **teste antigênico** e a **reação em cadeia da polimerase** (PCR) têm maior sensibilidade e podem distinguir entre infecções por *E. histolytica* e *E. dispar*. A PCR tem a maior sensibilidade e é a ferramenta de diagnóstico ideal; no entanto, o custo é um limitante para seu uso como teste de rotina em muitos locais (SAIDIN; OTHMAN; NOORDIN, 2019).

> **Fique atento**
>
> A espécie patogênica de *E. histolytica* deve ser diferenciada de outros protozoários intestinais, como as amebas não patogênicas (*E. coli, E. hartmanni, E. polecki, E. nana* e *I. buetschlii*). A diferenciação morfológica entre elas é complicada, mas possível, devendo ser feita com base nas características morfológicas dos cistos e trofozoítos de cada espécie (CDC, 2019a).

Microscopia de fezes

O **exame parasitológico de fezes** (EPF) é o exame rotineiro e mais utilizado para o diagnóstico da amebíase. A coleta e a análise de três amostras de fezes em 10 dias aumentam as chances de detecção, devido à eliminação intermitente dos parasitos (CDC, 2019a). As fezes pastosas ou formadas devem ser submetidas aos métodos de concentração, como os de Hoffman, Pons e Janer, Faust e/ou Ritchie, para pesquisa de cistos de *E. histolytica*.

A análise de fezes diarreicas deve ser feita com o **exame direto a fresco** em no máximo 1 hora, com o intuito de pesquisar trofozoítos móveis (DULGHEROFF *et al.*, 2015). A motilidade de *E. histolytica* em preparações frescas geralmente ocorre de maneira linear (não aleatória), com o ectoplasma hialino claro, que flui para formar os pseudópodes, que conduzem o endoplasma que contém o núcleo (TANYUKSEL; PETRI, 2003). Deve-se observar a presença de hemácias sendo fagocitadas (eritrofagocitose), que é um forte indicativo de que se trata de um trofozoíto de *E. histolytica*. A realização do EPF tem a vantagem de não exigir equipamentos sofisticados, ser de fácil execução e ter um custo reduzido (DULGHEROFF *et al.* 2015).

As amostras podem ser **concentradas e coradas** com iodo para detectar cistos. Para procurar trofozoítos, deve-se realizar um exame direto a fresco ou um esfregaço fresco corado com hematoxilina de ferro e/ou tricrômio. A **fixação com álcool polivinílico** para coloração tardia também pode ser utilizada (LEDER; WELLER, 2020). A demonstração de cistos ou trofozoítos nas fezes sugere amebíase intestinal, mas a microscopia não pode diferenciar entre *E. histolytica* e *E. dispar*. Além disso, a microscopia requer conhecimento especializado e está sujeita a erros do operador (LEDER; WELLER, 2020).

As amostras de fezes são frequentemente positivas para sangue no cenário de doença amebiana intestinal invasiva. A presença de eritrócitos ingeridos não é patognomônica para a infecção por *E. histolytica*, pois eritrócitos ingeridos também podem ser observados com *E. dispar* (LEDER; WELLER, 2020).

Existem vários fatores que afetam adversamente os resultados da microscopia (TANYUKSEL; PETRI, 2003):

- falta de microscopistas bem treinados;
- entrega tardia da amostra ao laboratório (a motilidade pode cessar e os trofozoítos podem lisar);
- dificuldade de diferenciação entre trofozoítos não móveis e leucócitos, macrófagos e células teciduais;
- condições inadequadas de coleta (limpeza, recipiente incorreto, contaminação da amostra com urina);
- uso de substâncias interferentes, como alguns antibióticos (tetraciclinas ou sulfonamidas), laxantes, antiácidos, entre outros;
- número inadequado de amostras coletadas (são necessárias pelo menos três amostras);
- falta de preservação das amostras de fezes;
- presença de outras amebas com aparência semelhante a *E. histolytica* (*E. díspar*, *E. coli* e *E. hartmanni*).

Imunodiagnóstico

Kits de **imunoensaio enzimático** (EIA) para detecção de anticorpos ou de antígenos de *E. histolytica* podem ser utilizados para diagnóstico. A detecção de anticorpos é mais útil em pacientes com doença extraintestinal, quando os organismos geralmente não são encontrados no exame das fezes. A detecção de antígeno durante infecções ativas pode ser útil como um complemento ao diagnóstico microscópico na detecção de parasitas e pode distinguir entre infecções patogênicas e não patogênicas (CDC, 2019a).

O teste de EIA detecta anticorpos específicos para *E. histolytica* em aproximadamente 95% dos pacientes com amebíase extraintestinal, 70% dos pacientes com infecção intestinal ativa e 10% dos indivíduos assintomáticos que estão com cistos de *E. histolytica*. Se os anticorpos não forem detectáveis em pacientes com uma apresentação aguda de suspeita de abscesso amebiano no fígado, uma segunda amostra deve ser coletada após 7 a 10 dias. Se essa segunda amostra não mostrar soroconversão, outros agentes devem ser considerados. Os anticorpos detectáveis específicos para *E. histolytica* podem persistir por anos após o seu tratamento, portanto, a presença de anticorpos não indica necessariamente infecção aguda ou atual. A especificidade é de 95%, e reações falso-positivas ocorrem raramente (CDC, 2019a).

Também existem outros kits de detecção de antígenos, como o teste de imunoabsorção enzimático, o radioimunoensaio ou a imunofluorescência. A detecção de antígenos tem muitas vantagens, incluindo facilidade e rapidez dos testes, capacidade de diferenciar cepas, maior sensibilidade do que a microscopia e potencial para diagnóstico em infecções precoces e em áreas endêmicas (SAIDIN; OTHMAN; NOORDIN, 2019; LEDER; WELLER, 2020).

Diagnóstico molecular

Estão disponíveis vários testes comerciais de PCR, que podem detectar *E. histolytica* em amostras de fezes. Isso inclui PCR convencional, PCR aninhado, PCR em tempo real, PCR multiplex e ensaio de amplificação isotérmica mediada por *loop*. A maioria dos ensaios comerciais de PCR tem 100% de sensibilidade e especificidade, e a PCR é cerca de 100 vezes mais sensível do que os testes de antígenos nas fezes. Além disso, a PCR pode diferenciar entre amebas patogênicas e não patogênicas, e muitos dos testes de PCR permitem a detecção simultânea de múltiplos patógenos (LIANG *et al.*, 2010; LEDER; WELLER, 2020).

Nos laboratórios de diagnóstico de referência, a análise molecular por ensaios convencionais baseados em PCR é o método de escolha para discriminar entre *E. histolytica* e *E. dispar* (CDC, 2019a). No entanto, esse método tem sua limitação em não ser utilizado em larga escala em laboratórios de diagnóstico de rotina, devido ao seu elevado custo (DULGHEROFF *et al.*, 2015).

Referências

ALVARENGA, L. S.; FREITAS, D. de; HOFLING-LIMA, A. L. Ceratite por Acanthamoeba. *Arquivos Brasileiros de Oftalmologia*, v. 63, n. 2, p. 155–159, 2000. Disponível em: http://www.scielo.br/pdf/abo/v63n2/v63n2a13.pdf. Acesso em: 25 abr. 2020.

BROOKS, G. F. *et al*. *Microbiologia médica de Jawetz, Melnick & Adelberg*. 26. ed. Porto Alegre: AMGH, 2014.

CDC. *DPDx*: Laboratory Identification of Parasites of Public Health Concern: Amebiasis. USA, 2019a. Disponível em: https://www.cdc.gov/dpdx/intestinalamebae/index.html. Acesso em: 25 abr. 2020.

CDC. *DPDx*: Laboratory Identification of Parasites of Public Health Concern: Intestinal (Non-Pathogenic) Amebae. USA, 2019b. Disponível em: https://www.cdc.gov/dpdx/intestinalamebae/index.html. Acesso em: 25 abr. 2020.

DE CARLI, G. A. *Parasitologia clínica*: seleção de métodos e técnicas de laboratório para o diagnóstico das parasitoses humanas. 2. ed. São Paulo: Atheneu, 2007.

DULGHEROFF, A. C. B. *et al*. Amebíase Intestinal: diagnóstico clínico e laboratorial. *Revista Científica do ITPAC*, v. 8, n. 2, 2015. Disponível em: https://assets.unitpac.com.br/arquivos/Revista/75/Artigo_1.pdf. Acesso em: 25 abr. 2020.

ENDOLIMAX nana visto ao microscópio óptico: identificando cistos de Endolimax nana. [*S. l., s. n.*], 2016. 1 vídeo (3 min). Publicado pelo canal Natricio Almeida. Disponível em: https://www.youtube.com/watch?v=lOc_n6a3lu4. Acesso em: 25 abr. 2020.

LEDER, K.; WELLER, P. F. Intestinal Entamoeba histolytica amebiasis. *In*: UPTODATE. [*S. l.*], 2020. Disponível em: https://www.uptodate.com/contents/intestinal-entamoeba-histolytica-amebiasis. Acesso em: 25 abr. 2020.

LEVINSON, W. E. *Microbiologia médica e imunologia*. 13. ed. Porto Alegre: AMGH, 2016. (Lange).

LIANG, S. Y. *et al*. Evaluation of a new single-tube multiprobe real-time PCR for diagnosis of Entamoeba histolytica and Entamoeba dispar. *Journal of Parasitology*, v. 96, n. 4, p. 793–797, 2010.

SAIDIN, S.; OTHMAN, N.; NOORDIN, R. Update on laboratory diagnosis of amoebiasis. *European Journal of Clinical Microbiology*, 38, p. 15, 2019.

SIQUEIRA-BATISTA, R. *et al*. Neuroinfecção por Naegleria fowleri: aspectos clínico-terapêuticos, epidemiológicos e ecológicos. *Revista Neurociências*, v. 15, n. 4, p. 310–316, 2007. Disponível em: http://www.revistaneurociencias.com.br/edicoes/2007/RN%2015%2004/Pages%20from%20RN%2015%2004-11.pdf. Acesso em: 25 abr. 2020.

TANYUKSEL, M.; PETRI, W. A. Laboratory diagnosis of amebiasis. *Clinical Microbiology Reviews*, v. 16, n. 4, p. 713–729, 2003.

> **Fique atento**
>
> Os *links* para *sites* da *web* fornecidos neste capítulo foram todos testados, e seu funcionamento foi comprovado no momento da publicação do material. No entanto, a rede é extremamente dinâmica; suas páginas estão constantemente mudando de local e conteúdo. Assim, os editores declaram não ter qualquer responsabilidade sobre qualidade, precisão ou integralidade das informações referidas em tais *links*.

Protozoa: giardíase e tricomoníase

Objetivos de aprendizagem

Ao final deste texto, você deve apresentar os seguintes aprendizados:

- Definir os aspectos clínicos da giardíase e da tricomoníase.
- Reconhecer e caracterizar as formas parasitárias da *Giardia lamblia* e do *Trichomonas vaginalis*.
- Identificar os métodos diagnósticos da giardíase e da tricomoníase.

Introdução

Neste capítulo, você vai aprender sobre os protozoários flagelados: a *Giardia lamblia* (intestinal) e o *Trichomonas vaginalis*. A *G. lamblia* é responsável por causar a giardíase, e a sua transmissão é fecal-oral, ou seja, ocorre por meio da ingestão de cistos do parasita em alimentos ou água contaminados por fezes. Já o *T. vaginalis* é o protozoário mais importante do trato urogenital e infecta principalmente o epitélio escamoso do trato urogenital. Os seres humanos são o único hospedeiro natural, e essa é uma doença sexualmente transmissível.

1 Aspectos clínicos da giardíase e da tricomoníase

Nesta seção, você vai estudar os aspectos clínicos da giardíase e da tricomoníase, verificando os principais sintomas, o período de incubação e a prevalência na população.

Giardíase

A manifestação da **giardíase** pode ser assintomática em alguns casos. A giardíase aguda se desenvolve após um período de incubação do parasita, que pode ser de 1 a 14 dias, e geralmente dura de 1 a 3 semanas. Os sintomas incluem náusea, vômito, diarreia, dor abdominal e inchaço, de acordo com o Centers for Disease Control and Prevention (CDC, 2017a). A diarreia é considerada como o principal sintoma, com aspecto aquoso e mau cheiro (LEVINSON, 2016). As fezes podem ser gordurosas e com tendência a flutuar (CDC, 2015). Na giardíase crônica, os sintomas são recorrentes e podem ocorrer má absorção e enfraquecimento físico, com perda de peso (CDC, 2017a).

Outros sintomas menos comuns incluem coceira na pele, urticária e inchaço dos olhos e articulações (CDC, 2015). Estudos também têm demostrado a relação da giardíase com a intolerância à lactose. Essa alteração seria possível pela alta carga parasitária, que provoca ação irritativa sobre a mucosa intestinal, levando a uma produção excessiva de muco e a alterações da produção de enzimas digestivas, o que poderia ocasionar intolerância ao leite e derivados (SANTANA *et al.*, 2014).

> **Fique atento**
>
> A *G. lamblia* é o único protozoário patogênico encontrado no duodeno e jejuno de seres humanos. Por isso, ela também é conhecida como *G. duodenalis* ou *G. intestinalis* (BROOKS *et al.*, 2014).

A maior prevalência de giardíase no Brasil é demonstrada em crianças entre zero e 6 anos, variando de 12,4% a 50%, dependendo do tipo de estudo, da região e da faixa etária pesquisada (SANTANA *et al.*, 2014). Em crianças, a giardíase grave pode atrasar o crescimento e o desenvolvimento físico e mental e causar desnutrição (CDC, 2015).

> **Saiba mais**
>
> O processo patológico da giardíase depende do número de parasitos que colonizam o intestino, além de fatores inerentes ao hospedeiro. Leia o artigo "Atualidades sobre a giardíase" e preste bastante atenção nos itens que abordam a patogênese e os aspectos clínicos (SANTANA *et al.*, 2014).

Tricomoníase

A infecção por *T. vaginalis* em mulheres é frequentemente sintomática. A vaginite com secreção purulenta pode ser acompanhada de lesão vulvar e cervical, com dor abdominal. O período de incubação é de 5 a 28 dias. Nos homens, a infecção é frequentemente assintomática, mas ocasionalmente podem ocorrer uretrite, epididimite e prostatite (CDC, 2017b; APHL, 2016). Cerca de 70% das pessoas infectadas não apresentam sinais ou sintomas. Quando a tricomoníase causa sintomas, eles podem variar de irritação leve a inflamação grave (CDC, 2020).

Veja na Figura 1 os sintomas da tricomoníase que podem ocorrer tanto na mulher como no homem.

Você sabia que a tricomoníase pode aumentar o risco de contrair ou espalhar outras infecções sexualmente transmissíveis? Isso ocorre devido à inflamação genital causada pelo *T. vaginalis*, que facilita a infecção pelo HIV ou a transmissão do vírus para o parceiro sexual (CDC, 2020). Portanto, o uso de preservativos é a principal forma de prevenção.

> **Fique atento**
>
> Mulheres grávidas com tricomoníase são mais propensas a terem seus bebês prematuramente. Além disso, os bebês de mães infectadas têm maior probabilidade de terem um baixo peso ao nascer (CDC, 2020).

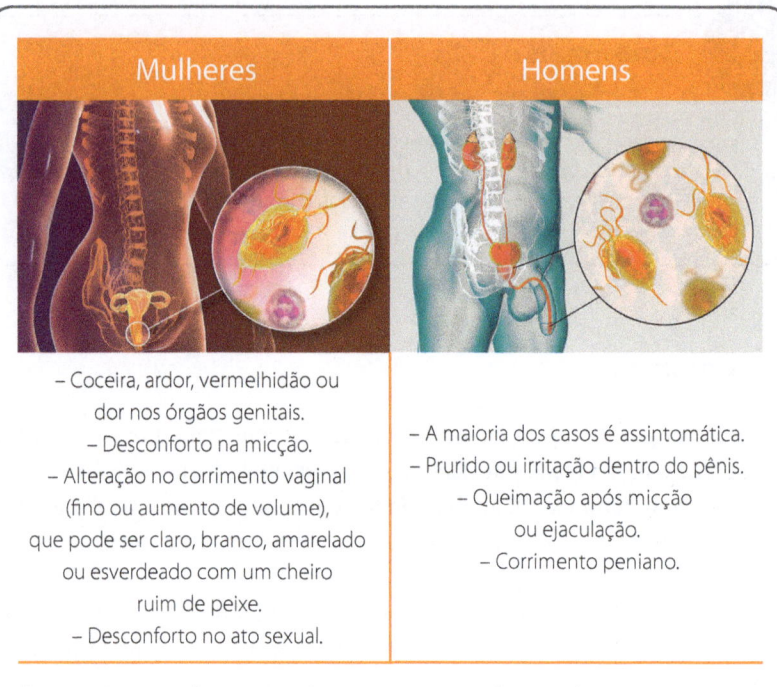

Mulheres	Homens
– Coceira, ardor, vermelhidão ou dor nos órgãos genitais. – Desconforto na micção. – Alteração no corrimento vaginal (fino ou aumento de volume), que pode ser claro, branco, amarelado ou esverdeado com um cheiro ruim de peixe. – Desconforto no ato sexual.	– A maioria dos casos é assintomática. – Prurido ou irritação dentro do pênis. – Queimação após micção ou ejaculação. – Corrimento peniano.

Figura 1. Descrição dos sintomas da tricomoníase na mulher e no homem.
Fonte: Adaptada de CDC (2020); Kateryna Kon/Shutterstock.com.

2 Formas parasitárias da *Giardia lamblia* e do *Trichomonas vaginalis*

A *G. lamblia* apresenta duas formas, a de trofozoíto e de cisto. O **trofozoíto** apresenta forma de coração (BROOKS *et al.*, 2014) ou pera, com quatro pares de flagelos e um disco de sucção responsável pela aderência do parasita à parede intestinal (LEVINSON, 2016). O trofozoíto mede de 10 a 20 μm de comprimento, e, em amostras permanentes coradas, dois núcleos grandes são geralmente visíveis (CDC, 2017a). Observe na Figura 2 um trofozoíto de *G. lamblia* corado com iodo. Preste atenção no seu formato e na presença dos flagelos. Agora observe a Figura 3 e veja os trofozoítos corados por tricômio.

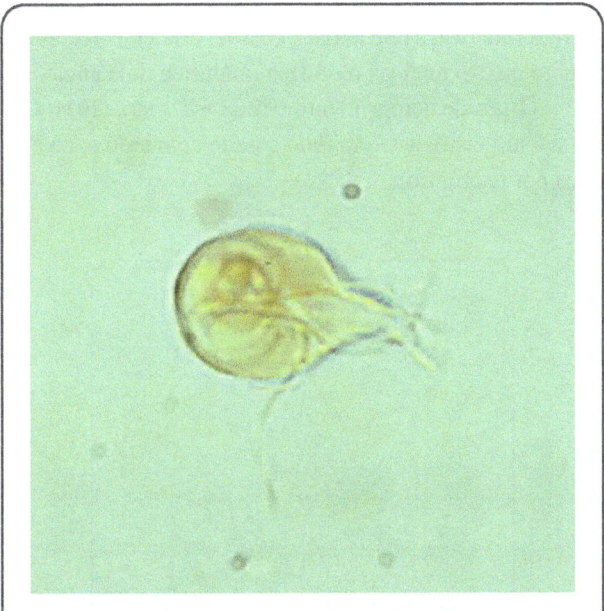

Figura 2. Trofozoíto de *Giardia lamblia* corado com iodo.
Fonte: CDC (2017a, documento *on-line*).

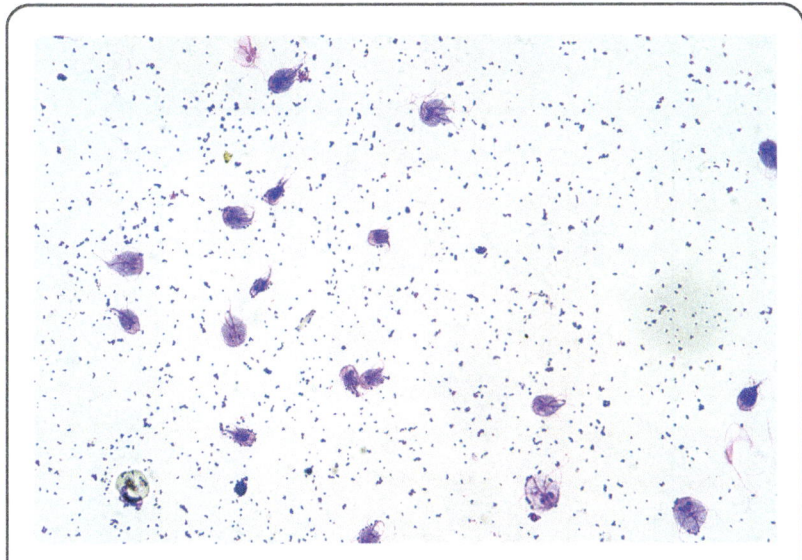

Figura 3. Trofozoítos de *Giardia lamblia* corados com tricômio.
Fonte: D. Kucharski K. Kucharska/Shutterstock.com.

O **cisto** tem forma oval a elipsoidal e possui paredes espessas e resistentes; ainda, apresenta quatro núcleos na forma madura e dois núcleos na imatura e mede de 10 a 14 μm de comprimento (BROOKS *et al.*, 2014; CDC, 2017a). Veja na Figura 4 um cisto de *G. lamblia* corado com iodo e, na Figura 5, dois cistos corados por tricrômio.

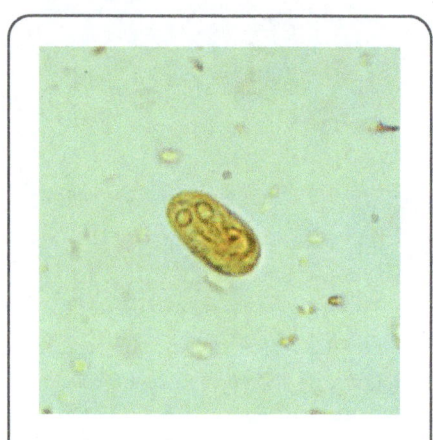

Figura 4. Cisto de *Giardia lamblia* corado com iodo.
Fonte: CDC (2017a, documento *on-line*).

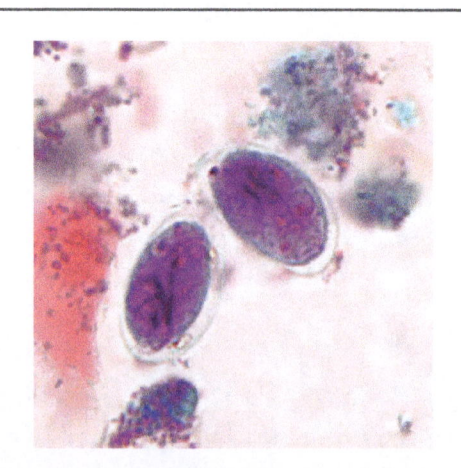

Figura 5. Cistos de *Giardia lamblia* corados com tricrômio.
Fonte: CDC (2017a, documento *on-line*).

O *T. vaginalis* apresenta somente a forma de trofozoíto. Este é piriforme e mede de 7 a 30 μm de comprimento (CDC, 2017b). Ele tem cinco flagelos: quatro flagelos livres, que surgem a partir de um único caule, e um que forma uma membrana ondulante (BROOKS *et al.*, 2014). O trofozoíto apresenta um núcleo grande, que geralmente está localizado na extremidade mais larga e contém muitos grânulos de cromatina e um pequeno cariótomo. O citoplasma também contém muitos grânulos, mas estes geralmente não são visíveis em amostras coradas com Giemsa (CDC, 2017b).

Observe as características morfológicas dos dois trofozoítos de *T. vaginalis* que estão facilmente visíveis na Figura 6. Na sequência, veja na Figura 7 outro exemplo de trofozoíto de *T. vaginalis*. Nesse caso, as características morfológicas não são totalmente visíveis como na figura anterior, mas representam igualmente o mesmo parasita. Esse é um exemplo de que, na análise microscópica, normalmente não vamos encontrar um exemplar da espécie em perfeitas condições.

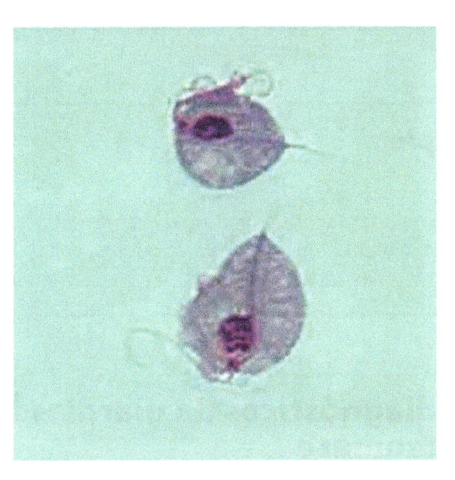

Figura 6. Trofozoítos de *Trichomonas vaginalis* corados com Giemsa.
Fonte: CDC (2017b, documento *on-line*).

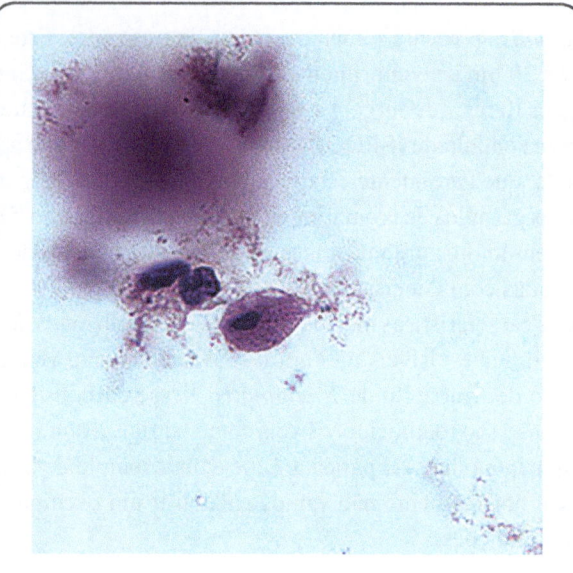

Figura 7. Trofozoíto de *Trichomonas vaginalis* corado com Giemsa.
Fonte: CDC (2017b, documento *on-line*).

Exemplo

T. vaginalis também podem ser observados no exame de urina, durante a análise microscópica. Procure o vídeo "Trichomonas Vaginallis na urina", do canal de Natricio Almeida no YouTube, e veja como é a sua forma e o seu movimento.

3 Métodos diagnósticos da giardíase e da tricomoníase

Nesta seção, você vai compreender como ocorre o diagnóstico da giardíase e da tricomoníase.

Giardíase

A giardíase é diagnosticada pela identificação de cistos ou trofozoítos nas fezes, por meio do exame direto a fresco ou em técnicas de concentração. Os cistos são normalmente vistos em preparações a fresco, enquanto os trofozoítos são vistos em preparações permanentes coradas (CDC, 2017a). A pesquisa de cistos é realizada em fezes formadas, por meio do exame direto a fresco ou corado pelo lugol. Outros métodos também podem ser utilizados, como o método de Faust e colaboradores ou o de Hoffman, Pons e Janer. A pesquisa de trofozoítos é realizada em fezes líquidas (diarreicas), por meio do exame direto a fresco ou corado por lugol, hematoxilina férrica ou mertiolate-iodo-formol (MIF). Os trofozoítos são pouco resistentes, sendo destruídos no meio externo em 15 minutos; por isso, é conveniente conservar as fezes com o conservante de Schaudinn ou MIF (SANTANA *et al.*, 2014).

Métodos alternativos para detecção de *G. lamblia* incluem testes de detecção de antígenos, por imunoensaios enzimáticos, e detecção de parasitas, por imunofluorescência em amostras de fezes. Ambos os métodos estão disponíveis em kits comerciais. O teste de imunofluorescência direta é realizado pela marcação de anticorpos fluorescentes, que são adicionados às fezes e incubados. A visualização deve ser feita em um microscópio fluorescente, que mostra os cistos de *G. lamblia* como estruturas ovoides verdes e brilhantes (CDC, 2017a). Testes para detecção de anticorpos no soro normalmente não estão disponíveis (LEVINSON, 2016).

Tricomoníase

O método tradicional de diagnóstico para tricomoníase tem sido o exame a fresco, com visualização microscópica de parasitas móveis de *T. vaginalis* em preparações de lâminas de secreções vaginais ou uretrais. Nas mulheres, o exame deve ser realizado nas secreções vaginais e uretrais. Nos homens, as secreções uretrais ou prostáticas anteriores devem ser examinadas (CDC, 2017b). O ideal é que as amostras sejam analisadas logo após a sua coleta, para ver os parasitas móveis (APHL, 2020). Esse é o método mais prático e rápido de diagnóstico, permitindo tratamento imediato, mas é relativamente insensível (CDC, 2017b). A sua sensibilidade varia de 36 a 70% e ainda apresenta variação, de acordo com o avaliador e com a rapidez com que o teste é feito e interpretado (APHL, 2020).

A cultura tem sido considerada o padrão-ouro para o diagnóstico de tricomoníase, com uma especificidade próxima de 100%; porém, ela não é amplamente utilizada, e sua sensibilidade pode ser em torno de 70% a 85% (NATHAN *et al.*, 2015). Outra ressalva é que os resultados não estão disponíveis antes de 3 a 7 dias (CDC, 2017b). O importante nessa técnica é que a amostra deve ser inoculada assim que possível, dentro de uma hora após a coleta, para manter a viabilidade do organismo (APHL, 2020).

Veja na Figura 8 a descrição de outros métodos diagnósticos para tricomoníase.

Coloração direta com anticorpos imunofluorescentes
- É mais sensível que a lâmina a fresco, mas tecnicamente mais complexa (aCDC, 2017).

Esfregaços de Papanicolau
- Não são adequados para triagem de rotina ou diagnóstico de *T. vaginalis*, pois ocorrem falsos positivos e falsos negativos.
- A presença desses parasitas pode ser um achado incidental nesse exame (APHL, 2020).

Teste rápido por imunoensaio
- O teste utiliza fluxo capilar imunocromatográfico.
- Identifica antígeno do parasita em apenas 10 minutos (APHL, 2020).

Testes de amplificação de ácidos nucleicos
- São testes altamente sensíveis.
- Muitos desses ensaios requerem o uso de *kits* específicos, mas deve ser realizados em um laboratório capaz de realizar testes complexos (APHL, 2020).

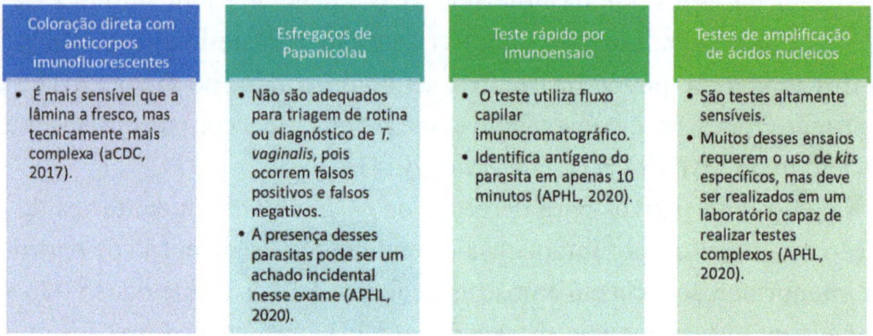

Figura 8. Descrição de outros testes diagnósticos para tricomoníase.

Saiba mais

Para saber mais sobre o diagnóstico de doenças sexualmente transmissíveis, entre elas, a tricomoníase, leia o manual "Diagnóstico laboratorial de doenças sexualmente transmissíveis, incluindo o vírus da imunodeficiência humana", publicado pela Organização Mundial da Saúde, juntamente com o Ministério da Saúde brasileiro (ORGANIZAÇÃO MUNDIAL DA SAÚDE, 2014).

Referências

APHL. *Advances in Laboratory Detection of Trichomonas Vaginalis (Updated)*. USA, 2016. Disponível em: https://www.aphl.org/aboutAPHL/publications/Documents/ID_2016November-Laboratory-Detection-of-Trichomonas-update.pdf. Acesso em: 21 abr. 2020.

BROOKS, G. F. *et al. Microbiologia médica de Jawetz, Melnick & Adelberg*. 26. ed. Porto Alegre: AMGH, 2014.

CDC. *DPDx*: Laboratory Identification of Parasites of Public Health Concern: giardiasis. USA, 2017a. Disponível em: https://www.cdc.gov/dpdx/giardiasis/index.html. Acesso em: 21 abr. 2020.

CDC. *DPDx*: Laboratory Identification of Parasites of Public Health Concern: trichomoniasis. USA, 2017b. Disponível em: https://www.cdc.gov/dpdx/trichomoniasis/index.html. Acesso em: 21 abr. 2020.

CDC. *Parasites*: giardia: illness & symptoms. USA, 2015. Disponível em: https://www.cdc.gov/parasites/giardia/illness.html. Acesso em: 21 abr. 2020.

CDC. *Trichomoniasis*: CDC fact sheet. USA, 2020. Disponível em: https://www.cdc.gov/std/trichomonas/stdfact-trichomoniasis.htm. Acesso em: 21 abr. 2020.

LEVINSON, W. *Microbiologia médica e imunologia*. 13. ed. Porto Alegre: AMGH, 2016.

NATHAN, B. *et al*. Microscopy outperformed in a comparison of five methods for detecting trichomonas vaginalis in symptomatic women. *International Journal of STD & AIDS*, v. 26, n. 4, p. 251–256, 2015.

ORGANIZAÇÃO MUNDIAL DA SAÚDE. *Diagnóstico laboratorial de doenças sexualmente transmissíveis, incluindo o vírus da imunodeficiência humana*. Genebra: WHO; Brasília, DF: Ministério da Saúde, 2014. Disponível em: https://apps.who.int/iris/bitstream/handle/10665/85343/9789241505840_por.pdf?sequence=7&isAllowed=y. Acesso em: 21 abr. 2020.

SANTANA, L. A. *et al*. Atualidades sobre giardíase. *Jornal Brasileiro de Medicina*, v. 102, n. 1, p. 7–10, 2014. Disponível em: http://files.bvs.br/upload/S/0047-2077/2014/v102n1/a4019.pdf. Acesso em: 21 abr. 2020.

TRICHOMONAS vaginallis na urina. [*S. l.: s. n.*], 2018. 1 vídeo (40 seg). Publicado pelo canal Natricio Almeida. Disponível em: https://www.youtube.com/watch?v=HB7h9liwMBo. Acesso em: 21 abr. 2020.

Leitura recomendada

SOBEL, J. D.; MITCHELL, C. Trichomoniasis. *In*: UPTODATE. [*S. l.*], 2020. Disponível em: https://www.uptodate.com/contents/trichomoniasis?search=tricomonas%20na%20gravidez&source=search_result&selectedTitle=1~70&usage_type=default&display_rank=1. Acesso em: 21 abr. 2020.

Fique atento

Os *links* para *sites* da *web* fornecidos neste capítulo foram todos testados, e seu funcionamento foi comprovado no momento da publicação do material. No entanto, a rede é extremamente dinâmica; suas páginas estão constantemente mudando de local e conteúdo. Assim, os editores declaram não ter qualquer responsabilidade sobre qualidade, precisão ou integralidade das informações referidas em tais *links*.

Protozoa: tripanossomíase

Objetivos de aprendizagem

Ao final deste texto, você deve apresentar os seguintes aprendizados:

- Reconhecer os aspectos clínicos da doença de Chagas e da doença do sono.
- Indicar as técnicas laboratoriais disponíveis para diagnóstico do *T. cruzi*, *T. b. rhodesiense* e *T. b. gambiense*.
- Identificar microscopicamente esses hemoflagelados, diferenciando-os de artefatos.

Introdução

A doença de Chagas, também conhecida como tripanossomíase americana, é causada pelo *Trypanosoma cruzi*. Nessa infecção, o vetor é o barbeiro, e os seres humanos e outros animais (principalmente domésticos) são considerados hospedeiros reservatórios. Essa doença ocorre com maior frequência em regiões rurais das Américas do Sul e Central. Já a doença do sono, também conhecida como tripanossomíase africana, é causada pelo *Trypanosoma brucei gambiense* e pelo *Trypanosoma brucei rhodesiense*. Nela, o vetor é a mosca tsé-tsé. O hospedeiro reservatório do *T. b. gambiense* é o homem, enquanto, para o *T. b. rhodesiense*, os hospedeiros são animais selvagens e domésticos. O continente africano é considerado a região mais endêmica.

Neste capítulo, você vai estudar os aspectos clínicos da doença de Chagas e da doença do sono, verificando também as técnicas laboratoriais disponíveis para o diagnóstico dessas infecções. Por fim, você vai aprender a reconhecer microscopicamente esses hemoflagelados, diferenciando-os de artefatos.

1 Aspectos clínicos da doença de Chagas e da doença do sono

Nesta seção, você vai estudar os aspectos que caracterizam a doença de Chagas e a doença do sono, verificando suas formas de contágio, seus sintomas e seu prognóstico.

Doença de Chagas

A **doença de Chagas** é causada pelo *T. cruzi* e apresenta uma fase aguda e uma crônica. A fase aguda é geralmente assintomática, mas pode apresentar alguns sintomas somáticos inespecíficos, de acordo com o Centro de Controle e Prevenção de Doenças (CDC, 2019a). Pode ocorrer febre aguda, linfadenite regional (uma infecção dos gânglios linfáticos) e difusão para o sangue e os tecidos. A lesão primária consiste em um nódulo inflamatório subcutâneo, geralmente chamado de **chagoma**, que pode se desenvolver em torno do local da picada do vetor (**barbeiro**) (BROOKS *et al*., 2014). Se a picada for próxima ao olho, pode resultar em um inchaço na pálpebra, conhecido como **sinal de Romanã**. A maioria dos casos agudos se resolve ao longo de um período de algumas semanas ou meses, mas também pode evoluir para a forma crônica da doença (CDC, 2019a).

> **Fique atento**
>
> A reativação da doença de Chagas a partir da forma assintomática pode ocorrer em pacientes com o vírus da imunodeficiência humana ou em uso de drogas imunossupressoras (CDC, 2019a).

A forma crônica sintomática pode não ocorrer durante anos ou mesmo décadas após a infecção inicial. Isso pode incluir envolvimento cardíaco ou gastrointestinal, que ocasionalmente ocorrem juntos (CDC, 2019a). O dano tecidual ocorre porque as formas amastigotas do parasita matam as células e causam inflamação, principalmente em células mononucleares. O músculo cardíaco é o mais afetado e com maior gravidade. Também pode ocorrer dano neuronal, com perda do tônus no esôfago (megaesôfago) e no colo (megacólon). A doença de Chagas crônica pode ser fatal, em decorrência de arritmia e insuficiência cardíaca congestiva (LEVINSON, 2016).

> **Saiba mais**
>
> A Fundação Osvaldo Cruz (Fiocruz) é uma importante instituição de ciência e tecnologia em saúde da América Latina, vinculada ao Ministério da Saúde do Brasil, que tem contribuído para o controle da doença de Chagas, por meio de metas de pesquisa e desenvolvimento tecnológico. Acesse o portal oficial da Fundação e busque pelo artigo "Doença de Chagas", revisado pela pesquisadora Tania Araujo-Jorge, e conheça mais detalhes sobre essa doença (FIOCRUZ, 2013).

Doença do sono

A **doença do sono** tem dois estágios: no primeiro, o parasita é encontrado na circulação periférica, mas ainda não invadiu o sistema nervoso central; no segundo, o parasita atravessa a barreira hematoencefálica e infecta o sistema nervoso central (CDC, 2012). As subespécies que causam a tripanossomíase africana apresentam taxas diferentes de progressão da doença, e as características clínicas dependem de qual forma do parasita (*T. b. rhodesiense* ou *T. b. gambiense*) está causando a infecção (LEVINSON, 2016).

A infecção causada pelo *T. b. rhodesiense* (doença do sono na África Oriental) progride rapidamente (CDC, 2012). Em alguns pacientes, uma úlcera cutânea endurecida (cancro tripanossomal) surge no local da picada da **mosca tsé-tsé** (LEVINSON, 2016). Após os organismos atingirem o sangue, a maioria dos pacientes desenvolve febre, dor de cabeça, dores musculares e articulares e linfonodos aumentados dentro de 1 a 2 semanas após a picada infecciosa. Após algumas semanas de infecção, o parasita invade o sistema nervoso central e, eventualmente, causa deterioração mental e outros problemas neurológicos. A morte ocorre geralmente em meses (CDC, 2012).

A infecção causada por *T. b. gambiense* (doença do sono na África Ocidental) progride mais lentamente. No início, pode haver apenas sintomas leves. As pessoas infectadas podem ter febre intermitente, dores de cabeça, dores musculares e articulares e mal-estar. Pode ocorrer prurido da pele, linfonodos inchados e perda de peso (CDC, 2012). A linfadenopatia cervical do triângulo posterior, ou **sinal de Winterbottom**, é comumente vista em infecções por *T. b. gambiense* (CDC, 2019b). Geralmente, após 1 a 2 anos, há evidências de envolvimento do sistema nervoso central, com alterações de personalidade, sonolência diurna, com distúrbios do sono noturno e confusão progressiva. Outros sinais neurológicos podem ocorrer, como paralisia parcial ou problemas de equilíbrio ou caminhada, bem como desequilíbrios hormonais. O curso da infecção não tratada raramente dura mais de 6 a 7 anos e é fatal mais frequentemente em cerca de 3 anos (CDC, 2012).

2 Diagnóstico do *T. cruzi*, do *T. b. rhodesiense* e do *T. b. gambiense*

Nesta seção, você vai estudar o diagnóstico dos tripanossomas causadores das doenças de Chagas e do sono, verificando quais são os métodos utilizados para a detecção das infecções.

Diagnóstico do *T. cruzi*

No **estágio agudo** da doença de Chagas, o diagnóstico parasitológico pode ser feito pela descoberta de **tripomastigotas** de *T. cruzi* no sangue circulante ou no líquor (CDC, 2019a), nos primeiros meses de infecção (DE CARLI, 2007). Veja, a seguir, os **métodos diretos** utilizados na identificação de *T. cruzi* na fase aguda da infecção (DE CARLI, 2007).

- **Exame direto ou a fresco:**
    - coletar uma pequena gota de sangue (por punção digital ou sangue venoso);
    - colocar em uma lâmina com lamínula e analisar no microscópio em objetiva de 40×;
    - procurar pelas formas de tripomastigotas que são móveis;
    - como são analisados pequenos volumes de sangue, deve ser repetido esses métodos várias vezes e em dias consecutivos.
- **Método de Strout modificado:**
    - fazer a coleta de sangue em tubo capilar;
    - centrifugar em baixa rotação (1.000 rpm);
    - colocar em uma lâmina o material que fica entre as hemácias e o creme leucocitário, também chamado de *buffy coat*;
    - colocar lamínula para visualizar no microscópio a presença de tripomastigotas.
- **Preparações coradas:**
    - esfregaço delgado e gota espessa devem ser preparados e corados por Giemsa ou Leishman;
    - a desvantagem dessas preparações é que requerem parasitemia elevada para ser possível identificar os tripomastigotas.

> **Fique atento**
>
> É importante, durante a fase aguda da doença de Chagas, a utilização de diferentes métodos diagnósticos combinados ou isolados, para permitir a detecção rápida e precoce da infecção causada pelo *T. cruzi* (DE CARLI, 2007).

A pesquisa a fresco de tripomastigotas é mais sensível do que o esfregaço corado, sendo também de execução rápida e simples. O ideal é que a realização da coleta de sangue seja feita com o paciente febril e dentro de 30 dias do início dos sintomas. Exames sorológicos podem ser realizados durante a fase aguda da infecção por *T. cruzi*, quando os exames parasitológicos forem negativos e a suspeita clínica persistir. Nesse caso, deve-se fazer a pesquisa de IgM pelos métodos de imunofluorescência indireta (IFI), hemaglutinação indireta (HAI) ou ensaio imunoenzimático (ELISA) (DIAS *et al.*, 2016).

O diagnóstico na **fase crônica** da doença de Chagas é essencialmente sorológico e deve ser realizado utilizando-se um teste com elevada sensibilidade, como ELISA com antígeno total ou IFI, em conjunto com outro método com elevada especificidade, como HAI. Esses testes podem determinar o diagnóstico em quase 100% dos casos (DIAS *et al.*, 2016; CDC, 2019a).

Ainda na fase crônica, os **métodos convencionais indiretos** para o isolamento e a identificação de *T. cruzi* também podem ser utilizados. Como nessa fase ocorre uma baixa na parasitemia sanguínea, esses métodos permitem a multiplicação do parasita e, por isso, são úteis na detecção (DE CARLI, 2007). Se o xenodiagnóstico e a hemocultura apresentarem baixa sensibilidade, a mesma pode ser aumentada por meio da repetição dos métodos, já que estes são simples e de baixo custo (DIAS *et al.*, 2016). Esses dois métodos são descritos a seguir.

O **xenodiagnóstico** consiste na utilização do inseto barbeiro criado em laboratório, que será colocado para sugar o sangue do paciente (LEVINSON, 2016). Antes da realização desse exame, é necessário que os barbeiros sejam mantidos em jejum por um período de duas semanas. Após o inseto se alimentar com o sangue do paciente, eles serão mantidos de 30 a 60 dias, para posterior análise fecal com o conteúdo intestinal, para investigar a presença de parasitas de *T. cruzi* (DE CARLI, 2007; DIAS *et al.*, 2016).

Na **hemocultura**, os meios de cultura mais utilizados para que o *T. cruzi* possa se multiplicar são os meios difásicos, com base de ágar sangue, e os meios líquidos, como LIT (*liver infusion tryotose*), BHI (*barin heart infusion*) e o meio Waren's (DIAS *et al.*, 2016). A técnica consiste em coletar sangue do paciente com uso de anticoagulante e semear alíquotas no meio de cultura. Em intervalos de 15 dias até 4 meses, as culturas devem ser examinadas, para detectar positividade do parasita (DE CARLI, 2007).

Durante o estágio crônico, amastigotas de *T. cruzi* podem ser encontradas em amostras de aspirado de medula óssea ou em biópsia muscular corada com hematoxilina e eosina ou Giemsa (CDC, 2019a).

> **Saiba mais**
>
> Procure no YouTube o vídeo "Ciclo de vida do *T. cruzi*", do canal videosINBEB, e verifique o ciclo de vida do *T. cruzi* no inseto vetor. Observe como ocorre a contaminação do barbeiro, que pode ser aplicado no método do xenodiagnóstico (CICLO..., 2013).
>
> Ainda, para obter mais detalhes sobre o assunto estudado até aqui, leia o artigo "Métodos de diagnóstico para a doença de Chagas: uma atualização", publicado na *Revista Brasileira de Análises Clínicas* (ALVES *et al.*, 2018).

Diagnóstico do *T. b. rhodesiense* e do *T. b. gambiense*

O diagnóstico da doença do sono se baseia na demonstração de tripanossomas de *T. b. rhodesiense* e *T. b. gambiense* por exame microscópico de aspirados de linfonodos ou do cancro e análise do sangue, medula óssea ou líquido cefalorraquidiano. Uma preparação a fresco deve ser examinada, para verificar a presença de tripanossomas móveis, além da análise de esfregaço de sangue (fino ou espesso) corado com Giemsa. O isolamento do parasita por inoculação de ratos ou camundongos é um método sensível, mas seu uso é limitado a *T. b. rhodesiense* (CDC, 2019a).

Segundo definição da Organização Mundial da Saúde, o diagnóstico deve ser feito o mais cedo possível, para evitar a progressão para o estágio neurológico e a necessidade de procedimentos complicados e arriscados. Sendo assim, deve-se realizar o gerenciamento da doença em etapas (WHO, 2020):

1. fazer a triagem para infecção potencial, por meio de testes sorológicos (disponíveis apenas para *T. b. gambiense*) e verificação de sinais clínicos (especialmente linfonodos cervicais inchados);
2. diagnosticar por meio da presença do parasita nos fluidos corporais;
3. realizar o estadiamento, para determinar o estado da progressão da doença, envolvendo exame clínico e, em alguns casos, análise do líquido cefalorraquidiano.

3 Identificação microscópica dos hemoflagelados

Os tripomastigotas do *T. cruzi* são o único estágio encontrado no sangue de um indivíduo infectado. Como eles são formas móveis, são facilmente vistos em lâminas de sangue fresco com anticoagulante, mas apenas na infecção aguda, já que na infecção crônica pelo *T. cruzi* raramente são detectáveis por microscopia (CDC, 2019a). O tripomastigota mede aproximadamente 20 μm de comprimento e caracteriza-se por sua forma alongada e fusiforme, com extremidade afilada. Apresenta ainda um cinetoplasto grande, subterminal ou terminal, um núcleo localizado centralmente, uma membrana ondulante e um flagelo que corre ao longo dessa membrana, deixando o corpo na extremidade anterior (DE CARLI, 2007). Observe na Figura 1 essas características. Tripomastigotas podem ser observados no líquido cefalorraquidiano, quando ocorrem infecções do sistema nervoso central. A forma de amastigota pode ser vista em amostras histopatológicas dos órgãos afetados (CDC, 2019a).

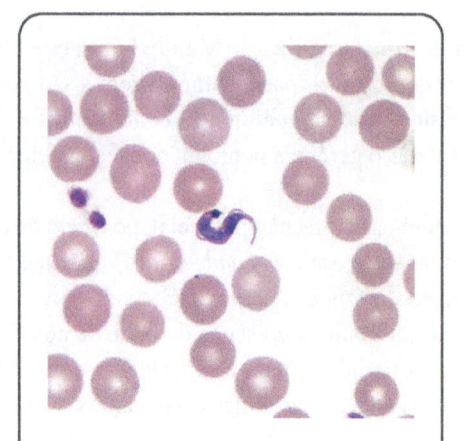

Figura 1. Tripomastigota de *T. cruzi* corado com Giemsa, encontrado no sangue humano.
Fonte: CDC (2019a, documento *on-line*).

As duas subespécies de *T. brucei* (*gambiense* e *rhodesiense*) são indistinguíveis morfologicamente, variam em comprimento de 14 a 33 μm e são a única forma parasitária encontrada nos pacientes. Observe na Figura 2 um tripomastigota de *T. brucei* ssp; compare com a Figura 1 e veja as diferenças entre as espécies *cruzi* e *brucei*. Veja também a Figura 3 e compare as características das diferentes formas de *Trypanosoma*.

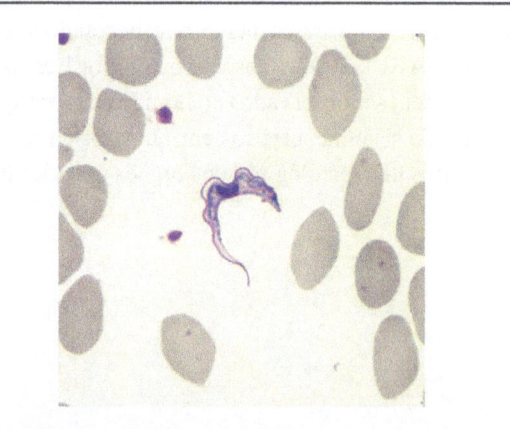

Figura 2. Tripomastigota de *T. brucei* ssp. corado com Giemsa.
Fonte: CDC (2019b, documento *on-line*).

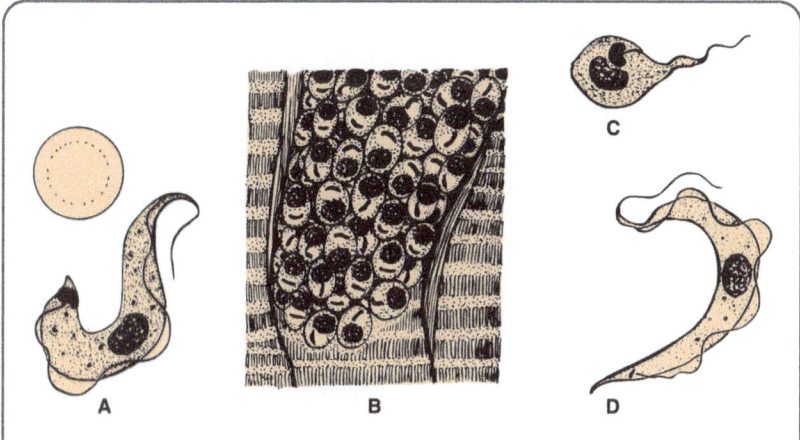

Figura 3. Identificação de diferentes formas de *Trypanosoma*. (A) Tripomastigota de *T. cruzi* encontrado no sangue humano (aumento de 1.200×). (B) Amastigotas de *T. cruzi* no músculo cardíaco (aumento de 850×). (C) Epimastigota de *T. cruzi* encontrado no inseto barbeiro (aumento de 1.200×). (D) Tripomastigota de *T. b. gambiense* ou *rhodesiense* encontrado no sangue humano (aumento de 1.200×).
Fonte: Levinson (2016, p. 430).

Artefatos

Os **artefatos** podem confundir e atrapalhar o diagnóstico de algumas doenças, principalmente quando consideramos análises ao microscópio. No caso do diagnóstico da tripanossomíase, devemos ter cuidado nos esfregaços sanguíneos, pois alguns elementos sanguíneos podem ser alterados pela técnica mal executada. É o que acontece mais frequentemente com plaquetas degeneradas que se tornam alongadas, sendo confundidas com *Trypanosoma* spp. Observe nas Figuras 4 e 5 exemplos de artefatos que podem confundir o diagnóstico. Retorne para as Figuras 1 e 2 e analise suas diferenças.

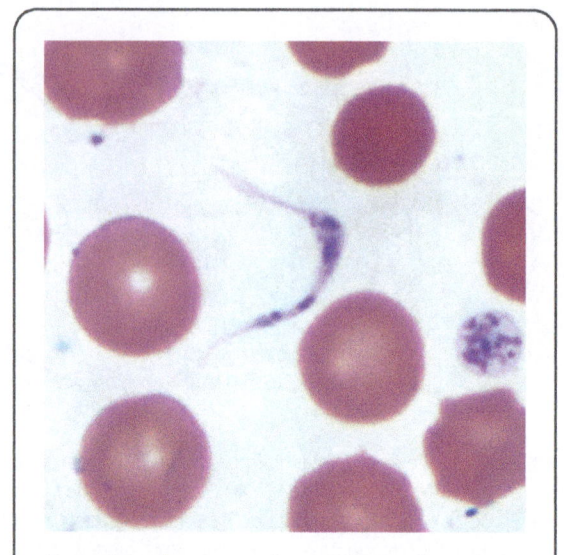

Figura 4. Artefato mostrando uma plaqueta alongada que lembra um tripomastigota de *Trypanosoma* ssp.
Fonte: CDC (2016, documento *on-line*).

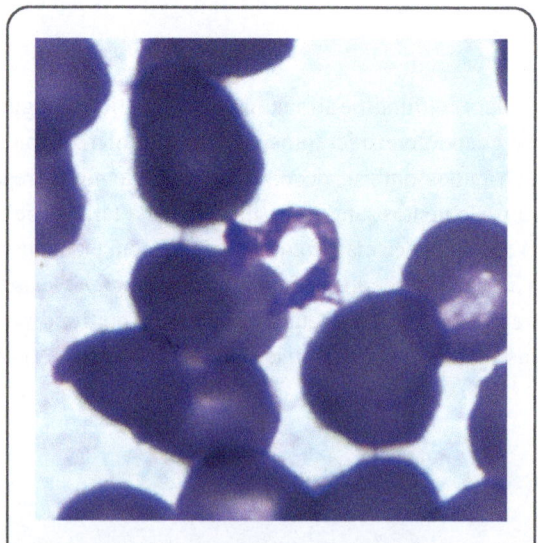

Figura 5. Artefato mostrando uma plaqueta alongada que lembra um tripomastigota de *Trypanosoma* ssp.
Fonte: CDC (2016, documento *on-line*).

Referências

ALVES, D. F. *et al*. Métodos de diagnóstico para a doença de Chagas: uma atualização. *Revista Brasileira de Análises Clínicas*, v. 50, n. 4, p. 330–333, 2018. Disponível em: http://www.rbac.org.br/wp-content/uploads/2019/04/RBAC-vol-50-4-2018-ref-726-1.pdf. Acesso em: 21 abr. 2020.

BROOKS, G. F. *et al*. *Microbiologia médica de Jawetz, Melnick & Adelberg*. 26. ed. Porto Alegre: AMGH, 2014.

CDC. *DPDx*: Laboratory Identification of Parasites of Public Health Concern: artifacts. USA, 2016. Disponível em: https://www.cdc.gov/dpdx/artifacts/index.html. Acesso em: 21 abr. 2020.

CDC. *DPDx*: Laboratory Identification of Parasites of Public Health Concern: american Trypanosomiasis. USA, 2019a. Disponível em: https://www.cdc.gov/dpdx/trypanosomiasisamerican/index.html. Acesso em: 21 abr. 2020.

CDC. *DPDx*: Laboratory Identification of Parasites of Public Health Concern: trypanosomiasis, African. USA, 2019b. Disponível em: https://www.cdc.gov/dpdx/trypanosomiasisafrican/index.html. Acesso em: 21 abr. 2020.

CDC. *Parasites*: african trypanosomiasis (also known as sleeping sickness): disease. USA, 2012. Disponível em: https://www.cdc.gov/parasites/sleepingsickness/disease.html. Acesso em: 21 abr. 2020.

CICLO de vida do T. cruzi no inseto. [*S. l.: s. n.*], 2013. 1 vídeo (2 min). Publicado pelo canal vídeosINBEB. Disponível em: https://www.youtube.com/watch?v=4gzjFbvCahY. Acesso em: 21 abr. 2020.

DE CARLI, G. A. *Parasitologia clínica:* seleção de métodos e técnicas de laboratório para o diagnóstico das parasitoses humanas. 2. ed. São Paulo: Atheneu, 2007.

DIAS, J. C. P. *et al*. II Consenso Brasileiro em Doença de Chagas, 2015. *Epidemiologia e Serviços de Saúde*, v. 25, nesp., p. 7–86, 2016. Disponível em: http://scielo.iec.gov.br/pdf/ess/v25nesp/2237-9622-ess-25-esp-00007.pdf. Acesso em: 21 abr. 2020.

FIOCRUZ. *Doença de Chagas*. Rio de Janeiro, 2013. Disponível em: https://agencia.fiocruz.br/doen%C3%A7a-de-chagas. Acesso em: 21 abr. 2020.

LEVINSON, W. *Microbiologia médica e imunologia*. 13. ed. Porto Alegre: AMGH, 2016.

WHO. *Trypanosomiasis, human African (sleeping sickness)*. Genebra, 2020. Disponível em: https://www.who.int/news-room/fact-sheets/detail/trypanosomiasis-human-african--(sleeping-sickness). Acesso em: 21 abr. 2020.

> **Fique atento**
>
> Os *links* para *sites* da *web* fornecidos neste capítulo foram todos testados, e seu funcionamento foi comprovado no momento da publicação do material. No entanto, a rede é extremamente dinâmica; suas páginas estão constantemente mudando de local e conteúdo. Assim, os editores declaram não ter qualquer responsabilidade sobre qualidade, precisão ou integralidade das informações referidas em tais *links*.

Protozoa: leishmaniose

Objetivos de aprendizagem

Ao final deste texto, você deve apresentar os seguintes aprendizados:

- Reconhecer as espécies de *Leishmania*, as doenças que causam e as características clínicas envolvidas em cada uma delas.
- Diferenciar as técnicas laboratoriais para o diagnóstico das diferentes espécies de *Leishmania*.
- Identificar microscopicamente as formas do parasita.

Introdução

Neste capítulo, você vai estudar as diferentes espécies de *Leishmania*: *L. donovani*, *L. chagasi*, *L. tropica*, *L. mexicana* e *L. brasiliensis*. Você vai conferir principalmente os aspectos clínicos de cada doença e como é feito o diagnóstico e o reconhecimento microscópico das formas dos parasitas.

A leishmaniose visceral é causada pelas espécies *L. donovani* (endêmica nas regiões do Mediterrâneo, do Oriente Médio, do sul da Rússia, da China, da África, da Índia e do Quênia) e *L. chagasi* (endêmica na América, principalmente no Brasil). Os vetores são o mosquito-pólvora (no Oriente) e o mosquito-palha (na América). Apenas as fêmeas são hematófagas, pois necessitam de sangue para o desenvolvimento dos ovos. Os reservatórios são vários mamíferos, como cães e raposas.

A leishmaniose cutânea é causada pelas espécies *L. tropica* (endêmica na África, no Oriente Médio e na Índia) e *L. mexicana* (endêmica nas Américas Central e do Sul). O vetor também é o mosquito-pólvora, e os roedores silvestres são os reservatórios. A leishmaniose mucocutânea é causada pela espécie *L. braziliensis* (endêmica principalmente no Brasil, mas também encontrada no extremo sul dos Estados Unidos e no norte da Argentina). O vetor é o mosquito-palha, e os reservatórios são animais silvestres, como roedores, canídeos silvestres, marsupiais, entre outros.

No Brasil, a leishmaniose tegumentar (cutânea e mucocutânea) é uma doença negligenciada, que merece mais atenção, devido ao risco de ocorrência de deformidades no ser humano, gerando um envolvimento psicológico, com reflexos no campo social e econômico. Apresenta ampla distribuição no país, com registro de casos em todas as regiões brasileiras. Para se ter uma ideia da proporção da doença no Brasil, em média, são registrados cerca de 21.000 novos casos por ano, representando uma incidência de 8,6 casos/100.000 habitantes nos últimos 5 anos. A região Norte do país apresenta o maior coeficiente (46,4 casos/100.000 habitantes), seguida das regiões Centro-Oeste (17,2 casos/100.000 habitantes) e Nordeste (8 casos/100.000 habitantes).

1 Doenças causadas pelas diferentes espécies de *Leishmania*

Antes de estudar a doença causada pelas espécies de *Leishmania*, é importante conhecer o ciclo de vida desses parasitas, apresentado na Figura 1.

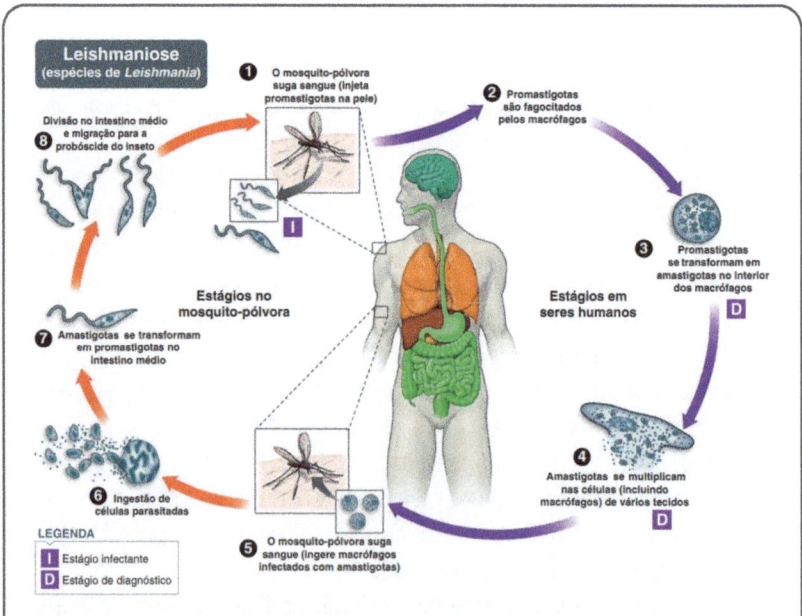

Figura 1. Ciclo de vida de *Leishmania donovani*. O lado direito da figura descreve os estágios no interior dos humanos, indicados pelas setas roxas. Os humanos são infectados na etapa 1, quando o mosquito pica os humanos e injeta promastigotas. O mosquito é infectado na etapa 5, quando ingere macrófagos contendo amastigotas do sangue humano. O lado esquerdo, indicado pelas setas vermelhas, descreve os estágios no interior do mosquito.
Fonte: Adaptada de Levinson (2016).

Leishmaniose visceral

A **leishmaniose visceral** é causada pelas espécies de *L. donovani* e *L. chagasi* e tem como sinônimos doença de calazar, febre dundun e esplenomegalia tropical (BRASIL, 2017a). Os órgãos que são mais gravemente afetados são os do sistema reticuloendotelial — medula óssea, fígado e baço. Ocorre redução da atividade da medula óssea e consequente destruição celular no baço, levando a infecções secundárias e sangramentos devido à ocorrência de anemia, leucopenia e trombocitopenia (LEVINSON, 2016).

> **Fique atento**
>
> A leishmaniose visceral é mais frequente em crianças com menos de 10 anos, com prevalência aproximadamente de 40%. Essa maior suscetibilidade em crianças é explicada pela condição de relativa imaturidade imunológica celular, que ainda é agravada pelo estado de desnutrição, muito comum nas áreas endêmicas (BRASIL, 2017a).

Os sintomas iniciais são febre intermitente, fraqueza e emagrecimento. Ocorre aumento do baço e hiperpigmentação cutânea em pacientes de pele clara. A doença pode durar de meses a anos, levando a quadros graves devido à ocorrência de anemia, leucopenia e trombocitopenia, com desenvolvimento de sangramento gastrointestinal e infecções secundárias (LEVINSON, 2016). Algumas complicações são observadas em infecções dos tratos urinário e respiratório, também com otite média aguda e infecções purulentas na pele. As hemorragias são geralmente secundárias à plaquetopenia, sendo mais comuns os sangramentos nasal e na gengiva. A leishmaniose visceral é uma doença crônica sistêmica que, se não for tratada, pode levar a um quadro séptico e morte em 90% dos casos (BRASIL, 2017a)

> **Saiba mais**
>
> A Índia apresenta 30% dos casos mundiais de leishmaniose visceral, e, nesse local, o problema é ainda maior, pois a doença é agravada em pacientes portadores do vírus da imunodeficiência humana. Procure no YouTube o vídeo "Calazar na Índia", do canal MSFBrasil, e conheça o trabalho desenvolvido pelos Médicos Sem Fronteiras.

Leishmaniose cutânea

As espécies de *Leishmania* causadoras da **leishmaniose cutânea** são *L. tropica* e *L. mexicana*. A leishmaniose cutânea também é chamada de úlcera oriental ou tropical e furúnculo de Delhi (PEARSON, 2017). A lesão cutânea inicial ocorre no local da picada do mosquito, com a formação de uma pápula avermelhada que lentamente aumenta, formando vários nódulos ao redor e **úlceras** (LEVINSON, 2016). As úlceras são tipicamente indolores e normalmente não provocam sintomas sistêmicos; geralmente, estão localizadas em superfícies corporais mais expostas, como pernas e braços.

Observe na Figura 2 um exemplo de lesões típicas da leishmaniose cutânea. De forma geral, as lesões cicatrizam espontaneamente após meses, mas podem persistir durante anos, ficando uma cicatriz idêntica à de uma queimadura. Nos indivíduos imunodeprimidos, as lesões na pele podem se disseminar, e grandes áreas na pele podem ser afetadas, propiciando a proliferação de microrganismos, que geram infecções (PEARSON, 2017).

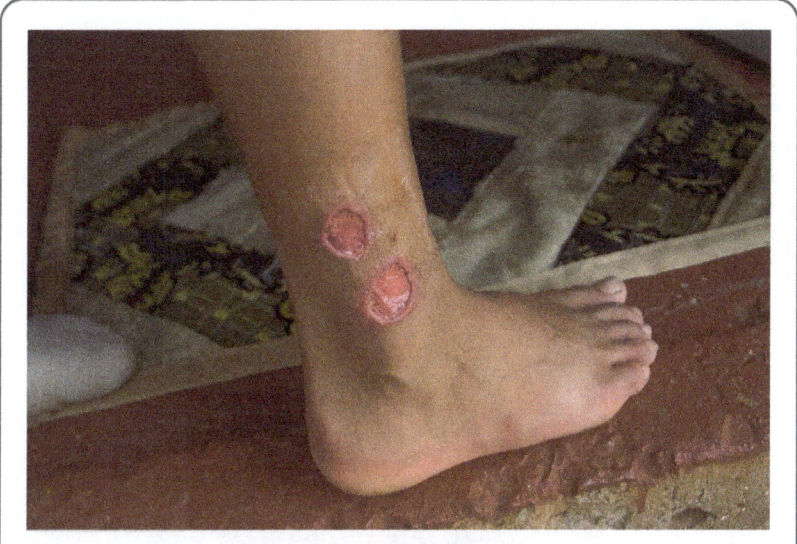

Figura 2. Úlceras características da leishmaniose cutânea.
Fonte: Jair Ferreira Belafacce/Shutterstock.com.

Leishmaniose mucocutânea

A **leishmaniose mucocutânea** é infecciosa, acometendo a pele e as mucosas, e é causada pela *L. braziliensis*. Inicia-se com uma lesão em forma de pápula no local da picada do mosquito, com posterior desenvolvimento de lesões metastáticas com aspecto granulomatoso (LEVINSON, 2019). As lesões de pele podem ser únicas, múltiplas, disseminadas ou difusas, com aspecto de úlceras, bordas elevadas e fundo granuloso, geralmente indolores. Essas lesões ulcerativas tendem a se localizar na junção mucocutânea do nariz e da boca e na garganta e evoluem a ponto de destruir a cartilagem nasal (BRASIL, 2019).

Veja na Figura 3 uma lesão na região do nariz. Os sintomas, ao atingirem o nariz, podem variar de sensação de entupimento, sangramento, coriza, aparecimento de crostas, até feridas. Se as lesões atingirem a garganta, os sintomas são tosse, rouquidão e dor ao engolir (BRASIL, 2019). A cicatrização dessas lesões é muito lenta, e a doença pode ser fatal por infecções secundárias (LEVINSON, 2016).

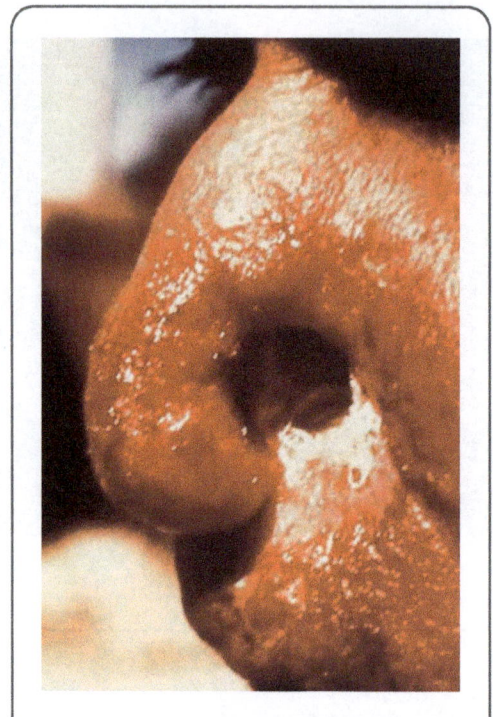

Figura 3. Lesão causada por *Leishmania braziliensis*.
Fonte: Brooks *et al.* (2014, p. 726).

Saiba mais

Em animais domésticos, principalmente nos cachorros, a leishmaniose visceral também pode ser manifestada. Nesse caso, a espécie é a *L. infantum*, que compromete principalmente as vísceras. O maior problema é que esses animais se tornam reservatórios. Por esse motivo, medidas sanitárias e preventivas são fundamentais. Dentro das ações de vigilância está a indicação de tratamento, vacina e até eutanásia. Para conhecer detalhadamente essas recomendações, acesse o *Guia de orientação para a vigilância da leishmaniose visceral canina (LVC)*, da Secretaria da Saúde de Santa Catarina, e procure as informações de vigilância epidemiológica, tratamento e vacina e medidas de controle e prevenção da leishmaniose visceral canina.

2 Diagnóstico da leishmaniose

O diagnóstico da leishmaniose leva em consideração os critérios clínicos. No caso da leishmaniose visceral, observam-se os **principais sintomas**; já no caso da leishmaniose cutânea ou mucocutânea, a presença de lesões na pele, em conjunto com fatores epidemiológicos, são sugestivos da doença. No entanto, é necessária a confirmação por meio de métodos de **diagnóstico laboratorial**, principalmente para identificação da espécie de *Leishmania* circulante. Isso também é importante para serem adotadas medidas para o controle do agravo. O diagnóstico confirmatório é feito com a definição do parasita, ou de seus produtos, nos tecidos ou fluidos biológicos dos hospedeiros. Portanto, a confirmação do diagnóstico por método parasitológico antes do início do tratamento é essencial (BRASIL, 2017b).

Diagnóstico da leishmaniose visceral

O diagnóstico parasitológico tem por objetivo encontrar **formas amastigotas** do parasita. O material biológico utilizado nesse método é aspirado de medula óssea, linfonodo ou baço. O Ministério da Saúde sugere examinar o material coletado conforme a sequência descrita na Figura 4 (BRASIL, 2017a).

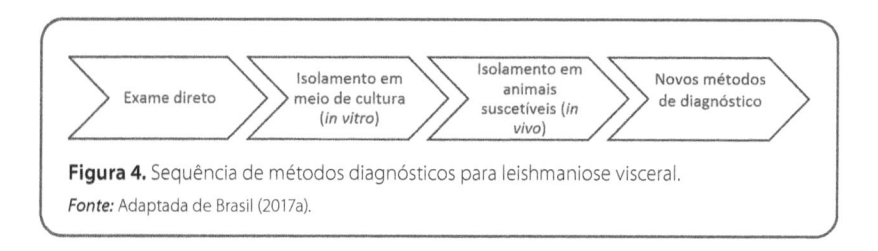

Exame direto → Isolamento em meio de cultura (*in vitro*) → Isolamento em animais suscetíveis (*in vivo*) → Novos métodos de diagnóstico

Figura 4. Sequência de métodos diagnósticos para leishmaniose visceral.
Fonte: Adaptada de Brasil (2017a).

O **exame direto** é realizado a partir de um esfregaço do material coletado, corado com Giemsa e hematoxilina e eosina, de acordo com o Centers for Disease Control and Prevention (2017). A lâmina deve ser analisada no microscópio em objetiva de 100X, buscando identificar formas amastigotas de *Leishmania*. O **isolamento em meio de cultura** consiste em semear um fragmento da biópsia ou lesão ou aspirado em meio de cultura LIT (*liver infusion tryptose*) ou Schneider. No entanto, o crescimento é bem lento. O isolamento em animais normalmente é feito em *hamster*, devido à sua grande suscetibilidade ao parasita. O material coletado (aspirado ou biópsia) é inoculado com solução salina por via subcutânea no animal (DE CARLI, 2007).

O **diagnóstico imunológico** tem por objetivo pesquisar anticorpos das espécies de *L. donovani* e *L. chagasi*. Os métodos mais utilizados são: ensaio imunoenzimático (ELISA), imunofluorescência indireta (RIFI) e testes rápidos imunocromatográficos. Veja a seguir.

- ELISA: *kits* de ELISA são registrados e comercializados no Brasil. Títulos variáveis dos exames sorológicos podem permanecer positivos por longo período, mesmo após o tratamento.
- RIFI: amostras positivas são as reagentes a partir da diluição de 1:80. Nos títulos iguais a 1:40, com clínica sugestiva de leishmaniose visceral, recomenda-se a solicitação de nova amostra após 30 dias.
- Testes rápidos imunocromatográficos: são considerados positivos quando a linha controle e a linha teste aparecem no dispositivo.

O **método molecular** é mais sensível e rápido, com resultados disponíveis dentro de poucos dias. O método se baseia na amplificação por reação em cadeia da polimerase (PCR), usando iniciadores genéricos que amplificam um segmento de várias espécies de *Leishmania*. A análise de sequenciamento de DNA é realizada no fragmento amplificado, para identificação das espécies. Essa abordagem permite a diferenciação entre as diversas espécies de *Leishmania*, para diagnóstico tanto da leishmaniose visceral como da cutânea e da mucocutânea (CENTERS FOR DISEASE CONTROL AND PREVENTION, 2017).

Diagnóstico da leishmaniose cutânea e mucocutânea

Exames parasitológicos demonstram o parasita por meio de exames direto e indireto (BRASIL, 2017a; LEVINSON, 2016).

- O método direto é o procedimento de primeira escolha, por ser mais rápido, de fácil execução e de menor custo. Para esse teste, é necessário montar uma lâmina com um fragmento cutâneo da lesão e fazer a leitura em microscópio. Recomenda-se a repetição do exame e a leitura de várias lâminas, para aumentar a sensibilidade dessa técnica.

- O isolamento em cultivo *in vitro* é um método que permite a posterior identificação da espécie de *Leishmania* envolvida. Usam-se fragmentos das lesões cutâneas ou de mucosa obtidos por biópsia da borda da úlcera, que são inoculados em meios de cultivo ágar sangue modificado, como o Neal, Novy e Nicolle e o LIT. A incubação ocorre entre 24 e 26°C, e em menos de uma semana já podem ser encontradas formas promastigotas.
- O isolamento *in vivo* ocorre com a inoculação do material obtido por biópsia ou raspado de lesão em *hamster*. Esse método é lento, podendo levar até seis meses para o desenvolvimento de lesões. Por ser um método complexo e de alto custo, é pouco utilizado.

O teste intradérmico, chamado de **intradermorreação de Montenegro**, é um teste imunológico que se baseia na resposta de hipersensibilidade celular retardada, podendo ser negativa nas primeiras quatro a seis semanas após o surgimento da lesão cutânea. Pacientes com leishmaniose mucocutânea costumam ter esse teste exacerbado. Após a cura clínica, sendo espontânea ou por tratamento, a intradermorreação de Montenegro pode permanecer positiva durante vários anos (BRASIL, 2017a).

Saiba mais

O teste de intradermorreação do antígeno de Montenegro é de grande valor presuntivo para identificação de leishmaniose cutânea ou mucocutânea, devido à sua sensibilidade e especificidade (MIYAWAKI, 2008). Digite "antígeno de montenegro bula" no seu mecanismo de busca, acesse a bula e veja como é realizado esse teste.

O teste molecular de PCR também é utilizado nesse diagnóstico e se baseia na amplificação do DNA do parasita em amostras de pele ou mucosa. Trata-se de um método de alta sensibilidade e especificidade, mesmo quando há baixa carga parasitária. As desvantagens são o custo elevado e a necessidade de infraestrutura especializada (DE CARLI, 2007).

3 Identificação microscópica das formas do parasita

No hospedeiro humano, apenas a forma amastigota é vista no exame microscópico de amostras teciduais coradas por Giemsa e hematoxilina e eosina. As amastigotas são ovoides e medem de 1 a 5 µm de comprimento por 1 a 2 µm de largura. Elas possuem um núcleo grande, um cinetoplasto proeminente e um axonema curto (este é raramente visível por microscopia). Os organismos residem nos macrófagos do hospedeiro e podem ser encontrados em todo o corpo (CENTERS FOR DISEASE CONTROL AND PREVENTION, 2017). Observe as inúmeras amastigotas de *L. donovani* na Figura 5. Na Figura 6, são vistas sete amastigotas de *Leishmania* sp.

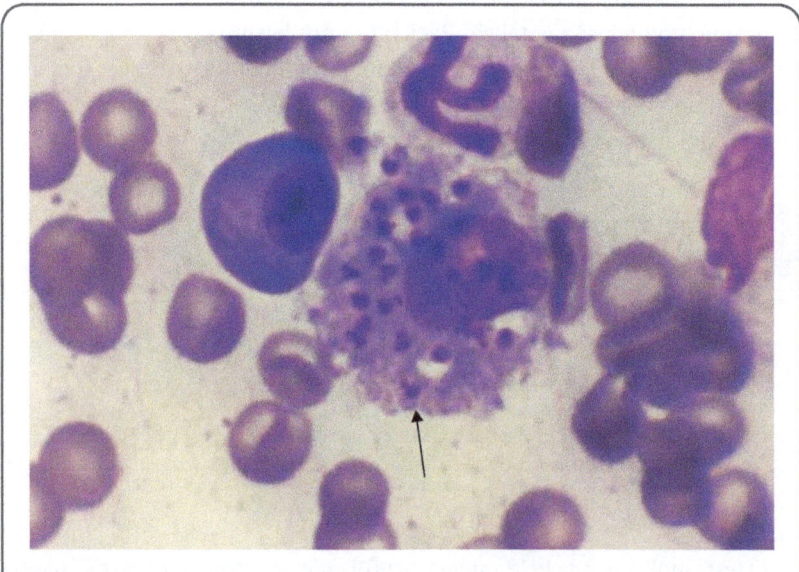

Figura 5. Amastigotas de *Leishmania donovani* indicadas pela seta.
Fonte: Levinson (2016, p. 433).

Protozoa: leishmaniose 133

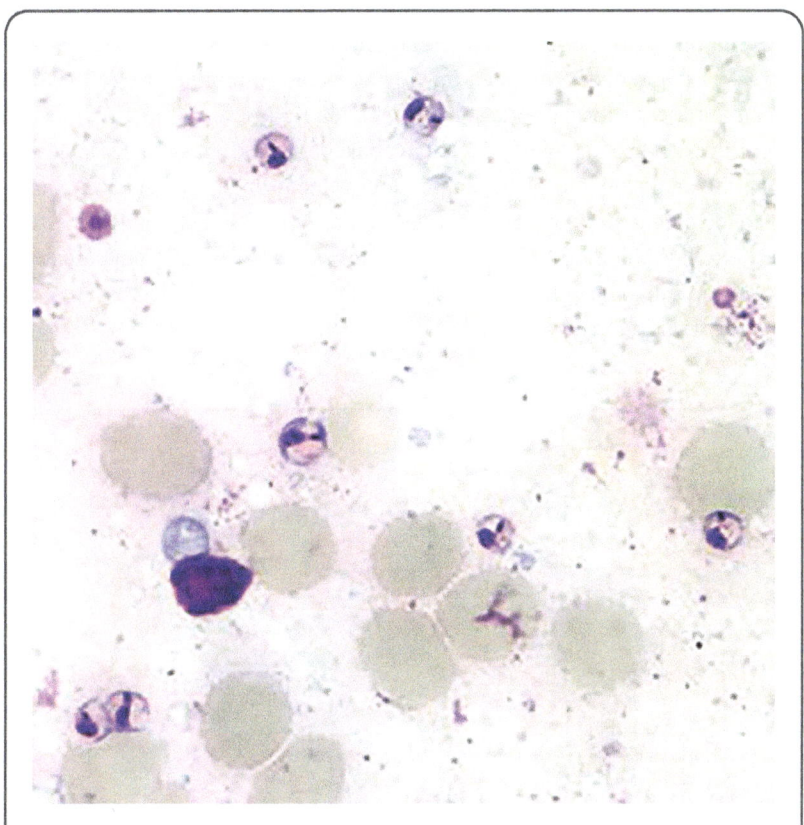

Figura 6. Amastigotas de *Leishmania* sp.
Fonte: Centers for Disease Control and Prevention (2017, documento *on-line*).

Fique atento

As amastigotas de *Leishmania* spp. são morfologicamente indistinguíveis das amastigotas de *Trypanosoma cruzi* (CENTERS FOR DISEASE CONTROL AND PREVENTION, 2017).

A **forma promastigota** não é encontrada no tecido humano, uma vez que esse estágio ocorre no intestino do hospedeiro intermediário (mosquito). No entanto, essa forma pode ser identificada no microscópio em amostras de cultura. As promastigotas são alongadas, delgadas e medem cerca de 10 a 12 μm de comprimento. Apresentam um núcleo grande central e um cinetoplasto localizado próximo à extremidade anterior (CENTERS FOR DISEASE CONTROL AND PREVENTION, 2017). O flagelo é livre e frequentemente é maior do que o corpo da promastigota (DE CARLI, 2007). Observe essas características na Figura 7.

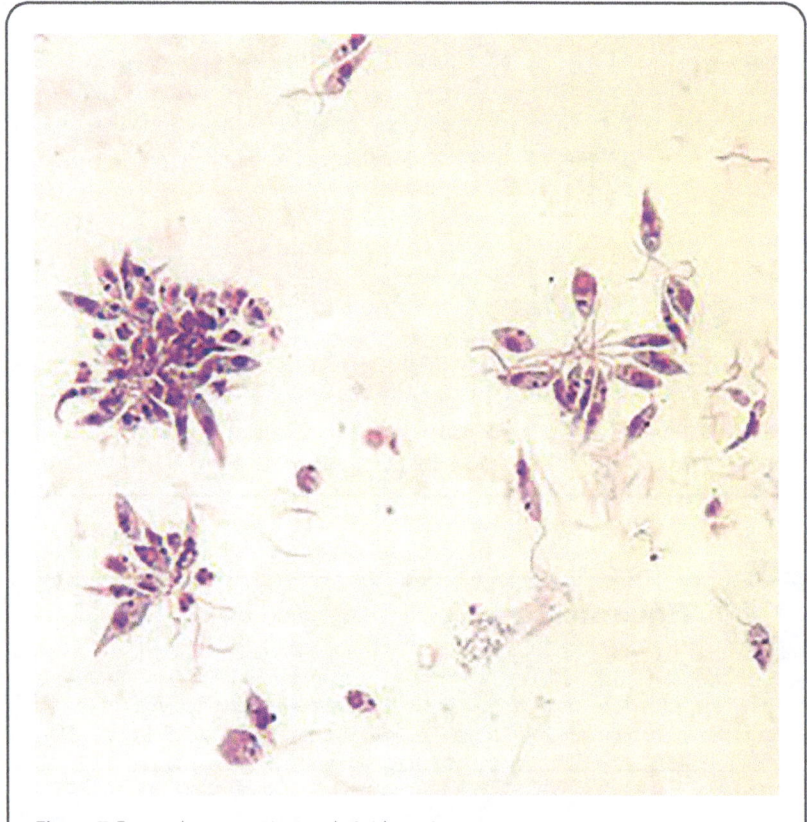

Figura 7. Forma de promastigotas de *Leishmania* sp.
Fonte: Centers for Disease Control and Prevention (2017, documento *on-line*).

Saiba mais

Para saber mais sobre a estrutura e a forma promastigota da *Leishmania*, assista ao vídeo "Estrutura da forma promastigota de *Leishmania*", disponível no canal videosINBEB, no YouTube.

Referências

BRASIL. *Guia de vigilância em saúde*. 2. ed. Brasília: Ministério da Saúde, 2017. (*E-book*).

BRASIL. *Manual de vigilância da leishmaniose tegumentar*. Brasília: Ministério da Saúde, 2017. (*E-book*).

BRASIL. Ministério da Saúde. *Leishmaniose tegumentar (LT)*: o que é, causas, sintomas, tratamento, diagnóstico e prevenção. 2019. Disponível em: https://www.saude.gov.br/saude-de-a-z/leishmaniose-tegumentar. Acesso em: 11 maio 2020.

BROOKS, G. F. *et al. Microbiologia médica de Jawetz, Melnick & Adelberg*. 26. ed. Porto Alegre: AMGH, 2014.

CENTERS FOR DISEASE CONTROL AND PREVENTION. *Leishmaniasis*. 2017. Disponível em: https://www.cdc.gov/dpdx/leishmaniasis/index.html. Acesso em: 11 maio 2020.

DE CARLI, G. A. *Parasitologia clínica*: seleção de métodos e técnicas de laboratório para o diagnóstico das parasitoses humanas. 2. ed. São Paulo: Atheneu, 2007.

LEVINSON, W. *Microbiologia médica e imunologia*. 13. ed. Porto Alegre: AMGH, 2016.

PEARSON, R. D. Leishmaniose. *In*: MANUAL MSD, 2017. Disponível em: https://www.msdmanuals.com/pt-pt/profissional/doen%C3%A7as-infecciosas/protozo%C3%A1rios--extraintestinais/leishmaniose. Acesso em: 11 maio 2020.

Leituras recomendadas

DIRETORIA DE VIGILÂNCIA EPIDEMIOLÓGICA DE SANTA CATARINA. *Guia de orientação*: vigilância da leishmaniose visceral canina (LVC). 2018. Disponível em: http://www.dive.sc.gov.br/conteudos/zoonoses/publicacoes/Guia_Basico_de_Orientacao_LVC_2018.pdf. Acesso em: 11 maio 2020.

MIYAWAKI, T. *Antígeno de Montenegro*. 2008. Disponível em: http://www.saude.pr.gov.br/arquivos/File/CPPI/bulas/montenegro.pdf. Acesso em: 11 maio 2020.

MSFBRASIL. *Calazar na Índia*. 1 vídeo (2 min), 2018. Disponível em: https://youtu.be/QjmB7UtidFg. Acesso em: 11 maio 2020.

VIDEOSINBEB. *Estrutura da forma amastigota da leishmania*. 1 vídeo (3 min), 2013. Disponível em: https://www.youtube.com/watch?v=xM9jUV9Dhtl. Acesso em: 11 maio 2020.

VIDEOSINBEB. *Estrutura da forma promastigota da leishmania*. 1 vídeo (3 min), 2013. Disponível em: https://www.youtube.com/watch?v=wIpdEWPCvv4. Acesso em: 11 maio 2020.

Fique atento

Os *links* para *sites* da *web* fornecidos neste capítulo foram todos testados, e seu funcionamento foi comprovado no momento da publicação do material. No entanto, a rede é extremamente dinâmica; suas páginas estão constantemente mudando de local e conteúdo. Assim, os editores declaram não ter qualquer responsabilidade sobre qualidade, precisão ou integralidade das informações referidas em tais *links*.

Protozoa: toxoplasmose

Objetivos de aprendizagem

Ao final deste texto, você deve apresentar os seguintes aprendizados:

- Reconhecer as principais características da toxoplasmose.
- Definir os achados clínicos dessa doença.
- Identificar os principais métodos diagnósticos da toxoplasmose.

Introdução

A toxoplasmose é uma doença causada pelo protozoário *Toxoplasma gondii*. Essa doença tem como hospedeiro definitivo principalmente o gato doméstico. Os seres humanos são os hospedeiros intermediários, sendo considerados hospedeiros acidentais. O principal problema relacionado a essa doença é a transmissão transplacentária, que pode ocorrer durante a gravidez, causando a toxoplasmose congênita no feto. Esta ocasiona risco de prematuridade ao nascimento e diversas sequelas, que podem se estender até a vida adulta, como alterações neurológicas. A infecção por *T. gondii* ocorre mundialmente, com estimativas de altas prevalências em diversos países, sendo que, no Brasil, as incidências estão entre as mais altas descritas na literatura.

Neste capítulo, você vai estudar as características da toxoplasmose, desde a forma de contágio e os sintomas da doença até as suas principais consequências. Você também vai verificar os métodos diagnósticos disponíveis no mercado nacional.

1 Características da toxoplasmose

Inicialmente, é importante conhecer o ciclo de vida do *T. gondii*, para entender como ocorre a contaminação e o desenvolvimento da **toxoplasmose** nos seres humanos. De acordo com Levinson (2016), o gato e outros felinos são os hospedeiros definitivos, e o homem é o hospedeiro intermediário acidental, pois a infecção no homem ocorre pela ingestão de oocistos de *T. gondii*, que podem estar presentes em diversos alimentos e locais.

A toxoplasmose não é transmitida de pessoa para pessoa, exceto nos casos de transmissão de mãe para filho (congênita) e transfusão de sangue ou transplante de órgãos, de acordo com o Centro de Controle e Prevenção de Doenças (CENTERS FOR DISEASE CONTROL AND PREVENTION, 2018a). Veja a seguir as possíveis fontes de contaminação com oocistos de *T. gondii* e as formas de prevenção.

- **Carnes**
    - Cozinhar a carne de gado, porco ou cordeiro a 65,6°C, a carne moída e de caça a 71,1°C, e a carne de aves a 73,9°C (medir com termômetro de alimentos colocado na parte mais grossa da carne); depois, deixe a carne descansar por três minutos antes de consumir.
    - Congelar a carne a uma temperatura interna de −12°C.
    - Evitar contaminação cruzada, lavando as mãos, a bancada e os utensílios.
    - Evitar comer qualquer carne crua ou malpassada, incluindo frutos do mar.
- **Frutas e verduras**
    - Lavar bem as frutas e verduras com água tratada antes de consumir e, até mesmo, antes de descascar.
    - Lavar os utensílios e a bancada após manusear frutas e verduras não limpas.
- **Água**
    - Consumir água tratada (potável).
    - É indicado ferver a água por 5 minutos como tratamento adicional, em casos de surto da doença.
    - Limpar a caixa de água com frequência, para manter a potabilidade do seu consumo, bem como garantir a correta vedação da caixa para evitar contaminação.
- **Meio ambiente**
    - Mudar a caixa de areia dos gatos de estimação diariamente e evitar contato com crianças.
    - Grávidas e indivíduos imunossuprimidos devem evitar contato com caixas de areia de gatos.
    - Grávidas devem usar luvas ao manusear o jardim.
    - Indústrias agrícolas e de carnes devem prezar por boas práticas de produção, para evitar contaminações.

O ciclo de vida do *T. gondii* envolve o gato, outros animais e os seres humanos, que se infectam normalmente de forma acidental. Observe a Figura 1 e veja detalhadamente como ocorre o ciclo de vida do *T. gondii*, tanto no gato como nos seres humanos.

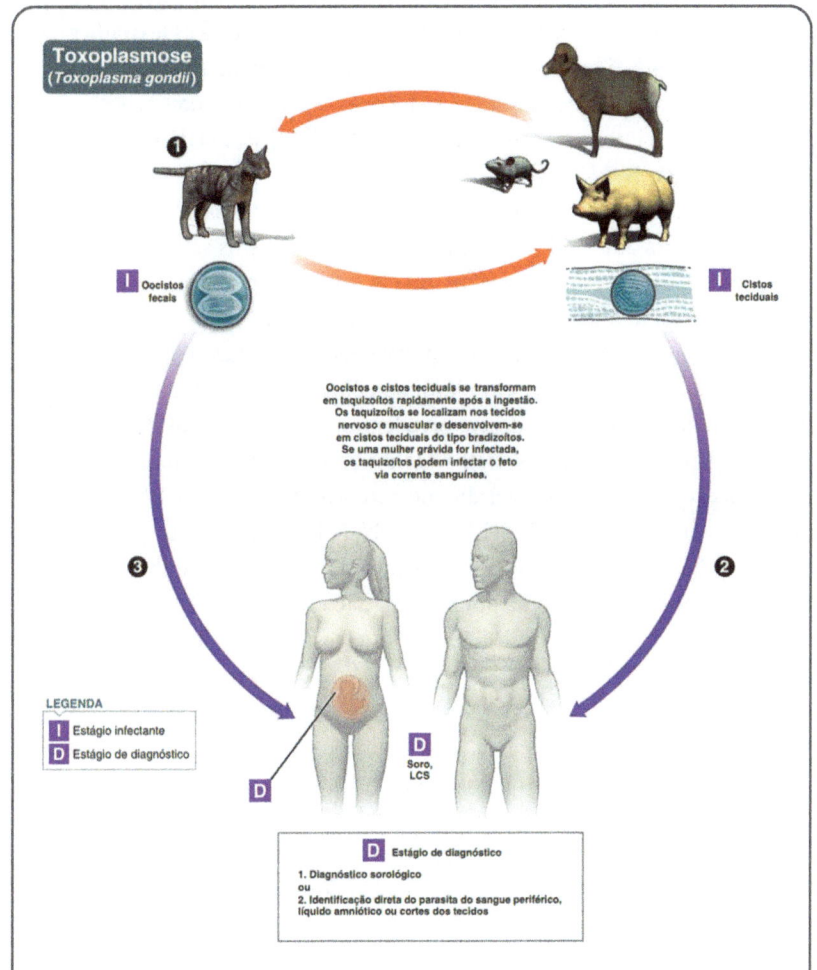

Figura 1. Ciclo de vida do *Toxoplasma gondii*. Na parte superior, as setas vermelhas indicam o ciclo natural da circulação do parasita entre os gatos (1), que excretam oocistos em suas fezes, que são comidas pelos ratos e por outros animais, como porcos e ovelhas. Os cistos se formam em tecidos como músculos e encéfalo. O ciclo natural é completado quando gatos comem ratos contaminados. Os humanos são hospedeiros acidentais, pois podem ser infectados pela ingestão de carne malpassada de porco, gado, entre outros (2) contendo cistos no tecido muscular, pela ingestão de alimento contaminado com fezes de gatos contendo oocistos (3). LCS: líquido cérebro-espinhal.
Fonte: Levinson (2016, p. 426).

O *T. gondii* possui um ciclo sexual heteroxeno facultativo, com uma fase sexuada e outra assexuada. A **fase sexuada** do parasita ocorre no epitélio intestinal do gato, quando ele se infecta com cistos teciduais (ao se alimentar de animais contaminados) ou oocistos esporulados no ambiente, com consequente eliminação de inúmeros oocistos nas fezes. Já a **fase assexuada** ocorre no ciclo extraintestinal tanto dos gatos como dos hospedeiros intermediários, ocasionando os cistos teciduais. Dessa forma, o gato tem os dois ciclos sexuais: sexuado (no seu intestino) e assexuado (nos tecidos) (MITSUKA-BREGANÓ; LOPES-MORI; NAVARRO, 2010).

A infecção em humanos inicia com a ingestão de cistos de *T. gondii*, como vimos na figura anterior. No intestino delgado, os cistos se rompem, e o seu conteúdo é ingerido por macrófagos, que se diferenciam em trofozoítos, que se multiplicam rapidamente em taquizoítos e infectam as células. Normalmente, o nosso sistema imune consegue nos proteger e limitar essa disseminação de taquizoítos, que entram em algumas células, desenvolvendo-se em cistos, nos quais o parasita se desenvolve lentamente, chamados de bradizoítos (LEVINSON, 2016). Esses cistos teciduais incidem mais comumente no músculo esquelético, no miocárdio, no cérebro e nos olhos (CENTERS FOR DISEASE CONTROL AND PREVENTION, 2018b). Segundo Levinson (2016), os cistos teciduais são importantes para o diagnóstico e também são fonte de organismos (reativação da doença) em pacientes imunocomprometidos.

Então, o ciclo evolutivo do *T. gondii* apresenta três formas capazes de realizar a infecção (BRASIL, 2018):

- taquizoítos — ocorrem na fase aguda ou na reativação da doença e são capazes de atravessar a placenta e infectar o feto;
- bradizoítos — encontram-se nos tecidos dos seres humanos e de todos os animais infectados pelo protozoário;
- esporozoítos — encontram-se dentro dos oocistos (formados exclusivamente no intestino dos gatos).

Fique atento

O oocisto é a forma de resistência do parasita presente no meio ambiente, podendo ficar viável e infectante por períodos superiores a um ano no solo ou em fontes de água doce ou salinizada (BRASIL, 2018).

2 Achados clínicos da toxoplasmose

A toxoplasmose é **assintomática** na maioria dos casos, quando pessoas saudáveis (não incluir gestantes) são infectadas com *T. gondii* (LEVINSON, 2016). Isso acontece porque o sistema imunológico geralmente consegue impedir o parasita de causar a doença. Quando a doença ocorre, comumente, os sintomas são leves, lembrando um estado gripal, com linfonodos sensíveis e dores musculares; os sintomas duram de semanas a meses e desaparecem. No entanto, o parasita permanece no corpo da pessoa em um **estado inativo**, podendo ser reativado se a pessoa ficar imunossuprimida (CENTERS FOR DISEASE CONTROL AND PREVENTION, 2018a).

A **toxoplasmose congênita** ocorre quando a grávida se infecta com *T. gondii* durante a gestação ou imediatamente antes da gravidez; sendo assim, ela poderá transmitir a infecção ao bebê ao nascer. Quanto mais cedo na gravidez ocorre a transmissão, maior e mais grave será o dano ao feto (CENTERS FOR DISEASE CONTROL AND PREVENTION, 2018a). Galván-Ramírez e Mondragón (2001) afirmam que caso a infecção ocorra no primeiro trimestre da gestação, a infecção pelo *T. gondii* pode levar à morte do feto. Se ocorrer no segundo trimestre, pode ocasionar a chamada tétrade de Sabin, conforme mostra a Figura 2.

De acordo com Levinson (2016), a infecção congênita pode resultar em aborto espontâneo, feto natimorto ou doença neonatal com encefalite, doença ocular e hepatoesplenomegalia, acompanhada de febre, icterícia e calcificações intracranianas. A maioria dos bebês infectados antes do nascimento não apresenta sintomas, mas pode desenvolvê-los mais tarde na vida, com potencial perda de visão, incapacidade mental e convulsões (CENTERS FOR DISEASE CONTROL AND PREVENTION, 2018b). A toxoplasmose congênita é uma das principais causas de cegueira em crianças (LEVINSON, 2016).

```
┌─────────────────────────┬─────────────────────────┐
│   Microcefalia com      │                         │
│      hidrocefalia       │     Coriorretinite      │
│                         │                         │
│         ┌───────────────────────────┐             │
│         │    Tétrade de Sabin       │             │
│         └───────────────────────────┘             │
│     Deficiência         │    Calcificações        │
│     intelectual         │    intracranianas       │
└─────────────────────────┴─────────────────────────┘
```

Figura 2. Descrição da tétrade de Sabin.
Fonte: Adaptada de Galván-Ramírez e Mondragón (2001).

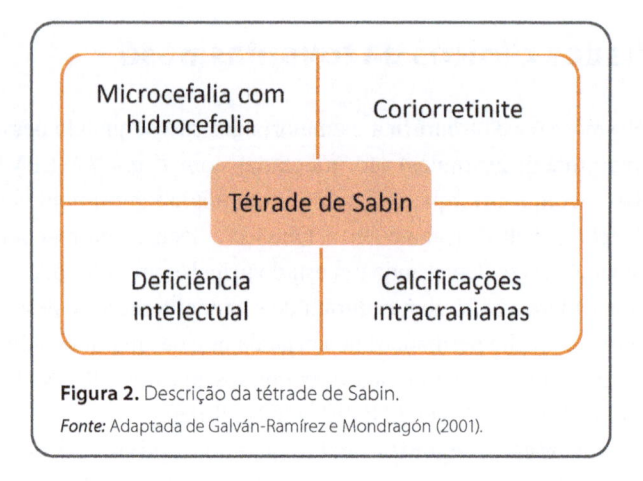

As lesões oculares causadas por infecção congênita geralmente não são identificadas no nascimento, mas se manifestam em 20 a 80% dos adultos infectados congenitamente. A infecção ocular leva a uma lesão inflamatória aguda da retina, que deixa cicatrizes. Os sintomas da doença ocular variam desde dor nos olhos, sensibilidade à luz, visão embaçada até perda progressiva da visão, que pode levar à cegueira (CENTERS FOR DISEASE CONTROL AND PREVENTION, 2018a).

Indivíduos imunocomprometidos que foram infectados por *T. gondii* em algum momento antes de serem imunossuprimidas correm o risco de desenvolverem uma recaída (reativação) da toxoplasmose. Isso pode ocorrer em uma pessoa infectada pelo vírus da imunodeficiência humana, que reativa a infecção por *Toxoplasma* e, então, passa a ter sintomas que incluem febre, confusão, dor de cabeça, convulsões, náusea e falta de coordenação (CENTERS FOR DISEASE CONTROL AND PREVENTION, 2018a).

Fique atento

Se uma mulher for infectada por *T. gondii* antes de engravidar, o feto será protegido, porque a mãe desenvolveu imunidade (CENTERS FOR DISEASE CONTROL AND PREVENTION, 2018a). Por isso, é importante fazer o exame de toxoplasmose, para saber se já possui anticorpos ou se será necessário cuidados adicionais durante a gestação, para não se infectar.

> **Exemplo**
>
> Um caso confirmado de toxoplasmose congênita se dá quando uma das situações apresentadas a seguir ocorrem (BRASIL, 2018).
> - Presença de DNA de *T. gondii*: no líquido amniótico da mãe ou no tecido fetal, no líquor, no sangue ou na urina da criança.
> - Resultados de anticorpos IgM ou IgA e IgG anti-*T. gondii* reagentes até os seis meses de vida.
> - Níveis séricos de anticorpos IgG anti-*T. gondii* em elevação em pelo menos duas amostras, com intervalo mínimo de três semanas, durante o primeiro ano de vida.
> - IgG anti-*T. gondii* persistentemente reagente após um ano de idade.
> - Inflamação da retina e da coroide ocular ou hidrocefalia ou calcificação cerebral com IgG reagente e mãe com toxoplasmose confirmada na gestação. Devem ser excluídas outras infecções congênitas (citomegalovírus, herpes simples, rubéola, sífilis, arboviroses).

Estudos recentes têm associado a toxoplasmose com distúrbios relacionados à saúde mental. Flegr e Horáček (2020) sugerem que, apesar do curso aparentemente assintomático da toxoplasmose latente, o *T. gondii* poderia desempenhar um papel privilegiado na etiologia dos transtornos mentais. A ansiedade tem sido associada à soropositividade à toxoplasmose; já autismo, esquizofrenia, déficit de atenção, hiperatividade, transtorno obsessivo-compulsivo e transtorno de personalidade estão associados diretamente à toxoplasmose (FLEGR; HORÁČEK, 2020). A influência do *T. gondii* no desenvolvimento de distúrbios psiquiátricos é provavelmente mediada tanto por uma reação imune do cérebro ao *T. gondii* quanto pela atividade bioquímica do próprio parasita. Dessa forma, os sistemas glutamatérgico e dopaminérgico são afetados pelo *T. gondii* e podem representar os fatores mediadores entre a toxoplasmose e as desordens mentais (Horáček *et al.*, 2012).

3 Métodos diagnósticos da toxoplasmose

Um dos primeiros testes utilizados no diagnóstico da toxoplasmose foi o **teste de reação de Sabin e Feldman**, de 1948, sendo considerado padrão ouro para toxoplasmose por muitos anos. Esse teste utiliza taquizoítos vivos de *T. gondii*, complemento e corante azul de metileno. Se houver anticorpos, os parasitos são lisados e não incorporarão o corante. No entanto, trata-se de um método atualmente pouco utilizado, devido ao risco de infecção laboratorial acidental, já que são usados parasitos vivos. Esse teste foi substituído por testes padronizados, de alto desempenho, sensibilidade e especificidade (MARQUES *et al.*, 2015).

O diagnóstico da toxoplasmose pode ser feito por diversos métodos. Pode ser observada a presença de parasitas em amostras de pacientes, como material de lavagem broncoalveolar de pacientes imunocomprometidos ou biópsia de linfonodo. Também pode ser feito o isolamento de parasitas do sangue ou de outros fluidos corporais, por inoculação intraperitoneal em camundongos ou por cultura de tecidos. Nesse caso, os camundongos devem ser testados quanto à presença de *Toxoplasma* no fluido peritoneal de 6 a 10 dias após a inoculação; se nenhum organismo for encontrado, a sorologia pode ser realizada nos animais de 4 a 6 semanas após a inoculação. Outro método é a detecção de material genético do parasita por reação em cadeia da polimerase (PCR), especialmente na detecção de infecções congênitas no útero. O mais utilizado de todos os métodos é o teste sorológico, considerado o teste de diagnóstico de rotina (CENTERS FOR DISEASE CONTROL AND PREVENTION, 2017).

O diagnóstico da toxoplasmose é complexo, sendo, em muitos casos, difícil de distinguir a infecção aguda da crônica, e deve ser fundamentado na associação entre as manifestações clínicas, com confirmação por meio de estudos sorológicos, principalmente. O aumento dos níveis de anticorpos da classe IgG acima de 1:2048 indica a presença de infecção ativa, sendo importante ser acompanhada da testagem para anticorpos da classe IgM em sorologias pareadas. Níveis de anticorpos IgG baixos e estáveis (1:2 a 1:500) podem representar infecções crônicas, passadas ou persistentes. Um teste negativo praticamente descarta uma condição clínica suspeita, fazendo-se necessária nova sorologia para descarte, de 8 a 10 dias após a primeira (BRASIL, 2010).

Sorologia

A identificação de anticorpos específicos para *Toxoplasma* é o principal método de diagnóstico para determinar a infecção por *T. gondii*. Esses testes são realizados por um grande número de laboratórios, com diversos kits disponíveis comercialmente (CENTERS FOR DISEASE CONTROL AND PREVENTION, 2017).

O diagnóstico por método indireto se baseia na **sorologia**, para detecção de IgG, IgM, IgA e determinação da avidez de IgG. Os testes laboratoriais mais indicados para detecção e quantificação de anticorpos IgG anti-*T. gondii* e IgM anti-*T. gondii* no soro são: enzimaimunoensaio (ELISA ou EIA), teste imunoenzimático de micropartículas, quimioluminescência e eletroquimioluminescência e imunoensaio fluorescente ligado a enzima (BRASIL, 2018). Um grande problema do teste de IgM específico para *Toxoplasma* é a falta de especificidade (CENTERS FOR DISEASE CONTROL AND PREVENTION, 2017). Duas situações podem ocorrer, conforme mostra a Figura 3.

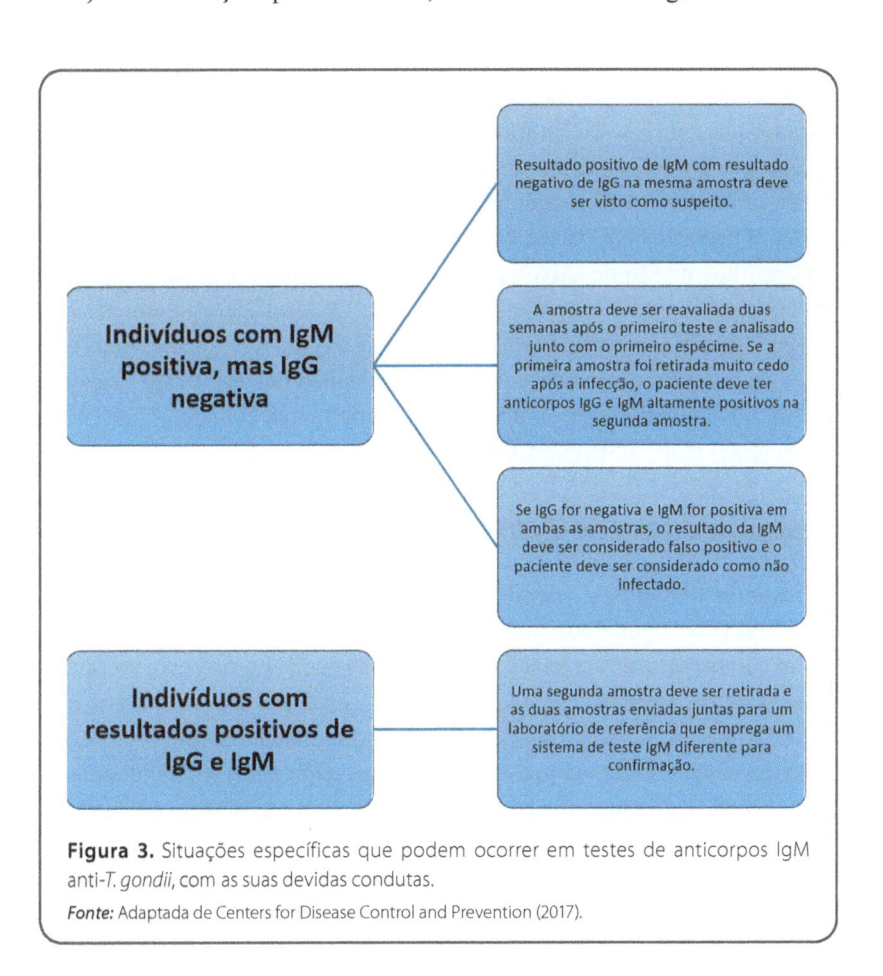

Indivíduos com IgM positiva, mas IgG negativa
- Resultado positivo de IgM com resultado negativo de IgG na mesma amostra deve ser visto como suspeito.
- A amostra deve ser reavaliada duas semanas após o primeiro teste e analisada junto com o primeiro espécime. Se a primeira amostra foi retirada muito cedo após a infecção, o paciente deve ter anticorpos IgG e IgM altamente positivos na segunda amostra.
- Se IgG for negativa e IgM for positiva em ambas as amostras, o resultado da IgM deve ser considerado falso positivo e o paciente deve ser considerado como não infectado.

Indivíduos com resultados positivos de IgG e IgM
- Uma segunda amostra deve ser retirada e as duas amostras enviadas juntas para um laboratório de referência que emprega um sistema de teste IgM diferente para confirmação.

Figura 3. Situações específicas que podem ocorrer em testes de anticorpos IgM anti-*T. gondii*, com as suas devidas condutas.
Fonte: Adaptada de Centers for Disease Control and Prevention (2017).

Se a paciente estiver grávida e com IgG/IgM positivos, deve ser realizado um teste de avidez de IgG. Um resultado de alta avidez nas primeiras 12 a 16 semanas de gravidez exclui essencialmente uma infecção adquirida durante a gestação. Um resultado baixo da avidez de IgG não deve ser interpretado como infecção recente, porque alguns indivíduos apresentam baixa avidez de IgG persistente por muitos meses após a infecção. Se a paciente tiver uma doença clínica compatível com toxoplasmose, mas o título de IgG for baixo, um título de acompanhamento (duas a três semanas depois) deve mostrar um aumento no título de anticorpo, se a doença for decorrente da toxoplasmose aguda, supondo que o hospedeiro não seja severamente imunocomprometido (CENTERS FOR DISEASE CONTROL AND PREVENTION, 2017).

Os recém-nascidos com suspeita de toxoplasmose congênita devem ser testados por um EIA de captura de IgM e IgA. A detecção de anticorpos IgA específicos para *Toxoplasma* é mais sensível do que a detecção de IgM em bebês infectados congenitamente. Os níveis de anticorpos IgG específicos para o toxoplasma em pacientes com síndrome da imunodeficiência adquirida geralmente são de baixos a moderados, mas, ocasionalmente, nenhum anticorpo IgG específico pode ser detectado. Os testes para anticorpos IgM são geralmente negativos. Vários kits comerciais para testes sorológicos para *Toxoplasma* estão disponíveis. No entanto, a sensibilidade e a especificidade desses kits podem variar amplamente de uma marca comercial para outra (CENTERS FOR DISEASE CONTROL AND PREVENTION, 2017).

Pesquisa direta de *T. gondii*

A **pesquisa direta** de *T. gondii* pode ser realizada em amostras de sangue, líquido cefalorraquidiano, saliva, escarro, medula óssea, cortes de placenta, assim como conteúdos coletados de infiltrados cutâneos, do baço, do fígado, de músculos e, especialmente, de gânglios linfáticos. Em exsudatos e no líquor, os parasitas podem ser pesquisados no sedimento após o processo de centrifugação. O isolamento do parasita é realizado por meio da inoculação intraperitoneal do sangue do paciente (de preferência, a camada leucocitária), de sedimento do centrifugado da amostra biológica ou de placenta, em camundongos ou em cultivo celular (fibroblastos humanos ou outras linhagens celulares). Esse procedimento normalmente não é executado nos laboratórios de rotina, devido ao custo elevado e ao resultado muito lento (30 a 40 dias) (BRASIL, 2019).

> **Fique atento**
>
> Os exames histológico e imuno-histológico devem ser realizados com bastante cuidado, devido às semelhanças morfológicas existentes principalmente entre os parasitas *T. gondii*, *Trypanosoma cruzi*, *Leishmania*, *Sarcocystis* e *Cryptococcus* (BRASIL, 2019).

O exame microscópico pode identificar trofozoítos durante a fase aguda, em forma de quarto-crescente, corados com Giemsa (LEVINSON, 2016). Observe um exemplo na Figura 4. Os trofozoítos de *T. gondii* têm aproximadamente de 4 a 8 μm de comprimento e de 2 a 3 μm de largura, apresentando um núcleo grande, e podem ser encontrados em vários locais do corpo do hospedeiro (CENTERS FOR DISEASE CONTROL AND PREVENTION, 2017).

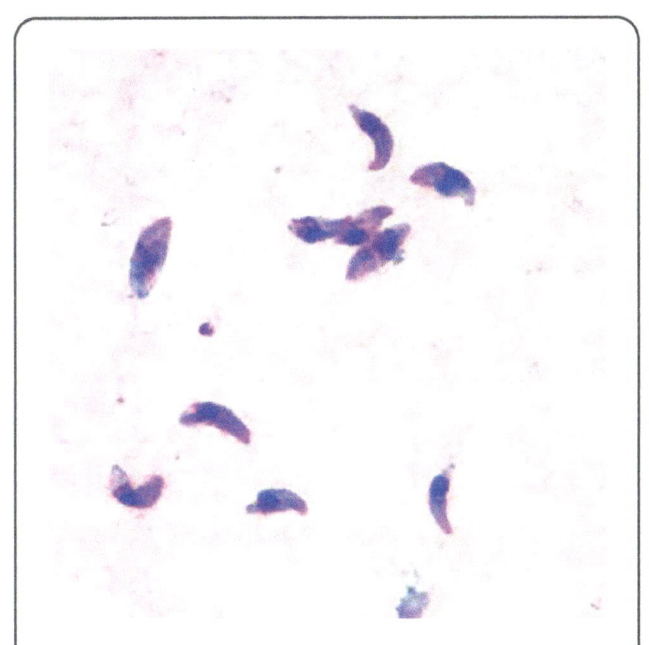

Figura 4. Trofozoítos de *Toxoplasma gondii* corados com Giemsa.
Fonte: Centers for Disease Control and Prevention (2017, documento *on-line*).

Reação em cadeia da polimerase (PCR)

A PCR identifica a presença de material genético de *T. gondii* e é utilizada como método diagnóstico em pacientes imunodeprimidos, quando há suspeita de acometimento do sistema nervoso central, para detectar a presença de lesão ocular. É mais utilizado para o diagnóstico de toxoplasmose congênita (CENTERS FOR DISEASE CONTROL AND PREVENTION, 2017).

O PCR é o exame recomendado pelo Ministério da Saúde para rastreio pré--natal da toxoplasmose. Pode ser utilizada amostra de líquido amniótico para fins de diagnóstico da infecção fetal. Atualmente, é indicada a metodologia de PCR em tempo real, devido aos melhores desempenhos de sensibilidade e especificidade. A indicação para PCR é realizar a amniocentese quatro semanas após a infecção materna ou após as 18 semanas, não ultrapassando 21 semanas de gestação (BRASIL, 2018).

Saiba mais

A toxoplasmose ocular é diagnosticada com base na aparência das lesões oculares, nos sintomas, no curso da doença e, frequentemente, em testes sorológicos. Leia o texto "Toxoplasmose Ocular", disponível no *site* do Instituto de Retina, e conheça um pouco mais sobre o assunto.

Referências

BRASIL. *Doenças infecciosas e parasitárias*: guia de bolso. 8. ed. Brasília: Ministério da Saúde, 2010. (*E-book*).

BRASIL. *Protocolo de notificação e investigação*: toxoplasmose gestacional e congênita. Brasília: Ministério da Saúde, 2018. (*E-book*).

BRASIL. *Toxoplasmose*: sintomas, tratamento e como prevenir. 2019. Disponível em: https://saude.gov.br/saude-de-a-z/toxoplasmose. Acesso em: 18 maio 2020.

CENTERS FOR DISEASE CONTROL AND PREVENTION. *DPDx - Laboratory identification of parasites of public health concern*: toxoplasmosis. 2017c. Disponível em: https://www.cdc.gov/dpdx/toxoplasmosis/index.html. Acesso em: 18 maio 2020.

CENTERS FOR DISEASE CONTROL AND PREVENTION. *Parasites – toxoplasmosis (toxoplasma infection)*: diagnosis. 2018b. Disponível em: https://www.cdc.gov/parasites/toxoplasmosis/diagnosis.html. Acesso em: 18 maio 2020.

CENTERS FOR DISEASE CONTROL AND PREVENTION. *Parasites – toxoplasmosis (toxoplasma infection)*: epidemiology and risk factors. 2018a. Disponível em: https://www.cdc.gov/parasites/toxoplasmosis/epi.html. Acesso em: 18 maio 2020.

FLEGR, J.; HORÁČEK, J. Negative effects of latent toxoplasmosis on mental health. *Front Psychiatry*, v. 10, fev. 2020. Disponível em: https://www.frontiersin.org/articles/10.3389/fpsyt.2019.01012/full. Acesso em: 18 maio 2020.

GALVÁN-RAMÍREZ, M. L.; MONDRAGÓN, R. F. *Toxoplasmosis humana*. Guadalajara: Ediciones Cuellar, 2001.

HORÁČEK J. *et al*. Latent toxoplasmosis reduces gray matter density in schizophrenia but not in controls: voxel-based-morphometry (VBM) study. *World J Biol Psychiatry*, v. 3, nº. 7, p. 501–509, out. 2012.

LEVINSON, W. *Microbiologia médica e imunologia*. 13. ed. Porto Alegre: AMGH, 2016.

MARQUES, B. A. *et al*. Revisão sistemática dos métodos sorológicos utilizados em gestantes nos programas de triagem diagnóstica pré-natal da toxoplasmose. Revista Médica de Minas Gerais, v. 25, supl. 6, p. S68–S81, jul./dez. 2015. Disponível em: http://rmmg.org/artigo/detalhes/1846. Acesso em: 18 maio 2020.

MITSUKA-BREGANÓ, R.; LOPES-MORI, F. M. R.; NAVARRO, I. T. (org.). *Toxoplasmose adquirida na gestação e congênita*: vigilância em saúde, diagnóstico, tratamento e condutas. Londrina: EDUEL, 2010. (*E-book*).

Leituras recomendadas

BRASIL. *Atenção à saúde do recém-nascido*: guia para os profissionais de saúde. 2. ed. Brasília: Ministério da Saúde, 2014. 1 v. (*E-book*).

INSTITUTO DE RETINA. *Toxoplasmose ocular*. 2015. Disponível em http://www.institutoderetina.com.br/home/toxoplasmose-ocular/. Acesso em: 18 maio 2020.

Fique atento

Os *links* para *sites* da *web* fornecidos neste capítulo foram todos testados, e seu funcionamento foi comprovado no momento da publicação do material. No entanto, a rede é extremamente dinâmica; suas páginas estão constantemente mudando de local e conteúdo. Assim, os editores declaram não ter qualquer responsabilidade sobre qualidade, precisão ou integralidade das informações referidas em tais *links*.

Protozoa: malária

Objetivos de aprendizagem

Ao final deste texto, você deve apresentar os seguintes aprendizados:

- Demonstrar as principais características clínicas relacionadas à malária.
- Reconhecer os métodos de diagnósticos das espécies de *Plasmodium*.
- Identificar microscopicamente as formas parasitárias de plasmódio (trofozoíto, gametócito e esquizonte).

Introdução

A malária é uma das principais patologias que assolam o Brasil, principalmente a região Norte do país. Trata-se de uma doença parasitária com características sistêmicas, causada pela infecção de protozoários do gênero *Plasmodium*. Quatro espécies são responsáveis pela maioria das infecções humanas, sendo elas: *Plasmodium falciparum*, *Plasmodium ovale*, *Plasmodium malarie*, *Plasmodium vivax* e *Plasmodium knowlesi*.

Neste capítulo, você vai estudar alguns aspectos de extrema relevância para compreender a malária. Você vai verificar as principais metodologias utilizadas para identificar essa parasitose, bem como os principais sinais e sintomas relacionados, o ciclo reprodutivo da infecção e as principais formas parasitárias relevantes para o diagnóstico e o acompanhamento dessa infecção.

1 Malária

A **malária** é uma doença parasitária com características sistêmicas, causada pela infecção de protozoários patogênicos do gênero *Plasmodium* da família *Plasmodidae*, filo Apicomplexa. Cerca de 90% das infecções ocorrem em regiões endêmicas da África Subsaariana, da América Central, da América do Sul e da Ásia, embora esteja presente em 100 países de clima tropical e subtropical. Quatro espécies são responsáveis pela maioria das infecções humanas, sendo elas: *Plasmodium falciparum*, *Plasmodium ovale*, *Plasmodium malaria* e *Plasmodium vivax*.

Essa é uma infecção que assolou o território brasileiro em quase sua totalidade, mas que, nas últimas décadas, teve uma redução impressionante (Figura 1), restringindo a maioria dos casos à região Norte do país. Porém, ainda existem casos nas regiões Centro-Oeste e Nordeste (Figura 2), conforme apontam Levinson (2016) e Pasqualotto e Schwarzbold (2006).

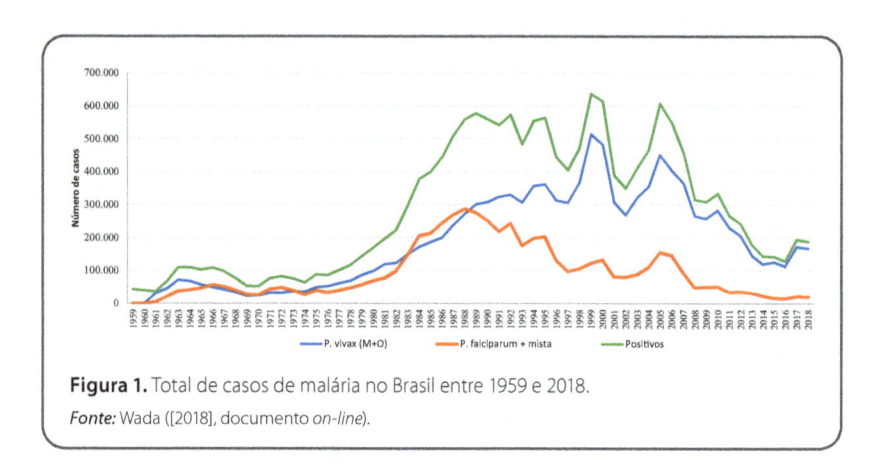

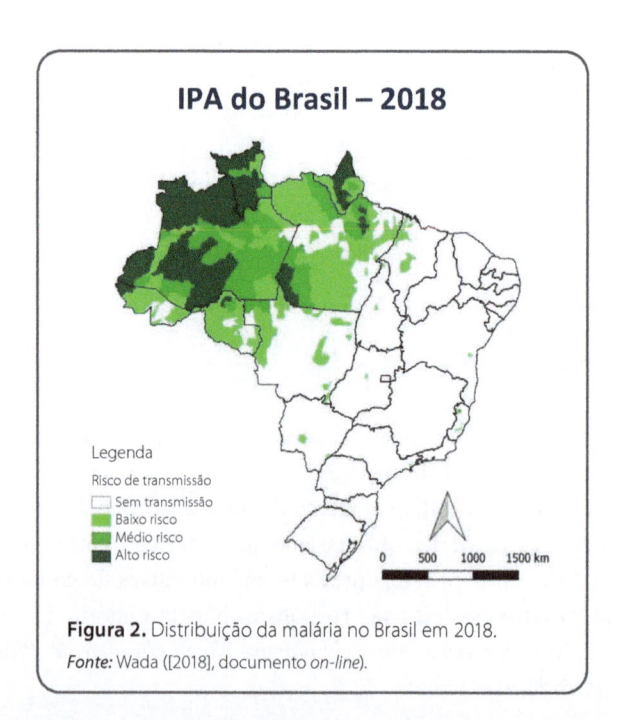

Figura 1. Total de casos de malária no Brasil entre 1959 e 2018.
Fonte: Wada ([2018], documento *on-line*).

Figura 2. Distribuição da malária no Brasil em 2018.
Fonte: Wada ([2018], documento *on-line*).

Enquanto o *P. falciparum* e o *P. malaria* estão presentes na maioria dos países endêmicos, o *P. vivax* é menos comum na África equatorial, enquanto que o **P. ovale** é incomum fora da África. Outro dado interessante é que o antígeno do grupo sanguíneo Duffy é utilizado como ligante do *P. vivax* às hemácias, sendo ele um conhecido receptor de **quimiocinas** (substâncias químicas responsáveis pela quimioatração e pelo direcionamento da movimentação das células pelo corpo). Essa proteína é utilizada pelo plasmódio para identificar reticulócitos e infectá-los, de modo que pessoas que não possuem essa proteína tendem a ter uma maior resistência à malária (embora ainda assim possam ter o parasita de modo assintomático) (PASQUALOTTO; SCHWARZBOLD, 2006; FERREIRA; MORAES, 2015; POPOVIC; ROESCH; ROUGERON, 2020).

É interessante verificar que a definição do gênero *Plasmodium* foi baseada no ciclo de vida desse parasita, que possui uma fase de reprodução sexuada seguida por três fases de reprodução assexuada. A fase sexuada ocorre no estômago (fertilização), a primeira fase assexuada (esporogônia) ocorre no epitélio do estômago e no corpo do mosquito *Anopheles*; porém, as demais fases assexuadas ocorrem no hospedeiro, sendo que a segunda fase assexuada ocorre nas células parenquimatosas do fígado (esquizogonia exoeritrocítica) e a terceira nas células sanguíneas (esquizogonia eritrocítica) (LEVINSON, 2016; FERREIRA; MORAES, 2015; PASQUALOTTO; SCHWARZBOLD, 2006).

A **infecção** inicia quando um *Anopheles* fêmea se alimenta do sangue infectado com gametócitos; nesse ponto, os gametas machos e fêmeas produzem um zigoto, por meio do processo de fertilização. Esse zigoto dá origem a uma forma invasiva, o oocineto, que se transforma em oocisto. Com o início da esporogônia, o oocisto cresce, dividindo-se, e, nesse processo, produz muitos esporozoítos com potencial invasivo, que migram pela hemolinfa do mosquito, invadindo as glândulas salivares. Uma vez nas glândulas salivares, no momento que a fêmea faz o repasto sanguíneo, ela inocula os esporozoítos no sangue do hospedeiro vertebrado. Esse hospedeiro terá rapidamente seus hepatócitos invadidos, dando origem a trofozoítos hepáticos, produzindo milhares de merozoítos, que são liberados na corrente sanguínea por meio da lise dos hepatócitos. (LEVINSON, 2016; BROOKS *et al.*, 2014; PASQUALOTTO; SCHWARZBOLD, 2006).

> **Fique atento**
>
> Nesse processo, existe um detalhe muito interessante relacionado ao *P. ovale* e ao *P. vivax*. Eles podem produzir os hipnozoítos, capazes de realizar um desenvolvimento muito mais lento, que pode levar meses ou anos para se desenvolverem, gerando uma situação de latência.

Nesse ciclo eritrocítico, ocorre uma divisão assexuada, dando origem aos trofozoítos, que darão origem aos esquizontes, que, por sua vez, amadurecem e destroem a hemácia parasitada por eles, infectando, assim, outras hemácias. Nesse processo, alguns merozoítos se diferenciam em gametócitos, que, em contato com o mosquito, darão origem a uma nova infecção (LEVINSON, 2016; FERREIRA; MORAES, 2015; PASQUALOTTO; SCHWARZBOLD, 2006).

Manifestações clínicas

O plasmódio, causador da malária, tem um período de incubação que pode variar de 7 a 38 dias. Um fator que determina essa variação no tempo de incubação é a variação do plasmódio envolvido na infecção. Caso a infecção seja causada pelo *P. falciparum*, o período de incubação é de cerca de 10 dias; já caso a infecção seja causada pelo *P. malaria*, o período de incubação aumenta para 30 dias; porém, para o *P. vivax*, o período de incubação é de cerca de 14 dias (LEVINSON, 2016; FERREIRA; MORAES, 2015; PASQUALOTTO; SCHWARZBOLD, 2006).

No decorrer do período de incubação, os parasitas se multiplicam no organismo humano, iniciando no fígado, para posteriormente chegarem às hemácias. O **quadro agudo** da malária se inicia com sintomas como calafrio, febre alta, sudorese e esplenomegalia, sendo que a febre pode variar de acordo com a versão do plasmódio que está infectando o indivíduo.

A febre ocorre a cada 48 horas na infecção por *P. vivax* e *P. ovale* e a cada 72 horas na infecção por *P. malaria*. Já no caso das infecções por *P. falciparum*, também existe um ciclo de 48 horas, porém, a lise dos eritrócitos não é sincronizada (LEVINSON, 2016; BROOKS *et al.*, 2014; PASQUALOTTO; SCHWARZBOLD, 2006). No caso da infecção pelo *P. vivax*, a febre tende a não ser tão grave, porém, quando o paciente segue sem tratamento, a infecção pode evoluir para um quadro de anemia, hepatomegalia, esplenomegalia, icterícia, palidez e prostração.

A infecção tanto pelo *P. vivax* como pelo *P. falciparum* têm uma semelhança quando não tratada: elas podem ser autolimitadas em pacientes imunes, mas ter o seu curso arrastado ao longo de anos. Porém, em pacientes não imunes, crianças pequenas e gestantes, as infecções são sempre graves (LEVINSON, 2016; FERREIRA; MORAES, 2015; PASQUALOTTO; SCHWARZBOLD, 2006). O *P. falciparum* está associado a um quadro infeccioso mais grave, em que a anemia é comum e pode ser severa, e a parasitemia é elevada.

Malária grave

A malária é uma doença potencialmente fatal, e, nas infecções com *P. falciparum*, a evolução para o óbito pode ser muito rápida. Episódios graves podem ocorrer mesmo em indivíduos imunes, podendo ocorrer inclusive o coma em decorrência de encefalite malárica. No caso de **coma palúdico**, é possível que o paciente apresente agitação psicomotora, que pode evoluir para delírio, convulsão, sinais de hipertensão intracraniana e rigidez da descerebração, com alta letalidade. Outras complicações podem ocorrer também, como insuficiência renal, edema agudo do pulmão, acidemia, coagulação intravascular e hipoglicemia (FERREIRA; MORAES, 2015; PASQUALOTTO; SCHWARZBOLD, 2006).

Hipoglicemia e acidose são complicações características da malária grave, que podem se somar à hipertermia, principalmente quando a anemia for também severa e estiver presente um quadro de malária cerebral (FERREIRA; MORAES, 2015). A **malária cerebral** é um quadro associado a uma alta taxa de morbidade, manifestando-se por coma e/ou convulsões. Ela pode ser causada por múltiplas razões, como obstrução microvascular pelos parasitos e por distúrbios metabólicos (LEVINSON, 2016).

A **febre hemoglobinúrica** (insuficiência renal oligúrica) está associada também a uma alta taxa de mortalidade. A formação de edema pulmonar também é um fator presente nos quadros mais graves, causado pela síndrome de extravasamento capilar. O sequestro microvascular dos eritrócitos parasitados pode também causar disfunção intestinal, causando diarreia. Mesmo que o paciente alcance a cura, sequelas podem persistir, como focos convulsivos, surdez e parestesia (LEVINSON, 2016; FERREIRA; MORAES, 2015).

> **Fique atento**
>
> Um fator decisivo para o prognóstico do paciente infectado pelo plasmódio é o sistema imunológico do indivíduo. Dependendo da sua reação frente ao desafio proposto pelo parasita, o resultado pode ser brando ou extremamente grave. Veja mais informações no artigo "Qual o papel do sistema imune nas mortes por malária?", de Basílio, Santana e Moreira (2019).

2 Métodos diagnósticos para *Plasmodium*

A malária é um mal que causa uma gama muito grande de sintomas, que podem ser facilmente confundidos com os sinais e sintomas de outras doenças, impossibilitando que o seu diagnóstico seja apenas clínico. O **diagnóstico laboratorial** da malária é fundamental para o correto tratamento da patologia (LEVINSON, 2016).

Os métodos de diagnóstico laboratorial para malária seguem alguns procedimentos e técnicas bem conhecidas. O método mais utilizado é a pesquisa por parasitas em esfregaço sanguíneo ou em **gota espessa** de sangue periférico, em que o plasmódio será identificado por meio da microscopia óptica. A coloração utilizada é de Giemsa, Wright ou Wright-Giemsa, mas se recomenda Giemsa, pois a maioria das descrições morfológicas são baseadas nessa coloração. É possível também identificar o plasmódio por meio do **método capilar** (QBC, do inglês *quantitative buffy coat*), que utiliza fluorescência de corante aderido ao material genético do parasita (FERREIRA; MORAES, 2015; PASQUALOTTO; SCHWARZBOLD, 2006).

No método da gota espessa, consegue-se uma sensibilidade de cerca de 20 vezes se comparada ao esfregaço sanguíneo comum na busca pelo plasmódio. Esse método foi desenvolvido ainda no século XIV e permanece sendo utilizado até hoje, pois é satisfatório em termos de sensibilidade e especificidade, identificando a espécie e o estágio do desenvolvimento do plasmódio, sendo também quantificável. Essa quantificação pode ser realizada tanto pela porcentagem de hemácias infectadas ou pelo número de parasitas por microlitro de sangue. Porém, ela também apresenta desvantagens. Nesse procedimento, o material biológico não é fixado, havendo, assim, lise das hemácias no decorrer do tempo, deixando os parasitas livres. Assim sendo, a morfologia não é bem preservada, sendo necessário muito treinamento para a identificação correta da amostra (WILLIAMSON; SNYDER, 2013; PASQUALOTTO; SCHWARZBOLD, 2006).

Já o QBC foi originalmente desenvolvido para a contagem de células e, posteriormente, adaptado para o diagnóstico de hemoparasitoses. Nessa técnica, um capilar com resíduos de laranja de acridina e anticoagulante é preenchido com cerca de 55 a 65 microlitros de sangue. Um cilindro plástico com densidade específica de 1,059, média entre a densidade do plasma e a de hemácias, é inserido no capilar e, após a centrifugação, fica posicionado na parte superior das hemácias e recoberto pela camada de leucócitos. Dessa forma, o cilindro provoca o sangue, forçando os componentes celulares em um espaço de 40 microlitros, podendo ser observados em um microscópio de fluorescência. Hemácias parasitadas são menos densas do que as hemácias não parasitadas; assim, após a centrifugação, as hemácias parasitadas ficam entre as camadas de leucócitos e de hemácias. Essa técnica possui cerca de oito vezes mais sensibilidade do que a técnica da gota espessa e, além disso, tem maior reprodutibilidade, maior facilidade de leitura dos resultados e maior rapidez de execução. Porém, é necessária uma centrífuga especial, um microscópio de fluorescência e tubos capilares com bastões inseridos (WILLIAMSON; SNYDER, 2013).

Métodos moleculares com pesquisa do material genético do parasita no sangue também podem ser realizados, assim como a pesquisa por antígenos de plasmódio em fluidos corporais por meio de imunofluorescência, enzimaimunoensaios e testes rápidos (imunocromatográficos). Também pode ser realizada a pesquisa por anticorpos específicos para o plasmódio, que pode ser identificado principalmente por métodos de imunoensaio enzimático e imunofluorescência indireta, um método mais sensível para identificar anticorpos para a malária (WILLIAMSON; SNYDER, 2013; FERREIRA; MORAES, 2015).

Os exames moleculares são muito superiores às técnicas anteriores, podendo facilmente diferenciar as diferentes espécies de *Plasmodium*. Porém, além dos equipamentos sofisticados, é necessário que o corpo técnico do laboratório tenha formação adequada para realizar as análises (WILLIAMSON; SNYDER, 2013; PASQUALOTTO; SCHWARZBOLD, 2006). Exames adicionais podem ser solicitados para auxiliar no acompanhamento do paciente, conforme mostra o Quadro 1.

Quadro 1. Exames laboratoriais inespecíficos

Hemograma	Presença de anemia, leucopenia com desvio à esquerda e plaquetopenia. Em casos mais graves com alta parasitemia, leucocitose com desvio à esquerda é indicador de mau prognóstico.
Glicemia	Reduzida em casos graves, indicador de mau prognóstico.
Aminotransferase	Elevada em todos os casos; pode estar até 10 vezes acima dos valores normais.
Bilirrubina	Pode estar elevada na dosagem sérica tanto de bilirrubina conjugada como de não conjugada.
Creatinina	Tende a estar mais elevada em infecções por *P. falciparum*.
Tempo de protrombina	Nos casos mais graves, pode estar mais prolongado.
Radiograma de tórax	Pode identificar infiltrado intersticial difuso devido a edema pulmonar.

Fonte: Adaptado de Pasqualotto e Schwarzbold (2006).

É importante perceber também que, dependendo da fase da infecção, os marcadores que a identificam também podem variar. Cerca de 2 dias após a infecção, já é possível identificar plasmódios nas hemácias, se utilizado um método de alta sensibilidade, e de 2 a 7 dias após o início da infecção, já será possível identificar os plasmódios tanto nas hemácias como livres no soro do paciente. Já a detecção dos anticorpos pode variar, pois depende de muitos fatores, principalmente da capacidade individual do paciente em produzi-los.

No caso de o paciente receber o tratamento adequado, pode levar de 10 a 30 dias para que não seja mais possível identificar as formas parasitárias no sangue do paciente. Porém, ainda será possível identificar antígenos na circulação. Já os anticorpos continuarão a ser identificados meses após o final da infecção (WILLIAMSON; SNYDER, 2013; FERREIRA; MORAES, 2015; PASQUALOTTO; SCHWARZBOLD, 2006). O Quadro 2 mostra a evolução da infecção pelo *P. falciparum*.

Quadro 2. Evolução simplificada da infecção pelo *P. falciparum*

Período	I	II	III	IV	V
Sangue total	+	+	+	-	-
Soro	-	+	+	+	-
Anticorpos	-	-	+	+	+
Duração aproximada	2 dias	2 a 7 dias	Variável	10 a 30 dias	Meses

Fonte: Adaptado de Ferreira e Moraes (2015).

Saiba mais

FoldScope é uma ferramenta inovadora, que pode auxiliar muito no diagnóstico em regiões carentes do mundo. Para saber mais, acesse o *site* da Diretoria de Análise de Políticas Públicas da Fundação Getúlio Vargas e busque pelo artigo intitulado "Novas tecnologias e políticas públicas: Foldscope, o microscópio de origami".

3 As formas do plasmódio: trofozoíto, gametócito e esquizonte

Mais de cem espécies de *Plasmodium* são conhecidas, tendo todas o potencial de causar a malária. Entre elas, as espécies que sabidamente parasitam os seres humanos são: *P. falciparum*, *P. malarie*, *P. ovale* e *P. vivax*. Esses parasitos têm distribuição geográfica diversificada e determinam sintomas em tempos diferentes. As formas evolutivas que encontramos em *Plasmodium* são descritas no Quadro 3.

Quadro 3. Formas do *Plasmodium*

Esporozoítas	Organismos alongados, com presença do complexo apical.
Criptozoítas	Organismos arredondados, sem a presença do aparelho apical.
Merozoítas	Semelhantes aos esporozoítas invadindo eritrócitos.
Trofozoítos sanguíneos	Forma ameboide com pseudópodes.
Esquizontes	Organismo multinucleado.
Gametócitos ou gamontes	Precursores dos gametas.
Microgametas	Gameta masculino.
Macrogametas	Gameta feminino.
Zigoto ou oocineto	Fecundação do gameta feminino pelo masculino.
Oocisto	Estrutura encapsulada.
Bradiesporozoítas (hipnozoíta)	Forma latente, mais comum no hemisfério norte.

Fonte: Adaptado de Pasqualotto e Schwarzbold (2006) e Chu e Whyte (2016).

A partir do conhecimento das formas evolutivas, fica mais fácil a compreensão do ciclo evolutivo. No hospedeiro vertebrado, ocorre o ciclo assexuado, com o repasto sanguíneo do anofelino infectado inoculando as formas infectantes (esporozoítas) na corrente sanguínea do hospedeiro vertebrado. Os esporozoítas penetram nos hepatócitos do fígado e se diferenciam em criptozoítas.

Os criptozoítas crescem e iniciam um ciclo de reprodução assexuada, o ciclo pré-eritrocítico. Eles dão origem aos esquizontes, que produzem milhares de merozoítas. O hepatócito parasitado se rompe e libera merozoítas no sangue; alguns merozoítas penetram em hemácias e iniciam o ciclo assexuado (ciclo eritrocítico). Depois de algum tempo em reprodução sexuada, surgem os gametócitos (células que não se multiplicam).

No hospedeiro invertebrado, ocorre o ciclo sexuado a partir da ingestão de sangue de indivíduo portador de hemácias infectadas por gametócitos. Dentre os gametócitos, encontramos o macrogametócito e o microgametócito, que se diferenciam respectivamente em gametas feminino e masculino. A união dos gametas forma o zigoto, que se diferencia em oocineto (móvel), que migra para a mucosa intestinal do inseto. O oocineto perfura a mucosa e permanece entre o epitélio e a lâmina basal, onde origina o oocisto. A partir da formação do oocisto, tem início a multiplicação esporogônica, com a produção de esporozoítas. O oocisto se rompe e libera merozoítas, que, via hemolinfa, alcançam as glândulas salivares, como pode ser visto na Figura 3 (LEVINSON, 2016; FERREIRA; MORAES, 2015; PASQUALOTTO; SCHWARZBOLD, 2006).

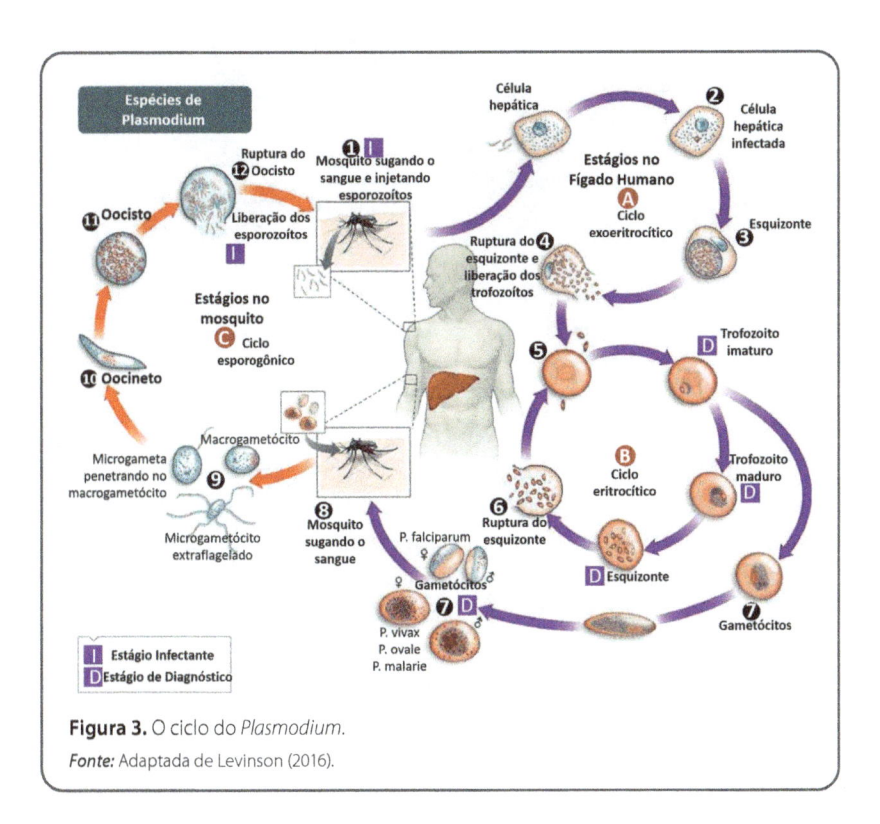

Figura 3. O ciclo do *Plasmodium*.
Fonte: Adaptada de Levinson (2016).

Na Figura 4, é possível perceber o trofozoíto em anel de sinete do *P. vivax* no interior de uma hemácia (A), assim como um trofozoíto ameboide do *P. vivax* dentro de uma hemácia, apresentando os pontos de Schüffner (B). Em seguida, na mesma imagem, vemos a forma esquizonte madura do *P. vivax*, apresentando merozoítos em seu interior (C). Na letra D, vemos o microgametócito do *P. vivax* e, na letra E, o macrogametócito. Por fim, na letra F, a imagem mostra um gametócito (em forma de banana) do *P. falciparum* (LEVINSON, 2016; FERREIRA; MORAES, 2015; PASQUALOTTO; SCHWARZBOLD, 2006).

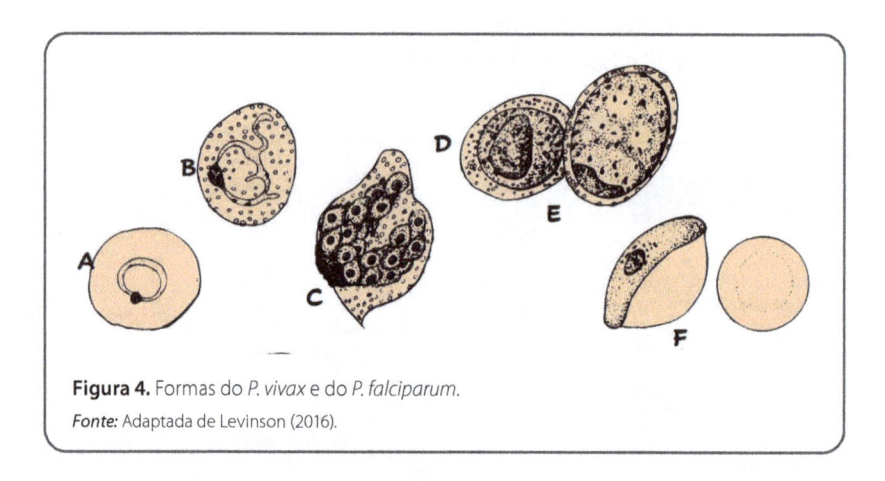

Figura 4. Formas do *P. vivax* e do *P. falciparum*.
Fonte: Adaptada de Levinson (2016).

Na Figura 5, é possível observar uma hemácia contendo um trofozoíto em forma de anel. A cabeça de seta indica uma hemácia que contém quatro trofozoítos em forma de anel — esse quadro é mais comum de ser percebido em infecções por *P. falciparum*. Já na Figura 6, é possível observar um gametócito de *P. falciparum* na sua tradicional forma de banana (LEVINSON, 2016).

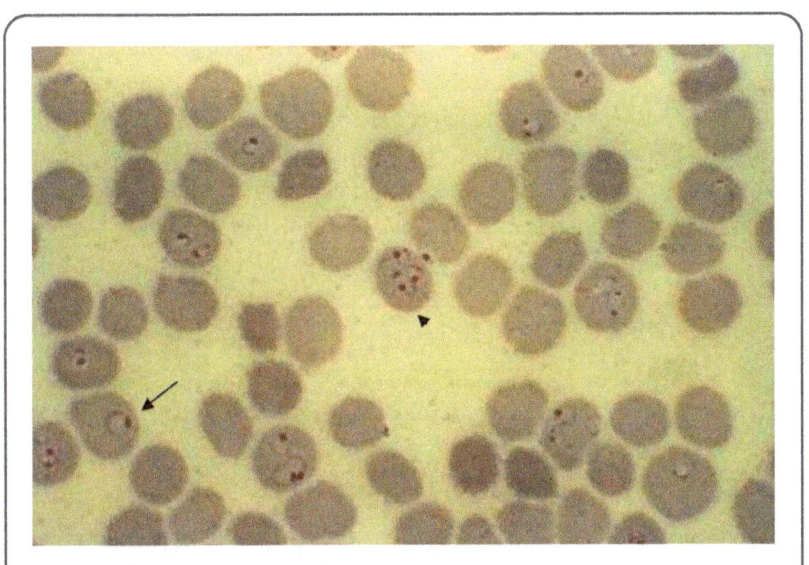

Figura 5. Trofozoíto em forma de anel do *P. falciparum*.
Fonte: Adaptada de Levinson (2016).

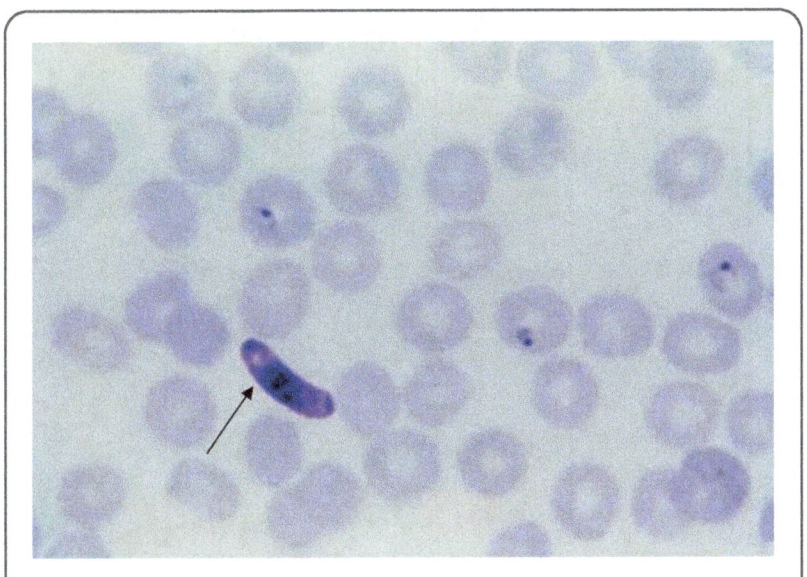

Figura 6. Gametócito do *P. falciparum*.
Fonte: Adaptada de Levinson (2016).

Essas características morfológicas estão graficamente representadas na Figura 7, em que podemos perceber os pontos de Schüffner citoplasmáticos e as células hospedeiras aumentadas nas infecções por *P. vivax* e *P. ovale*. Da mesma forma, podemos ver o trofozoíto em forma de bastonete presente nas infecções por *P. malaria* e os pequenos anéis e gametócitos em forma de bananas nas infecções por *P. falciparum* (BROOKS *et al.*, 2014).

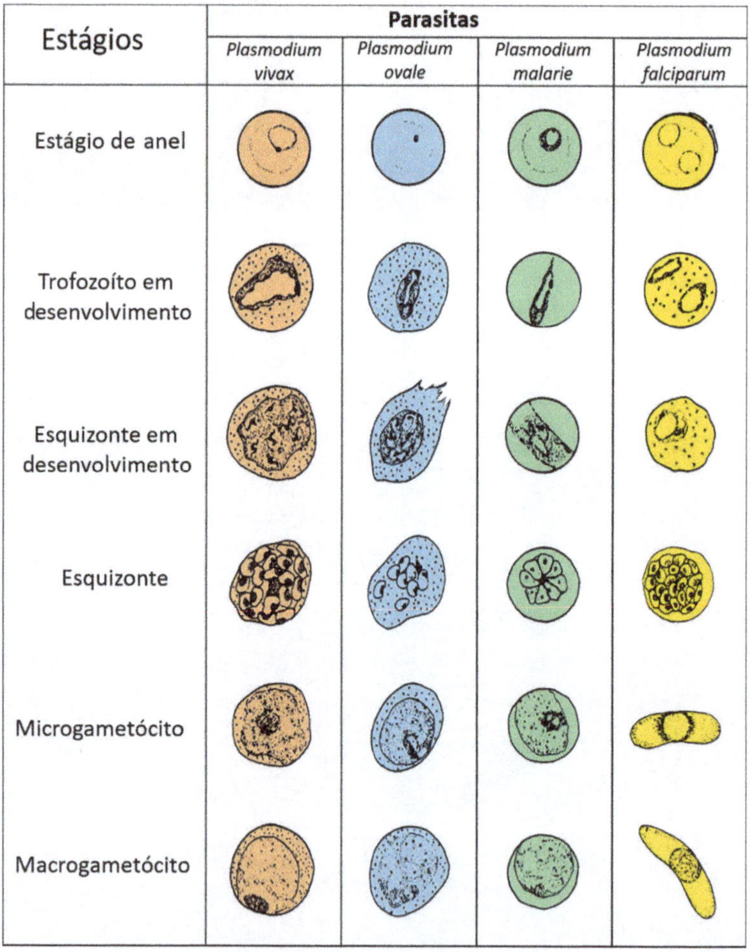

Estágios	Parasitas			
	Plasmodium vivax	*Plasmodium ovale*	*Plasmodium malarie*	*Plasmodium falciparum*
Estágio de anel				
Trofozoíto em desenvolvimento				
Esquizonte em desenvolvimento				
Esquizonte				
Microgametócito				
Macrogametócito				

Figura 7. Características morfológicas dos estágios de desenvolvimento do *Plasmodium*.
Fonte: Adaptada de Brooks *et al.* (2014).

Saiba mais

O *P. knowlesi* é mais uma versão capaz de causar malária em seres humanos; porém, ele pode infectar outros seres vivos, como macacos e porcos, ampliando seu espectro de infecção. O parasita se assemelha morfologicamente ao *P. malarie*, sua infecção é potencialmente fatal, mas tratável se detectada cedo, e pode ser encontrado na região da Malásia (SINGH; DANESHVAR, 2013).

Referências

BASÍLIO, G. F. C.; SANTANA, L. F.; MOREIRA, M. Qual o papel do sistema imune nas mortes por Malária? *Revista de Patologia do Tocantins*, v. 6, n. 1, p. 58–62, 2019. Disponível em: https://sistemas.uft.edu.br/periodicos/index.php/patologia/article/view/6277. Acesso em: 19 abr. 2020.

BROOKS, G. F. et al. *Microbiologia médica de Jawetz, Melnick e Adelberg*. 26. ed. Porto Alegre: AMGH, 2014. (Lange).

CHU, C. S.; WHYTE, N. Management of relapsing plasmodium vivax malária. *Expert Review of Anti-Infective Therapy*, v. 14, n. 10, p. 885–900, 2016.

FERREIRA, A. W.; MORAES, S. do L. *Diagnóstico laboratorial das principais doenças infecciosas e autoimunes*. 3. ed. Rio de Janeiro: Guanabara Koogan, 2015.

LEVINSON, W. *Microbiologia e imunologia médica*. 13. ed. Porto Alegre: AMGH, 2016. (Lange).

PASQUALOTTO, A. C.; SCHWARZBOLD, A. V. *Doenças infecciosas*: consulta rápida. Porto Alegre: Artmed, 2006.

POPOVIC, J.; ROESCH, C.; ROUGERON, V. The enigmatic mechanisms by which Plasmodium vivax infects Duffy-negative individuals. *PLoS Pathogens*, v. 16, n. 2, 2020. Disponível em: https://journals.plos.org/plospathogens/article?id=10.1371/journal.ppat.1008258. Acesso em: 19 abr. 2020.

SINGH, B.; DANESHVAR, C. Human infections and detection of Plasmodium knowlesi. *Clinical Microbiology Reviews*, v. 26, n. 2, p. 165–184, 2013.

WADA, M. Y. *Situação epidemiológica da malária no Brasil*. Brasília, DF, [2018]. Disponível em: https://www.saude.gov.br/images/pdf/2019/dezembro/03/3.%20a%20-%20Situação%20Epidemiológica%20da%20Malária_Brasil_CIT_28.11.2018.pdf. Acesso em: 19 abr. 2020.

WILLIAMSON, M. A.; SNYDER, L. M. *Wallach*: interpretação de exames laboratoriais. 9. ed. Rio de Janeiro: Guanabara Koogan, 2013.

> **Fique atento**
>
> Os *links* para *sites* da *web* fornecidos neste capítulo foram todos testados, e seu funcionamento foi comprovado no momento da publicação do material. No entanto, a rede é extremamente dinâmica; suas páginas estão constantemente mudando de local e conteúdo. Assim, os editores declaram não ter qualquer responsabilidade sobre qualidade, precisão ou integralidade das informações referidas em tais *links*.

Digenea: esquistossomose, clonorquíase, paragoníase e fasciolose

Objetivos de aprendizagem

Ao final deste texto, você deve apresentar os seguintes aprendizados:

- Definir as características clínicas das doenças provocadas pelos trematódeos: *Schistosoma*, *Clonorchis sinensis*, *Paragonimus westermani* e *Fasciola hepatica*.
- Identificar os métodos laboratoriais para diagnóstico desses parasitas.
- Reconhecer as características morfológicas dos ovos na identificação microscópica das diferentes espécies de trematódeos.

Introdução

Os trematódeos, como *Schistosoma*, *Clonorchis sinensis*, *Paragonimus westermani* e *Fasciola hepatica*, têm alta incidência no âmbito nacional e em determinadas partes do globo terrestre. Por vezes, podem causar patologias brandas e até assintomáticas; porém, a sua ação pode se agravar, causando sérios danos à saúde do paciente.

Neste capítulo, você vai estudar as características clínicas das doenças provocadas pelos trematódeos. Você também vai aprender as melhores formas de realizar o diagnóstico laboratorial desses parasitas e vai compreender a morfologia dos ovos e das cercárias.

1 Características clínicas das patologias provocadas por trematódeos

Nesta seção, serão apresentadas as características clínicas da esquistossomose, da clonorquíase, da paragonimíase e da fasciolose, as principais patologias causadas por trematódeos.

Esquistossomose

A **esquistossomose** é causada por parasitas como o *S. mansoni*, principal representante do gênero ***Schistosoma*** no Brasil, embora outras espécies também possam causar a patologia, como o *S. japonicum* e o *S. haematobium*. Também podem causar a esquistossomose os parasitas *C. sinensis* e *P. westermani* (LEVINSON, 2016).

A parasitose causada pelo *S. mansoni* representa uma das principais endemias parasitárias do Brasil, sendo muito relevante, já que foram notificados 113.712 casos e 9.357 óbitos entre 1995 e 2017 por conta da doença. Podemos definir o *S. mansoni* como sendo um parasita trematódeo digenético, capaz de infectar seres humanos (além de outros vertebrados), quando estes entram em contato com água doce infestada de cercárias liberadas por **moluscos planorbídeos** do gênero *Biomphalaria*. Esses moluscos são os hospedeiros intermediários do parasita.

É possível dividir a evolução clínica da infecção pelo *S. mansoni* em três estágios básicos: intestinal, hepatointestinal e hepatoesplênico (LEVINSON, 2016; FERREIRA; MORAES, 2013; PASQUALOTTO; SCHWARZBOLD, 2006). Conforme é possível identificar na Figura 1, essa parasitose atravessa algumas etapas para conseguir, de fato, infectar o ser humano. Enquanto no lado direito da figura é possível observar os estágios do parasita no interior do ser humano, no lado esquerdo, observamos os estágios do parasita na água doce e no caramujo.

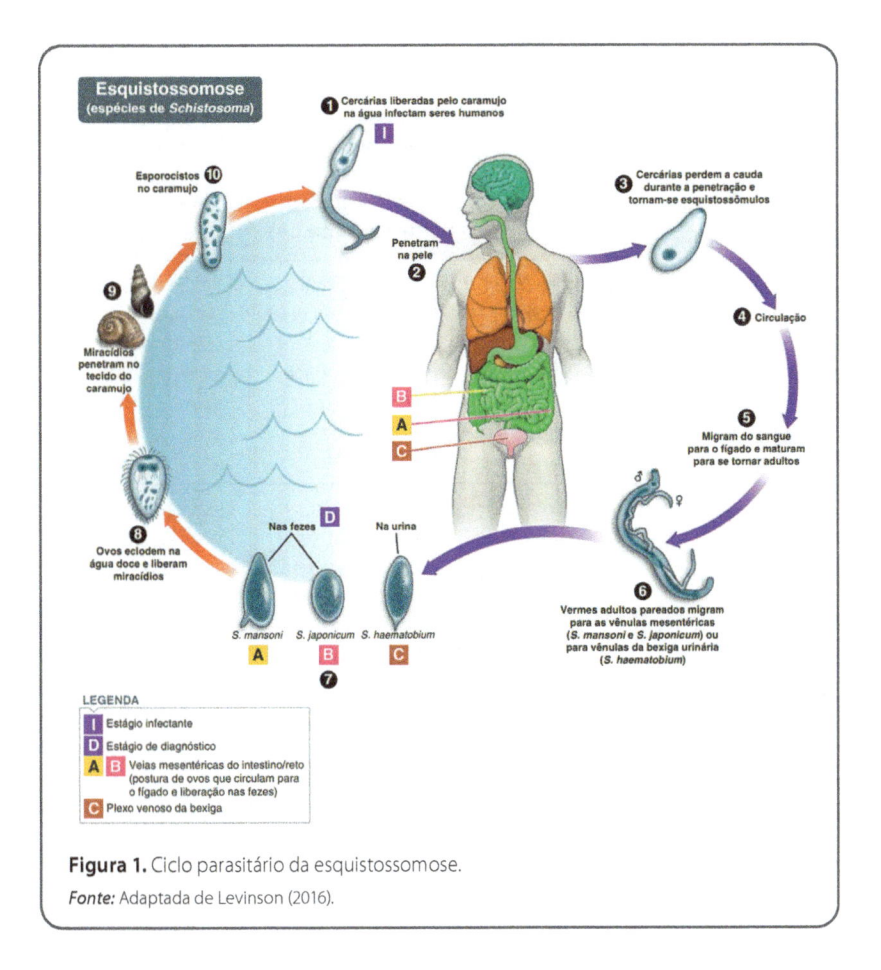

Figura 1. Ciclo parasitário da esquistossomose.
Fonte: Adaptada de Levinson (2016).

Conforme a imagem, os seres humanos são infectados na etapa 2, quando as cercárias invadem o epitélio humano; então, elas se diferenciam em vermes adultos, que migram para as veias mesentéricas, no caso do ***S. mansoni*** e do ***S. japonicum***, e para o plexo venoso da bexiga, no caso de infecção pelo ***S. haematobium***. Esses vermes adultos colocam ovos, que aparecem na urina (***S. haematobium***) ou nas fezes (***S. mansoni; S. japonicum***). Se esses dejetos contaminados chegarem à água doce, eles podem novamente infectar os caramujos (LEVINSON, 2016; FERREIRA; MORAES, 2013; PASQUALOTTO; SCHWARZBOLD, 2006).

O Quadro 1 traz um resumo dos estágios do ciclo de vida dos trematódeos de importância médica.

Quadro 1. Estágios do ciclo de vida dos trematódeos de importância médica

Organismo	Estágio em que infecta seres humanos	Estágio(s) mais associado(s) a doenças em seres humanos	Importante(s) estágio(s) fora de seres humanos
Schistosoma mansoni *Schistosoma haematobium* *Schistosoma japonicum*	Cercárias penetram a pele	Vermes adultos alojados em veias mesentéricas ou na bexiga liberam ovos, que causam granulomas	Miracídios (larvas ciliadas) infectam caramujos; cercárias infectam humanos
Clonorchis	Larva em carne de peixe malcozida	Vermes adultos vivem em ductos biliares	Ovos são ingeridos por caramujos; cercárias infectam peixes
Paragonimus	Larvas no caranguejo	Vermes adultos vivem nos pulmões	Ovos são ingeridos por caranguejos; cercárias infectam caranguejos

Fonte: Adaptado de Levinson (2016).

A maioria dos achados patológicos é decorrente da presença de ovos no fígado, no baço ou na parede do intestino ou da bexiga. A presença de ovos no fígado induz a formação de granulomas, levando à fibrose, à hepatomegalia e à hipertensão portal. Os granulomas são formados em resposta aos antígenos secretados pelos ovos (LEVINSON, 2016).

É comum os hepatócitos não serem danificados e os testes de função hepática permanecerem normais. A hipertensão portal leva também à esplenomegalia. Os ovos de *S. mansoni* danificam a parede do colo distal (vênulas mesentéricas inferiores), enquanto os ovos de *S. japonicum* danificam as paredes dos intestinos delgado e grosso (vênulas mesentéricas superiores e inferiores). A digestão do tecido por enzimas proteolíticas produzidas pelo ovo danifica o tecido, assim como a resposta inflamatória do hospedeiro, que forma granulomas nas vênulas. Os ovos de *S. haematobium* na parede da bexiga induzem granulomas e fibrose, podendo levar ao carcinoma de bexiga (LEVINSON, 2016; FERREIRA; MORAES, 2013; PASQUALOTTO; SCHWARZBOLD, 2006).

A maioria dos pacientes é assintomática, mas casos de infecções crônicas podem se tornar sintomáticos. O quadro agudo, que pode ser iniciado logo após a invasão das cercárias, apresenta prurido e dermatite, seguidos por febre, calafrios, diarreia, linfadenopatia e hepatoesplenomegalia após duas a três semanas. A eosinofilia é observada em resposta às larvas migratórias. Esse estágio geralmente regride espontaneamente (LEVINSON, 2016; FERREIRA; MORAES, 2013).

O estágio crônico pode apresentar morbidade e mortalidade significativas. Em pacientes com infecção por *S. mansoni* ou *S. japonicum*, podem ocorrer hemorragia gastrintestinal, hepatomegalia e esplenomegalia intensa. A causa mais comum de morte é a exsanguinação decorrente da ruptura de varizes esofágicas. Pacientes infectados por *S. haematobium* apresentam hematúria como principal queixa precoce. Infecções bacterianas sobrepostas no trato urinário ocorrem com frequência (LEVINSON, 2016; FERREIRA; MORAES, 2013).

Ainda dentro do contexto da esquistossomose, mas abordando a infecção por esquistossomos não humanos, existe a possibilidade de infecção por parasitas que não estão adequadamente adaptados ao organismo humano. Essa não adaptação os impede de se proliferarem livremente no organismo humano, porém, não os impede de ainda assim causar alguns problemas. Uma consequência é o efeito conhecido popularmente como "prurido do nadador", comum nos Estados Unidos da América, causado pela formação de pápulas pruriginosas. Ou seja, passa a ocorrer uma reação de hipersensibilidade imediata decorrente da presença de cercárias de esquistossomos não humanos na pele, reação essa que pode ocorrer entre minutos e horas após a exposição (LEVINSON, 2016).

Clonorquíase

A **clonorquíase** é causada por *C. sinensis*, um parasita hepático de origem asiática. Essa infecção tende a ser assintomática, mas pode causar uma reação inflamatória que, embora dificilmente cause dano ao tecido, se mostra capaz de induzir um quadro de hiperplasia e fibrose do trato biliar. Pacientes que apresentam um quadro de infestação parasitária, ou seja, que possuem uma grande carga de parasitas no seu organismo, podem desenvolver dor abdominal, anorexia, hepatomegalia e eosinofilia.

Como pode ser observado na Figura 2, a infecção ocorre por meio da ingestão de **peixe cru ou malcozido** que contenha metacercárias. Após saírem do cisto no duodeno, parasitas imaturos invadem os ductos biliares, diferenciando-se em vermes adultos hermafroditas capazes de produzir e excretar ovos nas fezes. As fezes infectadas, tendo contato com a água doce, podem resultar na ingestão dos ovos por **caramujos**, que são os primeiros hospedeiros intermediários.

Esses ovos que foram ingeridos pelos caramujos eclodem no interior do intestino e diferenciam-se primeiro em larvas (rédias), para, então, passarem à forma de cercárias de vida livre. As cercárias encistam sob as escamas de alguns **peixes de água doce**, que passam a ser seus hospedeiros intermediários secundários, para, por fim, serem ingeridas por seres humanos (LEVINSON, 2016; FERREIRA; MORAES, 2013).

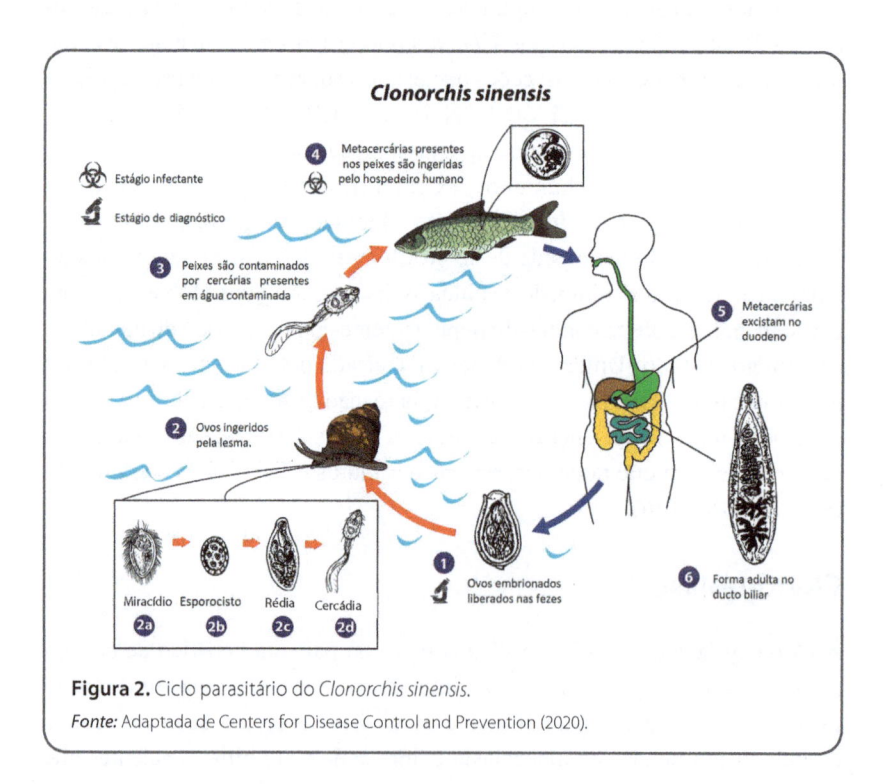

Figura 2. Ciclo parasitário do *Clonorchis sinensis*.
Fonte: Adaptada de Centers for Disease Control and Prevention (2020).

Paragonimíase

A **paragonimíase** é uma patologia causada pelo parasita *P. westermani*, que ataca os pulmões. A Figura 3 apresenta o ciclo desse parasita, no qual seres humanos são infectados pela ingestão de **carne de caranguejo ou lagostim** crua ou malcozida, contendo larvas encistadas (metacercárias). Após excistação no intestino delgado, os vermes imaturos penetram na parede intestinal e migram pelo diafragma até o parênquima pulmonar. Eles se diferenciam em adultos hermafroditas e produzem ovos que penetram nos bronquíolos e são expectorados ou deglutidos.

Os ovos presentes no escarro ou nas fezes que chegam à água doce eclodem na forma de miracídios, que penetram os **caramujos** (primeiros hospedeiros intermediários). Nestes, os ovos se diferenciam inicialmente em larvas e, então, em cercárias de vida livre. As cercárias infectam e encistam em **caranguejos de água doce** (hospedeiros intermediários secundários). O ciclo é completado quando caranguejos infectados malcozidos são ingeridos por seres humanos (LEVINSON, 2016; FERREIRA; MORAES, 2013).

No interior do pulmão, os vermes ocorrem em uma cápsula fibrosa, que se comunica com um bronquíolo. Frequentemente, ocorre infecção bacteriana secundária, resultando em escarro sanguinolento. A paragonimíase é endêmica na Ásia e na Índia. Nos EUA, ocorre em imigrantes dessas regiões. O principal sintoma é uma tosse crônica com escarro sanguinolento. São observadas também dispneia, dor torácica pleurítica e manifestações recorrentes de pneumonia bacteriana. A doença pode assemelhar-se à tuberculose (LEVINSON, 2016).

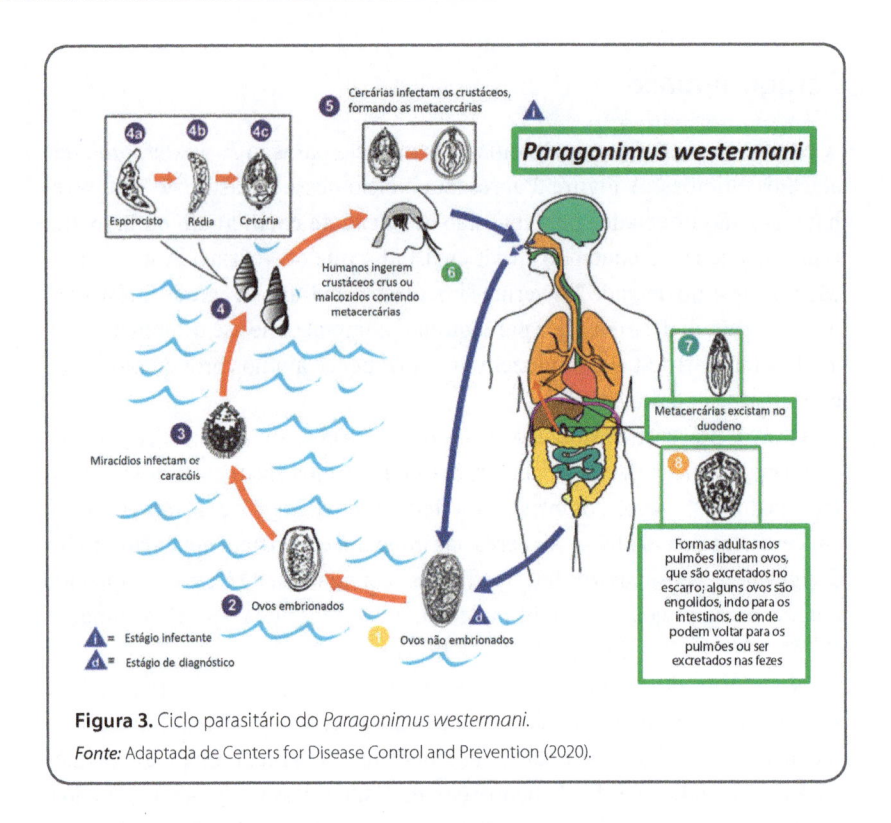

Figura 3. Ciclo parasitário do *Paragonimus westermani*.
Fonte: Adaptada de Centers for Disease Control and Prevention (2020).

Fasciolose

A *F. hepatica*, comumente encontrada no fígado de ovinos, bovinos e outros herbívoros, penetra na parede intestinal, entra no celoma, invade o tecido hepático e passa a residir nos ductos biliares. A infecção aguda causa dor abdominal, febre intermitente, eosinofilia, mal-estar e perda ponderal devida a danos hepáticos. A infecção crônica pode ser assintomática ou levar à obstrução intermitente do trato biliar (BROCKS *et al.*, 2014; LEVINSON, 2016).

As metacercárias do trematódeo no pulmão humano saem do cisto no intestino humano, como pode ser percebido na Figura 4, e os vermes jovens migram para os pulmões, onde se tornam encapsulados no tecido pulmonar. Os ovos lançados pelos vermes adultos sobem pela traqueia para a faringe, sendo expectorados ou ingeridos, passando, então, para as fezes. Os ovos no pulmão induzem uma resposta inflamatória com formação de granulomas ao redor dos ovos. Os vermes adultos no pulmão aparecem como nódulos branco-acinzentados, de aproximadamente 1 cm dentro do pulmão; porém, também podem ser encontrados em sítios ectópicos (cérebro, fígado e na parede intestinal). Como os sintomas da tuberculose pulmonar são semelhantes aos da paragonimíase (tosse e hemoptise), é importante considerar a infecção pelo verme de pulmão no diagnóstico diferencial (BROCKS *et al.*, 2014; LEVINSON, 2016).

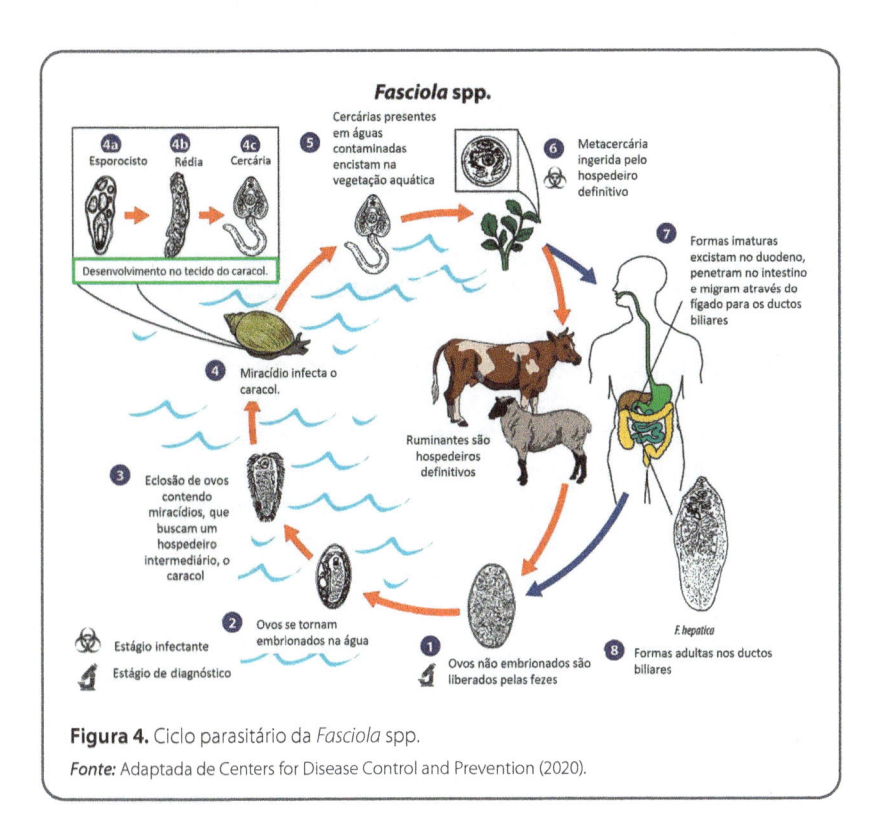

Figura 4. Ciclo parasitário da *Fasciola* spp.
Fonte: Adaptada de Centers for Disease Control and Prevention (2020).

Fique atento

Embora os parasitas citados sejam muto relevantes, eles não são os únicos a afetarem os brasileiros. Outro exemplo é o *Ascocotyle longa*, encontrado em tainhas. Com o *sushi* se tornando um prato mais popular, infecções derivadas do pescado cru ou malcozido tendem a aumentar (SANTOS, 2017).

2 Métodos laboratoriais para diagnóstico de infecções por trematódeos

O diagnóstico laboratorial de esquistossomoses pode ser realizado por meio de métodos parasitológicos, anatomopatológicos e imunológicos. Técnicas moleculares também podem ser utilizadas. Já para o diagnóstico de clonorquíase, paragonimíase e fasciolose, apenas o exame microscópico dos ovos nas fezes é efetivo para o diagnóstico (LEVINSON, 2016; FERREIRA; MORAES, 2013).

A presença de ovos nas fezes ou no material de biópsia é fator definitivo para a confirmação do diagnóstico da parasitose. Porém, o resultado negativo em exames coprológicos (ou mesmo na biópsia) não pode ser considerado definitivo, principalmente em casos de infecção leve, pois pode estar relacionado a uma baixa carga parasitária no paciente. Desse modo, embora muitas vezes o exame coprológico seja o único disponível, a associação com o diagnóstico imunológico é muito importante (LEVINSON, 2016; FERREIRA; MORAES, 2013).

Diagnóstico laboratorial de esquistossomoses

Para o diagnóstico laboratorial de esquistossomoses, podem ser utilizadas técnicas qualitativas, que identificam a presença de ovos do parasita nas fezes do paciente, ou técnicas quantitativas, que permitem quantificar os ovos do parasita por grama de fezes analisadas. Embora possa haver variação na quantidade de ovos liberados nas fezes de cada paciente, e mesmo que eles não sejam distribuídos uniformemente no bolo fecal nem sejam liberados em igual medida ao longo do tempo, existe uma certa estabilidade nessa liberação ao longo dos dias (LEVINSON, 2016; FERREIRA; MORAES, 2013).

Entre as principais representantes das **técnicas qualitativas**, estão a técnica de sedimentação espontânea e a técnica de eclosão de miracídios. A **técnica de sedimentação espontânea** é baseada na concentração dos ovos presentes nas fezes de pacientes infectados. Por ser simples e de baixo custo, essa técnica é amplamente utilizada para o diagnóstico de esquistossomose; porém, não é possível quantificar os parasitas com essa metodologia.

Já o **teste de eclosão de miracídios** se baseia na estimulação de eclosão de miracídios contidos em ovos de *Schistosoma* presentes nas fezes de indivíduos infectados. Essas fezes, colocadas em suspensão na água, são expostas à luz solar (ou artificial). Essa técnica dispensa o uso de microscopia, pois o diagnóstico pode ser realizado a olho nu ou com o auxílio de uma lente. Não é o método mais efetivo, porém, é um bom método complementar de diagnóstico em regiões não endêmicas (LEVINSON, 2016; FERREIRA; MORAES, 2013).

Já entre as **técnicas quantitativas**, podemos encontrar alguns métodos como o de Kato-Katz e o de Ritchie. A **técnica de Kato-Katz** utiliza um cartão perfurado, que permite um maior controle sobre a amostra, tornando-se uma técnica não apenas simples, mas que também permite a estocagem da lâmina para análise posterior. Já a **técnica de Ritchie** é focada em concentrar as estruturas parasitárias, utilizando uma formulação de formol e éter.

De todo modo, é importante frisar que, conforme a norma 15340:2006 da Associação Brasileira de Normas Técnicas, que normatiza os exames parasitológicos laboratoriais, a técnica padrão para o diagnóstico de *S. mansoni* é a **sedimentação** (seja espontânea, seja estimulada por centrifugação). A partir dela, realiza-se a análise por **microscopia óptica** (LEVINSON, 2016; FERREIRA; MORAES, 2013; ASSOCIAÇÃO BRASILEIRA DE NORMAS TÉCNICAS, 2006).

A **biópsia retal**, utilizada para o **exame anatomopatológico**, devido às suas características mais invasivas, costuma ser utilizada apenas para a avaliação da atividade de fármacos antiesquistossomóticos. Já os **métodos imunológicos** são de mais fácil utilização, sendo empregados no diagnóstico de esquistossomose avançada, em portadores com baixa carga parasitária e em situações peculiares em que as outras técnicas não têm alcance. Devido ao seu custo mais alto, não são utilizados rotineiramente, mas são uma excelente opção para encontrar antígenos e anticorpos relacionados com a infecção (LEVINSON, 2016; FERREIRA; MORAES, 2013). A estrutura dos ovos analisados pode ser observada nas Figuras 5A (*S. mansoni*) e 5B (*S. haematobium*).

Diagnóstico laboratorial de clonorquíase

Devido ao fato de o diagnóstico laboratorial para a clonorquíase dever ser realizado a partir da análise de pequenos ovos operculados e marrons nas fezes dos pacientes suspeitos de infecção, os testes sorológicos não são recomendados. Podemos observar o formato do ovo de *Clonorchis* na Figura 5C.

Diagnóstico laboratorial de paragonimíase

O diagnóstico laboratorial de paragonimíase é realizado a partir da observação de ovos pequenos, marrons e operculados no escarro e/ou nas fezes; nesse caso, os testes sorológicos também não são úteis (LEVINSON, 2016; FERREIRA; MORAES, 2013). É possível observar o formato do ovo na Figura 5D.

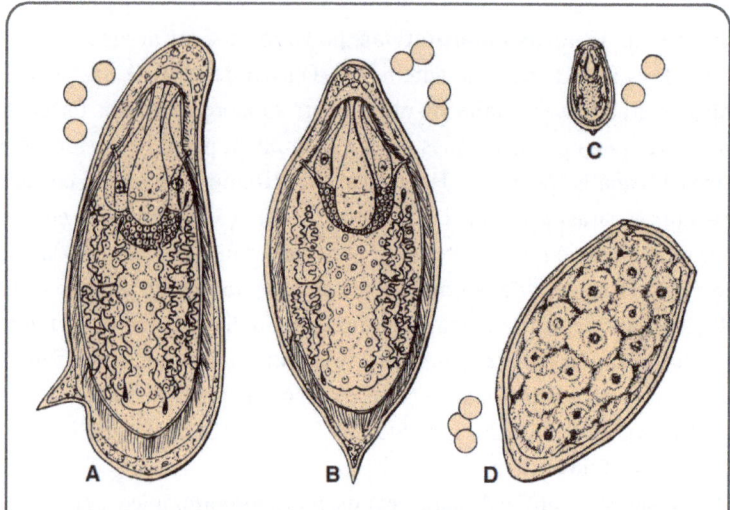

Figura 5. Ovos de trematódeos: (A) *Schistosoma mansoni*; (B) *Schistosoma haematobium*; (C) *Clonorchis*; (D) *Paragonimus*.
Fonte: Levinson (2016, p. 452).

Diagnóstico laboratorial de fasciolose

Assim como nos casos anteriores, o diagnóstico da fasciolose é realizado por meio da identificação de ovos nas fezes, e o teste sorológico não é efetivo (LEVINSON, 2016; FERREIRA; MORAES, 2013). É possível observar um ovo de ***Fasciola hepatica*** na Figura 6.

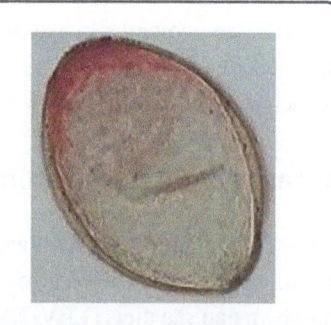

Figura 6. Ovo de *Fasciola hepatica*.
Fonte: Universidade Federal do Rio Grande do Sul ([20--?], documento *on-line*).

3 Características morfológicas dos ovos na identificação das diferentes espécies de trematódeos

Como foi visto na seção anterior, a análise microscópica de ovos e larvas oriundos das fezes dos pacientes é o método mais utilizado para o diagnóstico das parasitoses por trematódeos. Porém, para que essa metodologia seja, de fato, efetiva, é necessário que se conheça a estrutura de cada um desses parasitas.

Conforme podemos observar na Figura 7, na letra A estão representados adultos macho e fêmea de *S. mansoni*; a fêmea vive na fenda do macho (apresentada como uma abertura ventral). Na letra B, podemos perceber a forma adulta do parasita *C. sinensis*. Já na letra C, vemos a forma adulta do parasita *P. westermani* e, na letra D, a forma cercária do *S. mansoni* (LEVINSON, 2016).

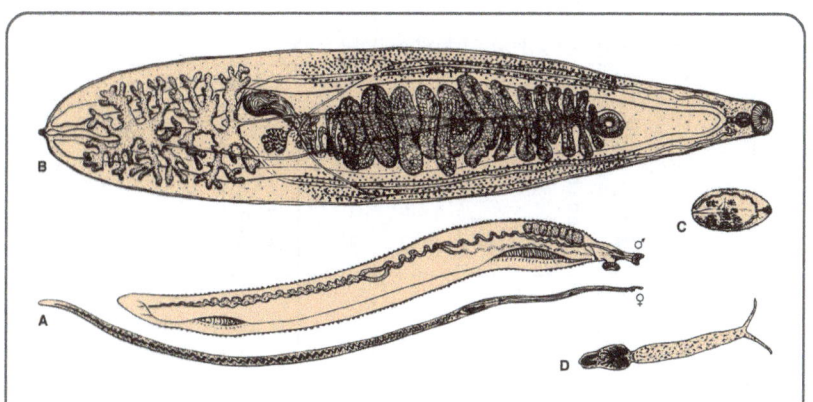

Figura 7. Formas adultas de *Schistosoma mansoni*, *Clonorchis sinensis* e *Paragonimus westermani*.
Fonte: Levinson (2016, p. 452).

As diferenças entre os trematódeos são diversas, como podemos observar tanto na Figura 7 como no Quadro 2. Esse quadro apresenta não apenas as diferenças morfológicas, mas também aquelas relacionadas ao modo de transmissão desses parasitas, bem como os locais do corpo humano afetados, o hospedeiro intermediário de cada um, as áreas endêmicas no mundo e o tratamento padrão (LEVINSON, 2016).

Quadro 2. Características dos trematódeos

Trematódeo	Modo de transmissão	Principais locais afetados	Hospedeiro(s) intermediário(s)	Característica diagnóstica dos ovos	Área(s) endêmica(s)	Tratamento
Schistosoma mansoni	Penetração na pele	Veias do colo	Caramujo	Grande espinho lateral	África, América do Sul e Caribe	Praziquantel
Schistosoma japonicum		Veias da bexiga		Grande espinho lateral	Ásia	
Schistosoma haematobium		Veias da Bexiga		Grande espinho terminal	África e Oriente Médio	
Clonorchis sinensis	Ingestão de peixe cru	Fígado	Caramujo e peixe	Operculado	Ásia	
Paragonimus westermani	Ingestão de caranguejo cru	Pulmões	Caramujo e caranguejo			
Fasciola hepatica	Ingestão de água ou vegetais contaminados	Fígado	Caramujo		América do Sul, África, Europa e China	Triclabendazol

Fonte: Adaptado de Levinson (2016).

Na Figura 8, podemos observar a cercária do *Schistosoma* e a sua cauda bifurcada típica do lado esquerdo.

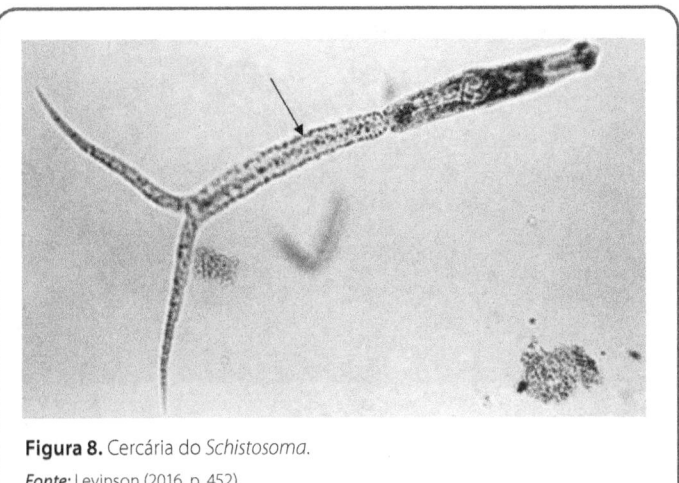

Figura 8. Cercária do *Schistosoma*.
Fonte: Levinson (2016, p. 452).

Na Figura 9, observa-se um ovo de *S. mansoni*, que possui um grande espinho lateral, que caracteriza o diagnóstico. Por outro lado, observamos, na Figura 10, um ovo de *S. haematobium*, que, diferentemente do anterior, apresenta um pequeno espinho terminal, apontado pela seta (LEVINSON, 2016).

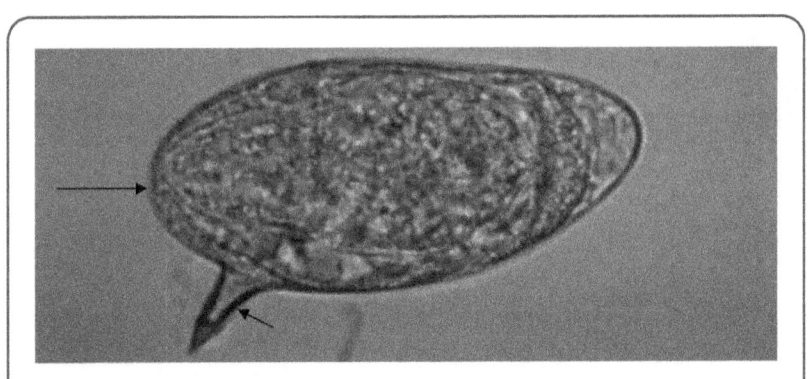

Figura 9. Ovo de *Schistosoma mansoni*.
Fonte: Levinson (2016, p. 452).

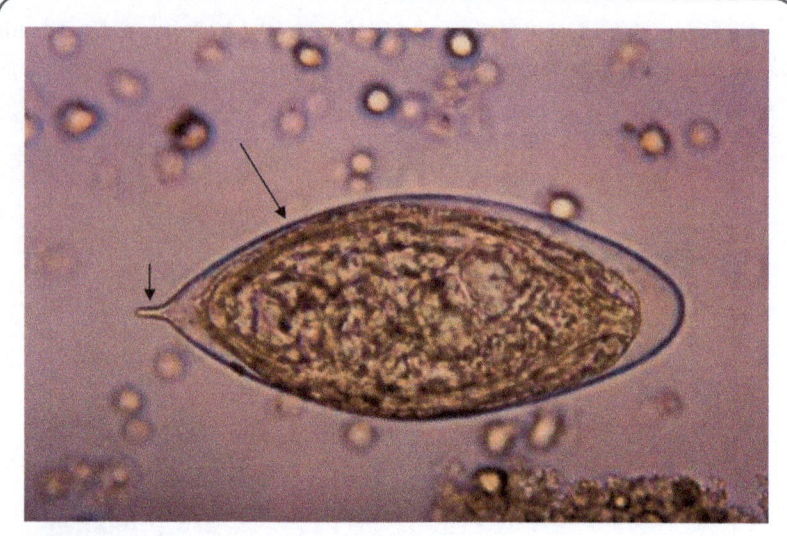

Figura 10. Ovo de *Schistosoma haematobium*.
Fonte: Levinson (2016, p. 452).

Saiba mais

A esquistossomose também é conhecida popularmente como barriga d'água e é endêmica no Brasil. Para saber mais sobre ela, leia o artigo "Esquistossomose, ou barriga d'água, é considerada doença endêmica no país", do portal Viva Bem.

Referências

ASSOCIAÇÃO BRASILEIRA DE NORMAS TÉCNICAS. *ABNT NBR 15340:2006*: laboratório clínico, exames parasitológicos de fezes. São Paulo: ABNT, 2006.

BROCKS, G. F. *et al*. *Microbiologia médica de Jawetz, Melnick e Adelberg*. 26. ed. Porto Alegre: AMGH, 2014.

CENTERS FOR DISEASE CONTROL AND PREVENTION. *Parasites*. 2020. Disponível em: www.cdc.gov/parasites. Acesso em: 3 maio 2020.

FERREIRA, A. W.; MORAES, S. do L. *Diagnóstico laboratorial das principais doenças infecciosas e autoimunes*. 3. ed. Rio de Janeiro: Guanabara Koogan, 2013.

LEVINSON, W. *Microbiologia e imunologia médicas*. 13. ed. Porto Alegre: AMGH, 2016.

PASQUALOTTO, A. C.; SCHWARZBOLD, A. V. *Doenças infecciosas*: consulta rápida. Porto Alegre: Artmed, 2006.

SANTOS, C. A. M. L. dos. Doenças parasitárias associadas ao consumo de pescado no Brasil: incidência e epidemiologia. *Hig. Alimente.*, v. 31, nº. 270, p. 65–71, ago. 2017.

UNIVERSIDADE FEDERAL DO RIO GRANDE DO SUL. *Fasciola hepática*. [20--?]. Disponível em: http://webcache.googleusercontent.com/search?q=cache:vdMzeV0qn-MJ:www.ufrgs.br/para-site/siteantigo/Imagensatlas/Animalia/Fasciola%2520hepatica.htm+&cd=30&hl=pt-BR&ct=clnk&gl=br. Acesso em: 5 maio 2020.

Leituras recomendadas

OLIVEIRA, F. de. Esquistossomose, ou barriga d'água, é considerada doença endêmica no país. *Viva bem UOL*, 2020. Disponível em: https://www.uol.com.br/vivabem/noticias/redacao/2020/02/22/esquistossomose-ou-barriga-dagua-e-considerada-doenca-endemica-no-pais.htm?cmpid=copiaecola. Acesso em: 3 maio 2020.

SOCIEDADE BRASILEIRA DE PARASITOLOGIA. *Apresentação*. 2009. Disponível em: https://www.parasitologia.org.br/apresentacao.php. Acesso em: 3 maio 2020.

SOCIEDADE BRASILEIRA DE INFECTOLOGIA. *Apresentação*. 2020. Disponível em: https://www.infectologia.org.br/pg/305/apresentacao. Acesso em: 3 maio 2020.

Fique atento

Os *links* para *sites* da *web* fornecidos neste capítulo foram todos testados, e seu funcionamento foi comprovado no momento da publicação do material. No entanto, a rede é extremamente dinâmica; suas páginas estão constantemente mudando de local e conteúdo. Assim, os editores declaram não ter qualquer responsabilidade sobre qualidade, precisão ou integralidade das informações referidas em tais *links*.

Cestoda: teníase e cisticercose

Objetivos de aprendizagem

Ao final deste texto, você deve apresentar os seguintes aprendizados:

- Distinguir os aspectos clínicos da teníase e da cisticercose.
- Indicar os métodos de diagnóstico laboratorial da teníase e da cisticercose.
- Identificar microscopicamente as formas parasitárias relacionadas à *Taenia Solium* e *Taenia Saginata*.

Introdução

Os platelmintos são formas de vermes que recebem essa denominação por seu formato achatado. Esses seres se dividem em duas classes: Cestoda, que abrange as tênias, e Trematoda, que abrange os vermes parasitas. A classe Cestoda abrange um grupo de parasitas capazes de causar patologias como teníase e cisticercose a partir da sua ingestão. Esses parasitas são também conhecidos popularmente pelo termo "solitária". Existem quatro cestódios de importância médica: *Taenia solium, T. saginata, Diphyllobothrium latum* e *Echinococcus granulosus*. Tanto a teníase como a cisticercose, infecções que são o foco deste capítulo, podem ser causadas por *T. solium*, porém, a teníase também tem *T. saginata* como potencial agente.

Neste capítulo, você vai estudar os aspectos clínicos e o ciclo parasitário da teníase e da cisticercose, bem como os métodos diagnósticos utilizados para identificar ambas as patologias. Por fim, você vai verificar as características morfológicas que diferem os ovos de *Taenia* sp. de outras espécies de trematódeos.

1 Aspectos clínicos da teníase e da cisticercose

A **teníase** é uma doença causada pela ingestão de cisticercos de *T. solium* ou *T. saginata*, cuja versão adulta pode ser encontrada no intestino humano. É importante que você perceba que são necessários dois fatores cruciais para que o desenvolvimento dessa patologia seja efetivo:

- a infecção de bovinos e suínos; e
- a ingestão da carne malcozida ou crua, portando cisticercos, por parte dos seres humanos.

Já na **cisticercose**, são os ovos de *T. solium* que são ingeridos pelos seres humanos, e as larvas resultantes causam a doença (LEVINSON, 2016; WILLIAMSON; SNYDER, 2013).

Características clínicas da teníase

O intestino humano é o local onde a **tênia** se aloja nos casos de teníase, que ocorre devido ao consumo de carne suína ou bovina crua ou malcozida contendo cisticercos. Conforme é possível observar na Figura 1, a tênia cresce ao adicionar novas proglótides, e as proglótides grávidas, capazes de produzir muitos ovos, excretam esses ovos por meio das fezes do hospedeiro, potencializando a transmissão a diferentes hospedeiros intermediários, como gado bovino, porcos e peixes.

O fato de esses parasitas serem hermafroditas potencializa a condição de reprodução e proliferação desses agentes infecciosos. Uma vez no intestino delgado, as larvas conseguem aderir à parede intestinal, crescendo por cerca de três meses. Dessa forma, elas se tornam vermes adultos, que podem medir até 5 metros. As proglótides terminais grávidas são eliminadas diariamente nas fezes e, por conta disso, podem ser ingeridas por porcos e/ou boi (LEVINSON, 2016; WILLIAMSON; SNYDER, 2013).

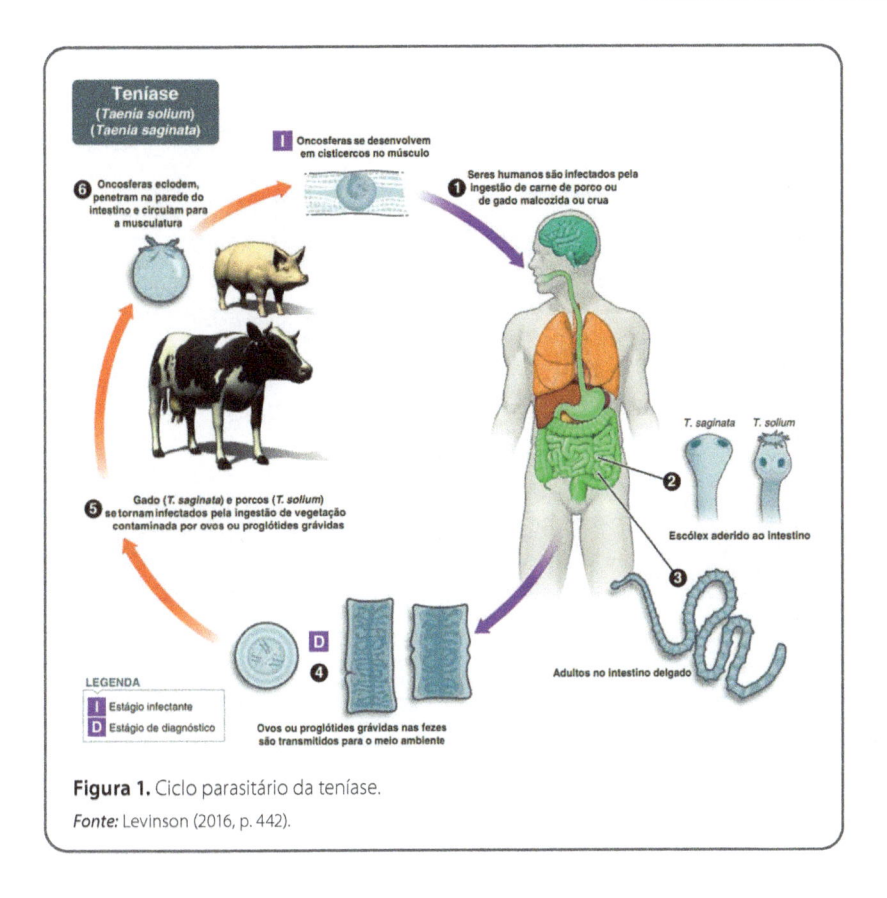

Figura 1. Ciclo parasitário da teníase.
Fonte: Levinson (2016, p. 442).

No boi ou porco infectado pelos ovos serão encontrados cisticercos, pois de cada ovo se originará uma **oncosfera** (um embrião com seis ganchos) dentro do intestino do animal. Esses embriões penetrarão nos vasos sanguíneos, chegando, assim, aos músculos esqueléticos. Lá, eles se desenvolverão em **cisticercos**. É justamente nesse tecido muscular que os cisticercos permanecem, até que sejam ingeridos pelos seres humanos. A Figura 2 mostra o exemplo de um cisticerco incrustado no tecido muscular. É importante frisar que os seres humanos são os hospedeiros definitivos desses parasitas, enquanto os porcos e bois são hospedeiros intermediários (LEVINSON, 2016).

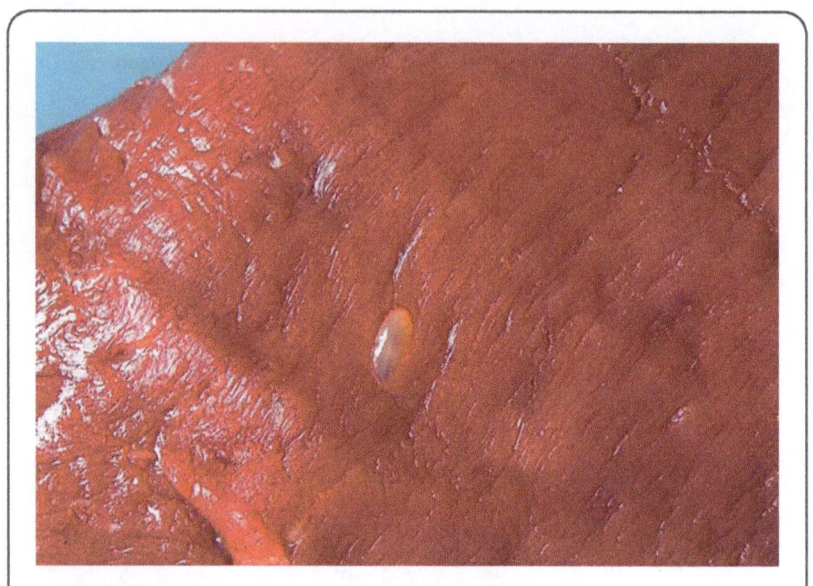

Figura 2. Lesão vesicular no coração bovino com parede opaca.
Fonte: Adaptada de Panziera *et al.* (2017).

A tênia adulta aderida à parede intestinal causa poucos danos. A maioria dos pacientes com tênias adultas é assintomática, podendo, contudo, ocorrer anorexia e diarreia. Alguns indivíduos podem observar proglótides nas fezes.

A epidemiologia da teníase está relacionada ao acesso dos animais (bovinos e suínos) às fezes humanas e ao consumo de carne bovina ou suína crua ou malcozida. A doença ocorre mundialmente, porém, é endêmica em regiões da Ásia, da América do Sul e do Leste Europeu. A maioria dos casos nos Estados Unidos é importada (LEVINSON, 2016).

Características clínicas da cisticercose

No caso da cisticercose, a situação é mais grave, pois ela ocorre quando o indivíduo ingere ovos larvados por meio de alimentos ou água contaminados por **fezes humanas**, como pode ser visto no ciclo parasitário apresentado na Figura 3. É fundamental frisar que, na cisticercose, os seres humanos são infectados pelos ovos excretados nas fezes humanas ou pela ingestão de carne de porco malcozida, e que a infecção ocorre nos porcos quando estes ingerem alimentos ou água contaminados por fezes humanas. Outro ponto curioso é que, pelo fato de os porcos não terem o verme adulto em seu intestino, eles não excretam ovos pelas suas fezes, o que torna o ser humano o disseminador dessa doença. Ou seja, a fase do ciclo parasitário que infecta o ser humano é determinante para o diagnóstico do tipo de doença e para a gravidade dela.

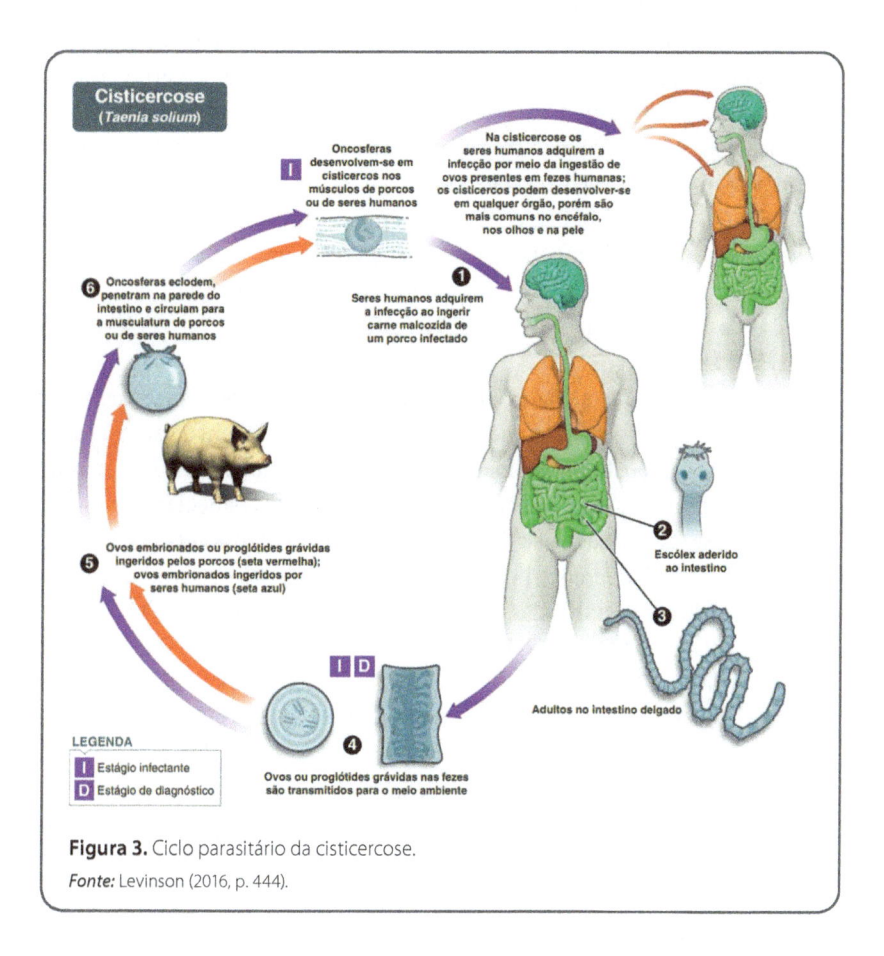

Figura 3. Ciclo parasitário da cisticercose.
Fonte: Levinson (2016, p. 444).

Os ovos eclodem no intestino delgado, e as oncosferas penetram através da parede, atingindo um vaso sanguíneo. Eles podem se espalhar por vários órgãos, principalmente olhos e encéfalo, onde encistam e formam cisticercos (Figura 2). Cada cisticerco contém uma larva (GHAFFAR; BROWER, 2017; LEVINSON, 2016; WILLIAMSON; SNYDER, 2013).

Os cisticercos podem se tornar muito volumosos, sobretudo no encéfalo, onde se manifestam como uma lesão que ocupa espaço no tecido. Cisticercos vivos não causam inflamação, entretanto, quando morrem, podem liberar substâncias que provocam uma resposta inflamatória. Por fim, os cisticercos se calcificam (LEVINSON, 2016).

A epidemiologia da cisticercose está relacionada ao consumo de alimentos ou água contaminados por fezes humanas ou ao consumo de carne crua ou malcozida de porcos contaminados. É de extrema relevância relacionar os casos de cisticercose com a higiene e com a qualidade do saneamento de determinada região, pois é possível ocorrer não apenas a contaminação devido à ingestão de alimentos contaminados, como também a **autoinfecção**, por meio dos ovos eliminados pelos parasitas que parasitam o próprio indivíduo. A doença ocorre ao redor do globo, porém, é endêmica em regiões da Ásia, da América do Sul e do Leste Europeu (GHAFFAR; BROWER, 2017; WILLIAMSON; SNYDER, 2013).

O cisticerco pode se alojar em diferentes locais, e essa localização depende do processo de migração das oncosferas. Não existe consenso sobre a razão pela qual essas oncosferas se alojam em determinado local ou outro, porém, o que podemos afirmar é que a cisticercose no encéfalo, conhecida como **neurocisticercose**, é a forma mais grave de cisticercose. Ela causa cefaleia, vômitos e convulsões. A cisticercose pode causar também uveíte ou retinite, com as larvas podendo ser visualizadas flutuando no vítreo (FERREIRA; MORAES, 2015; UNIVERSIDADE ESTADUAL DE CAMPINAS (UNICAMP), [2020]; WILLIAMSON; SNYDER, 2013). Nódulos subcutâneos contendo cisticercos ocorrem com frequência. Os cistos também são comumente encontrados no músculo esquelético.

Dentro do quadro de neurocisticercose, pode-se observar um quadro em que mais de uma larva está presente, geralmente na massa cinzenta ou na leptomeninge da convexidade cerebral. Nessa situação, o cisticerco apresenta o escólex invaginado no interior de uma vesícula, enquanto uma membrana de camada dupla se interpõe entre a vesícula e o tecido do hospedeiro. A camada interna da membrana dupla é delgada, enquanto a externa é frouxa e espessa, contendo microvilosidades, por onde o parasita absorve nutrientes. É importante lembrar que, enquanto o cisticerco continua vivo, fato que pode perdurar por anos, a reação inflamatória localizada se mantém leve (FERREIRA; MORAES, 2015; UNICAMP, [2020]).

Outra forma de neurocisticercose é causada pelo cisticerco racemoso, que causa uma forma mais grave de neurocisticercose, com a formação de vesículas que se assemelham a cachos de uva. Essa forma é mais grave, devido ao espaço ocupado no encéfalo e ao volume de reação inflamatória induzida, que é bem superior, gerando quadros de leptomeningite, vasculite e lesões em raízes de nervos cranianos (FERREIRA; MORAES, 2015; UNICAMP, [2020]; WILLIAMSON; SNYDER, 2013).

Fique atento

A cisticercose é cada vez mais diagnosticada no Brasil, com maior concentração de casos nas regiões Sul e Sudeste. Essas notificações ocorrem tanto em serviços de neurologia e neurocirurgia como em análises anatomopatológicas. Porém, essa informação não é um determinante de que essas regiões possuem mais casos, podendo ser apenas um indicativo de baixa notificação em outras regiões, principalmente porque o tratamento é realizado em grandes centros do Sul e do Sudeste (SOCIEDADE BRASILEIRA DE INFECTOLOGIA, [2020]).

2 Diagnóstico laboratorial da teníase e da cisticercose

Conforme a norma brasileira 15340:2006, da Associação Brasileira de Normas Técnicas, que normatiza os exames parasitológicos laboratoriais, a técnica padrão para o diagnóstico de *Taenia* sp. é a **sedimentação** (seja espontânea, seja estimulada por centrifugação), para, a partir dela, analisar-se a amostra por microscopia óptica (ASSOCIAÇÃO BRASILEIRA DE NORMAS TÉCNICAS (ABNT), 2006).

Taenia solium e *Taenia saginata* (teníase)

A identificação de *T. solium* é importante tanto para os quadros de teníase como para os quadros de cisticercose, pois, dependendo da via de infecção e do momento do ciclo parasitário, esse parasita é responsável por ambas as doenças. Já a *T. saginata* é responsável apenas pela teníase, conforme pode ser observado na Figura 4. A imagem mostra a forma adulta de *T. saginata* com um escólex muito pequeno no lado direito, indicado pela seta, e as proglótides grávidas no lado esquerdo da imagem.

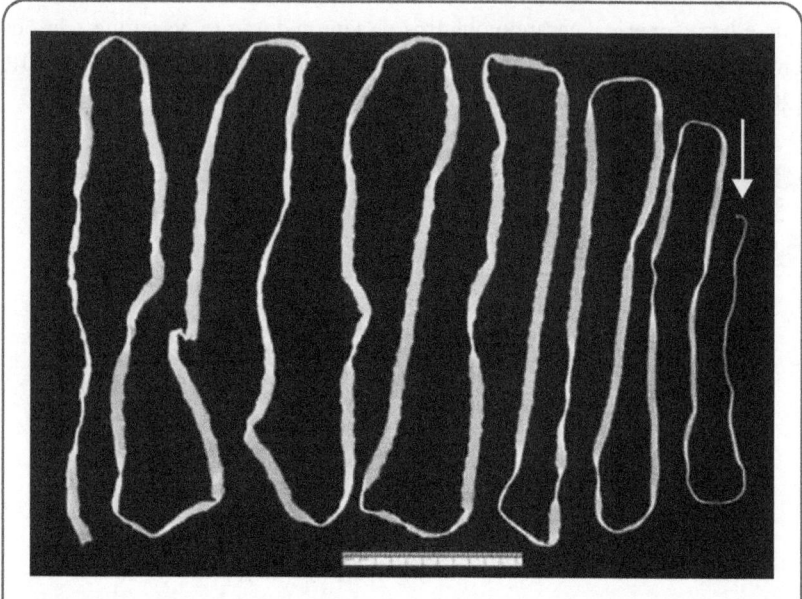

Figura 4. Forma adulta da *Taenia saginata*.
Fonte: Levinson (2016, p. 445).

Como foi visto anteriormente, a teníase é, em geral, uma doença assintomática, que pode, porém, causar obstrução intestinal, biliar ou pancreática, em um quadro de infecção sistêmica. Devido a esse risco, é muito importante realizar o diagnóstico. Esse diagnóstico consiste na observação de proglótides grávidas de *T. solium*, tendo entre cinco e 10 ramificações uterinas principais nas fezes, conforme pode ser observado na Figura 5. A seta longa na imagem indica uma das quatro ventosas no escólex, e a seta curta indica o círculo do gancho. Já as proglótides podem ser vistas estendendo-se do escólex em direção ao lado esquerdo da imagem. Uma característica importante da *T. solium* é que os ovos são encontrados nas fezes com menor frequência do que nas proglótides.

Já a identificação de *T. saginata* consiste na observação de proglótides grávidas com 15 a 20 ramificações uterinas nas fezes. Os ovos são encontrados com menor frequência nas fezes do que nas proglótides (FERREIRA; MORAES, 2015; LEVINSON, 2016; WILLIAMSON; SNYDER, 2013).

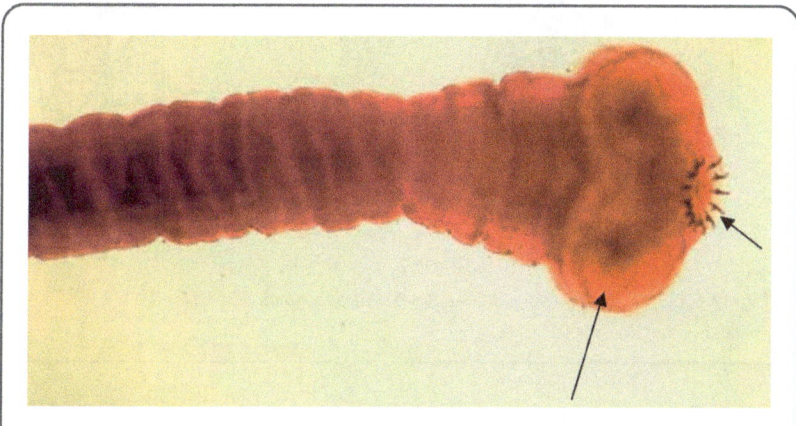

Figura 5. *Taenia solium.*
Fonte: Levinson (2016, p. 443).

Com relação aos ovos, pode existir dificuldade na diferenciação entre os ovos de *T. solium* e *T. saginata*, e, em cerca de 50% dos pacientes, não se consegue distinguir. Dessa forma, de fato, a análise da morfologia uterina das proglótides grávidas é essencial para se ter o diagnóstico definitivo de qual tênia está infectando o paciente (FERREIRA; MORAES, 2015; LEVINSON, 2016; WILLIAMSON; SNYDER, 2013).

A diferenciação entre as duas pode ser mais explicitada ao se analisar a Figura 6, em que se pode observar o escólex de *T. solium* com suas ventosas e ganchos na letra A, em comparação aos escólex de *T. saginata* na letra C com suas ventosas. Observa-se também uma proglótide grávida de *T. solium* na letra B, possuindo menos ramificações uterinas do que a proglótide de *T. saginata* na letra D.

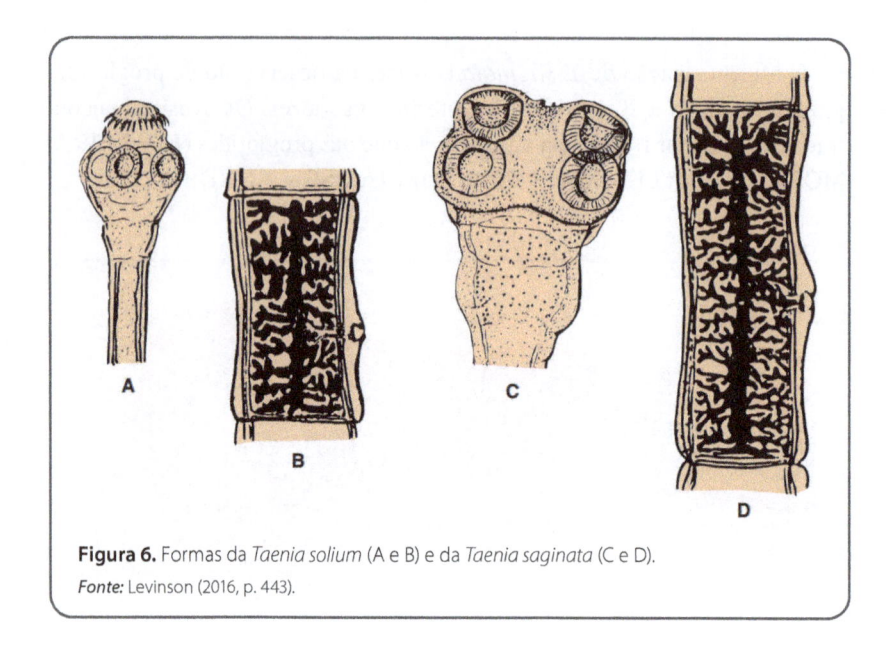

Figura 6. Formas da *Taenia solium* (A e B) e da *Taenia saginata* (C e D).
Fonte: Levinson (2016, p. 443).

Em relação a outros exames, pode-se perceber uma leve alta na contagem de eosinófilos no hemograma do paciente, mas nada além disso.

Taenia solium (cisticercose)

O diagnóstico da cisticercose é mais complicado, pois depende da comprovação da presença do cisto no tecido, geralmente por remoção cirúrgica ou tomografia computadorizada, além de dados epidemiológicos. Mesmo no caso de cisticercose, a detecção direta com busca de ovos, proglotes, estróbilos ou escólex em amostra de fezes é realizada, da mesma forma que na teníase, com a confirmação da presença de *T. solium* por meio da análise morfológica uterina de proglótides grávidas (FERREIRA; MORAES, 2015; LEVINSON, 2016; WILLIAMSON; SNYDER, 2013). Na Figura 7, podemos observar o cisticerco da *T. solium* no encéfalo, com a seta indicando a parede do cisticerco que protege a larva.

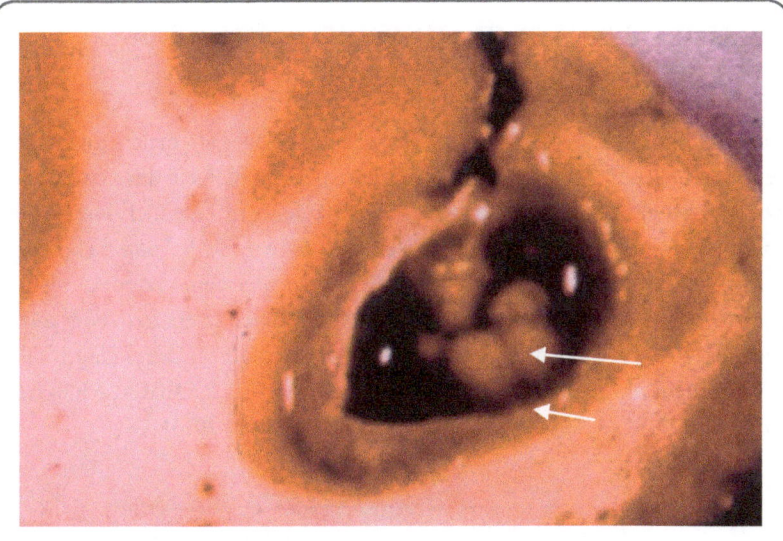

Figura 7. Cisticerco de *Taenia solium* no encéfalo.
Fonte: Levinson (2016, p. 445).

Porém, outros exames podem ser realizados em caso de suspeita de cisticercose. A existência de anticorpos detectáveis por exames sorológicos depende da quantidade e da condição dos cisticercos, mas, mesmo assim, a detecção de anticorpos no soro pode ser mais sensível do que em amostras do líquido céfalo-espinhal (LCS), analisado em casos de neurocisticercose. Já os ensaios imunoenzimáticos, como o *enzyme linked immunosorbent assay*, conhecido como ELISA, encontram anticorpos em 75 a 80% dos casos de pacientes com poucos cistos ou cistos calcificados, e em 93% daqueles que já possuem um quadro grave de neurocisticercose.

A imunoeletrotransferência ligada à enzima em amostra de soro ou de LCS tem uma sensibilidade acima de 94% quando existem múltiplas lesões, e de cerca de 72% quando são lesões solitárias. Porém, no caso de lesões solitárias, a produção de anticorpos pode não ser induzida. Na cisticercose, ainda se pode encontrar uma elevação de eosinófilos no hemograma, sendo incomum uma grande elevação na velocidade de hemossedimentação. Já no LCS, pode haver um aumento de eosinófilos e de células mononucleares, com discreta elevação de proteínas, porém, não são encontrados parasitas (FERREIRA; MORAES, 2015; LEVINSON, 2016; WILLIAMSON; SNYDER, 2013).

3 Características morfológicas dos ovos de trematódeos

É muito importante perceber as diferenças entre os ovos em meio à diversidade de trematódeos existentes, afinal, o diagnóstico, na maioria das vezes, é realizado por meio da sua análise nas fezes do paciente infectado. É interessante observar que, em uma análise microscópica, os ovos de *T. Solium* (Figura 8) se assemelham aos de *T. saginata* e de *Echinococcus*, como pode ser visto na Figura 9A, que mostra o ovo contendo um embrião de oncosfera, com quatro ganchos visíveis. Porém, eles se diferem dos ovos de *D. latum* (Figura 9B), que possuem um opérculo na sua porção superior (FERREIRA; MORAES, 2015; LEVINSON, 2016; WILLIAMSON; SNYDER, 2013).

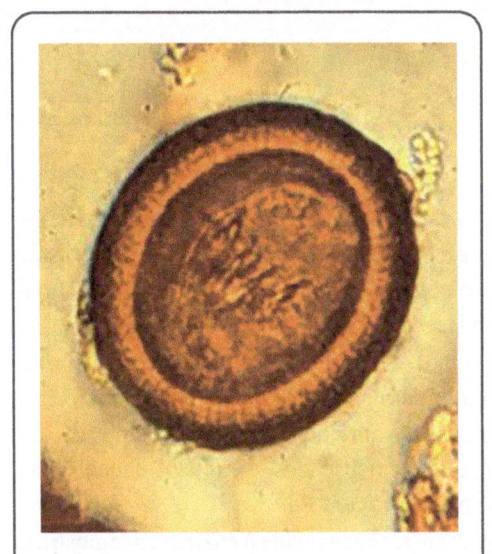

Figura 8. Ovos de *Taenia* sp.
Fonte: Ghaffar e Brower (2017, documento *on-line*).

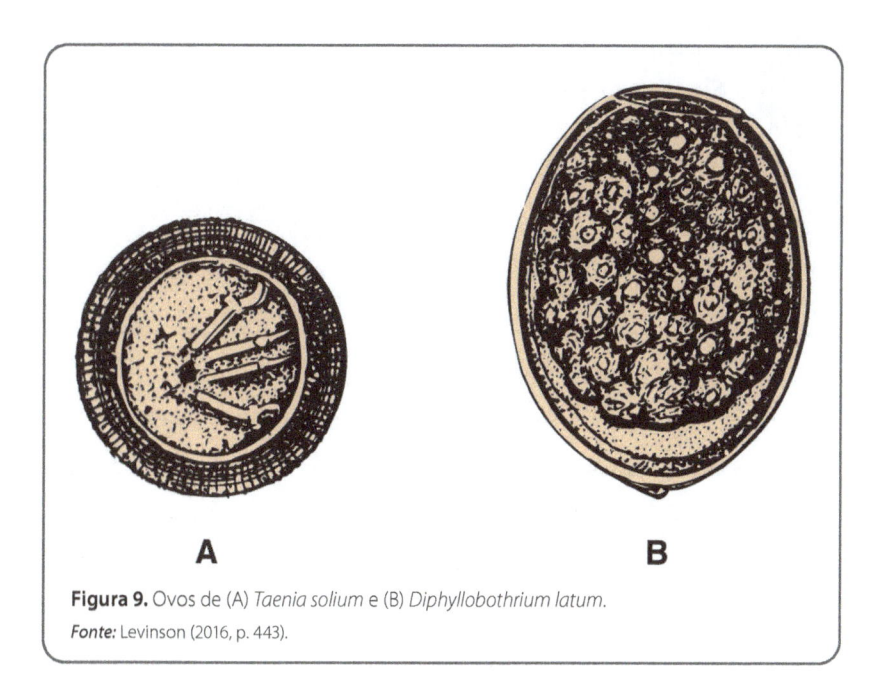

Figura 9. Ovos de (A) *Taenia solium* e (B) *Diphyllobothrium latum*.
Fonte: Levinson (2016, p. 443).

O *E. granulosus*, também conhecido como tênia do cão, causa a equinococose ou **hidatidose**, uma patologia baseada na formação de cistos hidáticos que, em geral, é assintomática. Porém, cistos hepáticos podem causar disfunção hepática, cistos nos pulmões podem eclodir, causando danos nos brônquios e produzindo escarro sanguinolento, assim como cistos cerebrais podem causar cefaleia e sinais neurológicos focais. A ruptura dos cistos pode ainda causar choque anafilático. O diagnóstico principal é baseado em microscopia, em que se buscam cápsulas prolígeras que contenham múltiplos protoescólex, conhecidos como **areia hidática** (Figura 10), somada a testes sorológicos, como de hemaglutinação indireta (GHAFFAR; BROWER, 2017; WILLIAMSON; SNYDER, 2013).

Fique atento

O *E. granulosus* é uma das menores tênias, possuindo um escólex e apenas três proglótides. O escólex apresenta um círculo de ganchos e quatro ventosas, assim como *T. solium*. Os cães são seus hospedeiros definitivos mais importantes. Os hospedeiros intermediários geralmente são as ovelhas. Já os seres humanos são, quase sempre, hospedeiros intermediários terminais.

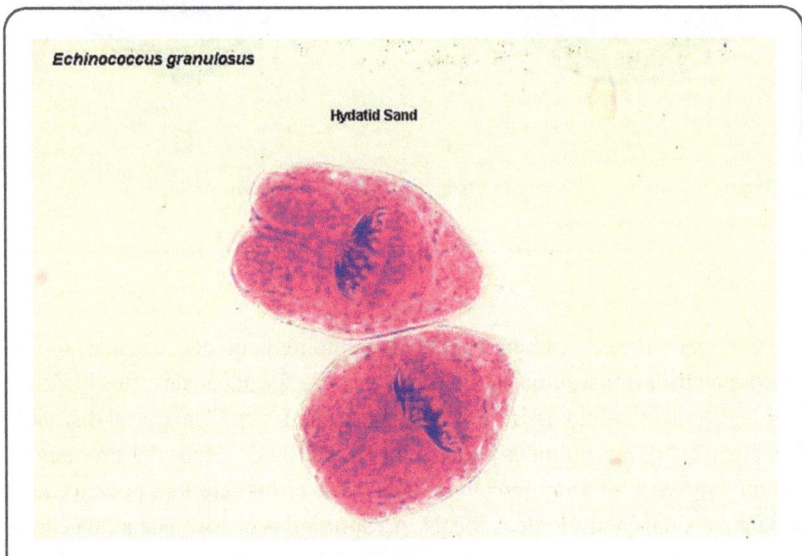

Figura 10. Areia hidática em *Echinococcus granulosus*.
Fonte: Dr Peter Darben, Coleção de parasitologia clínica da Universidade de Tecnologia de Queensland *apud* GHAFFAR; BROWER, (2017, documento *on-line*).

Já o *D. latum*, a tênia dos peixes, causa **difilobotríase**. Esse parasita apresenta um escólex com dois sulcos de sucção alongados, com os quais ele se adere à parede intestinal, e não possui gancho. As suas proglótides são mais largas, e o útero grávido tem uma forma de roseta. Os ovos de *D. latum* são ovais (e não redondos, como os ovos das tênias), tendo uma abertura que se assemelha a uma tampa, o opérculo (Figura 11), em uma extremidade.

A infecção por *D. latum* causa poucos danos ao intestino delgado. Em alguns indivíduos, ocorre anemia megaloblástica como resultado da deficiência de vitamina B12, causada pela captação preferencial da vitamina pelo verme. Porém, em geral, o quadro da maioria dos pacientes é assintomático, podendo ocorrer apenas dor abdominal e diarreia (GHAFFAR; BROWER, 2017; WILLIAMSON; SNYDER, 2013).

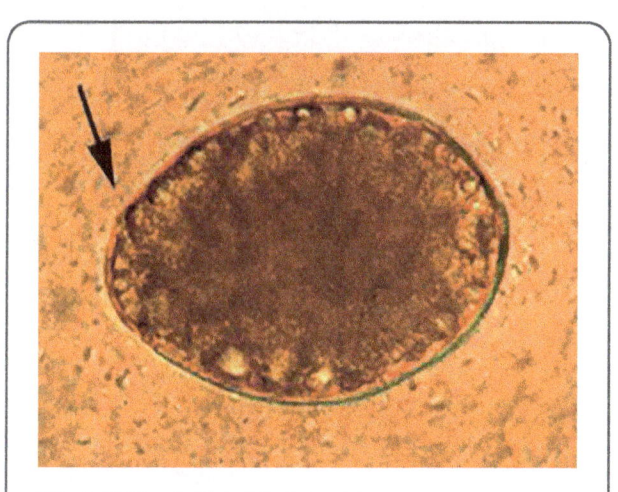

Figura 11. Ovo de *Diphyllobothrium latum*.
Fonte: Ghaffar e Brower (2017, documento *on-line*).

Por fim, podemos citar o *Hymenolepis nana* (Figura 12), popularmente conhecido como verme anão ou **tênia do rato**, que é capaz de realizar tanto o ciclo de vida monoxênico (direto), com um hospedeiro, como o ciclo heteroxênico (indireto), com dois hospedeiros.

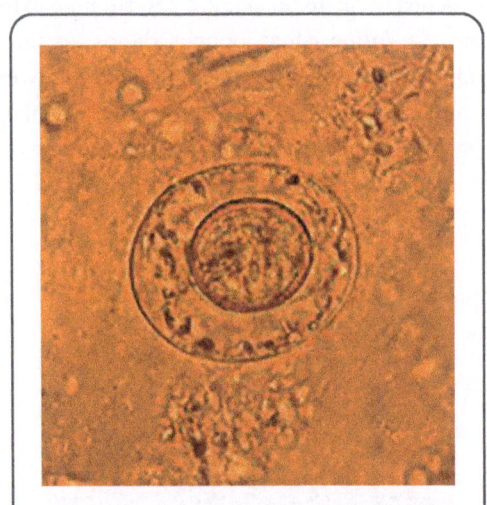

Figura 12. Ovo de *Hymenolepis nana*.
Fonte: Ghaffar e Brower (2017, documento *on-line*).

Já o *H. diminuta* (Figura 13), que, apesar do nome, é maior do que o *H. nana*, é capaz de realizar apenas o ciclo heteroxênico. Em ambos os casos, a infecção é oral-fecal, em que o parasita se desenvolve no intestino delgado a partir de ovos ingeridos, podendo ali residir durante várias semanas. Em ambos os parasitas, os ovos são circulares, contendo dupla membrana. A oncosfera do *H. nana* tem seis ganchos; já o *H. diminuta* tem três pares de acúleos e ausência de filamentos polares entre as membranas (GHAFFAR; BROWER, 2017; LIMA; SANTOS; FRANZ, 2020; WILLIAMSON; SNYDER, 2013).

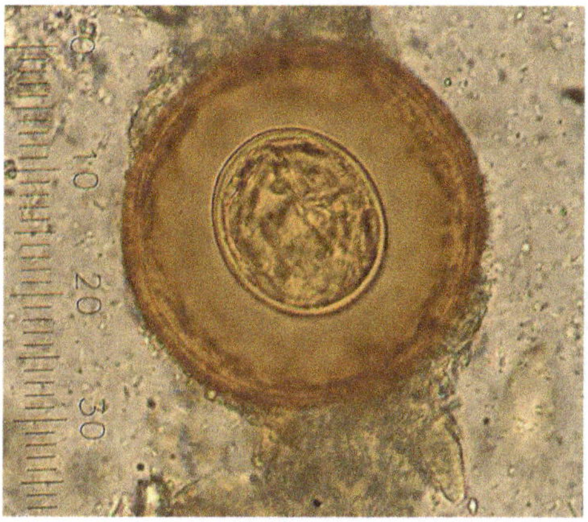

Figura 13. Ovo de *Hymenolepis diminuta*.
Fonte: Limas, Santos e Franz (2020, documento *on-line*).

Os roedores são considerados como reservatórios principais do *H. nana*, enquanto o *H. diminuta* possui insetos como seus hospedeiros intermediários e roedores como seus principais hospedeiros definitivos. Ambos os parasitas produzem infecções leves, que podem ser assintomáticas ou produzir distúrbios abdominais leves; porém, infecções mais intensas podem causar enterite. Embora ocorra por todo o mundo, poucos são os casos relatados em humanos, com maior incidência na Ásia. O diagnóstico de ambos os parasitas é essencialmente baseado no achado de ovos nas fezes (GHAFFAR; BROWER, 2017; LIMA; SANTOS; FRANZ, 2020; WILLIAMSON; SNYDER, 2013).

O Quadro 1 traz uma síntese das características dos trematódeos apresentados neste capítulo, visando a facilitar o entendimento do diagnóstico das diferentes patologias por eles causadas.

Quadro 1. Comparação entre os principais trematódeos

Patógeno	Patologia causada em humanos	Transmissão	Locais do corpo mais afetados	Estágio associado à doenças e sintomas	Diagnóstico	Características dos ovos	Tratamento
Taenia solium (3 m)	Teníase e cisticercose	Ingestão de larvas oriundas de carne malcozida ou ingestão de ovos em alimentos ou água contaminados	Intestino (teníase); encéfalo e olhos (cisticercose)	Tênia adulta no intestino (teníase); cisticerco (principalmente no encéfalo)	Proglótides nas fezes (teníase); biópsia, exames de imagem (cisticercose)	Circular, contendo embrião de oncosfera	Praziquantel (teníase); praziquantel, albendazol ou remoção cirúrgica dos cisticercos (cisticercose)
Taenia saginata (6 m)	Teníase	Ingestão de larvas em carne malcozida	Intestino	Tênia adulta no intestino	Proglótides nas fezes	Circular, contendo embrião de oncosfera	Praziquantel
Echinococcus granulosus (5 mm)	Hidatidose	Ingestão de ovos em alimentos contaminados	Fígado, pulmões e encéfalo (cistos hidáticos)	Cistos hidáticos, principalmente no fígado e nos pulmões	Biópsia, sorologia, exames de imagem	Areia hidática	Albendazol ou remoção cirúrgica dos cistos

(Continua)

(Continuação)

Quadro 1. Comparação entre os principais trematódeos

Patógeno	Patologia causada em humanos	Transmissão	Locais do corpo mais afetados	Estágio associado à doenças e sintomas	Diagnóstico	Características dos ovos	Tratamento
Diphyllobothrium latum (8 m)	Difilobotríase	Ingestão de larvas em peixe malcozido	Intestino	Tênia adulta no intestino	Ovos nas fezes	Oval, caracterizado por apresentar um opérculo em uma das extremidades	Praziquantel
Hymenolepis nana (5 cm)	Himenolepíase	Ingestão de ovos em alimentos ou água contaminados	Intestino	Verme adulto no intestino	Ovos nas fezes	Circular, ligeiramente oval, com membrana externa estriada e membrana interna fina; a oncosfera possui seis ganchos	Praziquantel

(Continua)

(Continuação)

Quadro 1. Comparação entre os principais trematódeos

Patógeno	Patologia causada em humanos	Transmissão	Locais do corpo mais afetados	Estágio associado à doenças e sintomas	Diagnóstico	Características dos ovos	Tratamento
Hymenolepis diminuta (50 cm)	Himenolepíase	Ingestão de ovos em alimentos ou água contaminados	Intestino de roedores (raramente em humanos)	Verme adulto no intestino	Ovos nas fezes	Circular, dupla membrana; possui três pares de acúleos e ausência de filamentos polares entre as membranas	Praziquantel

Fonte: Adaptado de Ghaffar e Brower (2017), Levinson (2016) e Neves (2016).

Saiba mais

Leia a matéria intitulada "Americano tem verme retirado do cérebro após médico dizer que ele teria 30 min de vida", publicada no *site* G1, que apresenta o caso de um paciente que estava com uma cefaleia muito acentuada devido ao bloqueio da circulação causado pelo parasita.

Referências

ASSOCIAÇÃO BRASILEIRA DE NORMAS TÉCNICAS (ABNT). *NBR 15340:* Laboratório clínico: exames parasitológicos de fezes. Rio de Janeiro, 2006.

FERREIRA, A. W.; MORAES, S. do L. *Diagnóstico laboratorial das principais doenças infecciosas e autoimunes.* 3. ed. Rio de Janeiro: Guanabara Koogan, 2015.

GHAFFAR, A.; BROWER, G. Parasitologia – Capítulo cinco Cestodos (Platelmintos). *Microbiologia e Imunologia On-line*, Carolina do Sul, 29 jan. 2017. Disponível em: http://www.microbiologybook.org/Portuguese/para-port-chapter5.htm. Acesso em: 6 mai. 2020.

LIMA, L. M.; SANTOS, J. I.; FRANZ, H. C. F. *Atlas de parasitologia clínica e doenças infecciosas associadas ao sistema digestivo.* 2. ed. Florianópolis: UFSC, 2020. Disponível em: https://parasitologiaclinica.ufsc.br/index.php/info/conteudo/fotografias/ovos-hdiminuta. Acesso em: 6 mai. 2020.

LEVINSON, W. *Microbiologia e imunologia médica*. 13. ed. Porto Alegre: AMGH, 2016.

NEVES, D. P. *Parasitologia humana*. São Paulo: Atheneu, 2016.

PANZIERA, W. *et al.* Aspectos macroscópicos e histológicos da cisticercose bovina. *Pesq. Vet. Bras.* [s. l.], v. 37, n. 11, p. 1220-1228, nov. 2017.

SOCIEDADE BRASILEIRA DE INFECTOLOGIA (SBI). *Teníase/cisticercose*. São Paulo, [2020]. Disponível em: https://www.infectologia.org.br/pg/959/teniasecisticercose. Acesso em: 6 mai. 2020.

UNIVERSIDADE ESTADUAL DE CAMPINAS (UNICAMP). Departamento de Anatomia Patológica da Faculdade de Ciências Médicas. *Cisticercose cerebral do tipo* Cellulosae. Campinas, [2020]. Disponível em: http://anatpat.unicamp.br/lamneuro11.html. Acesso em: 6 mai. 2020.

WILLIAMSON, M. A.; SNYDER, L. M. *Wallach – Interpretação de exames laboratoriais*. 9. ed. Rio de Janeiro: Guanabara Koogan, 2013.

Fique atento

Os *links* para *sites* da *web* fornecidos neste capítulo foram todos testados, e seu funcionamento foi comprovado no momento da publicação do material. No entanto, a rede é extremamente dinâmica; suas páginas estão constantemente mudando de local e conteúdo. Assim, os editores declaram não ter qualquer responsabilidade sobre qualidade, precisão ou integralidade das informações referidas em tais *links*.

Cestoda: hidatidose e difilobotríase

Objetivos de aprendizagem

Ao final deste texto, você deve apresentar os seguintes aprendizados:

- Reconhecer as características clínicas da hidatidose e da difilobotríase.
- Demonstrar os métodos de diagnóstico laboratorial da hidatidose e da difilobotríase.
- Identificar os aspectos morfológicos das estruturas parasitárias do *Echinococcus granulosus* e do *Diphyllobothrium latum*.

Introdução

A hidatidose e a difilobotríase são patologias decorrentes de infecções parasitárias, causadas pelos cestódeos *Echinococcus granulosus* e *Diphyllobothrium latum*, respectivamente. Enquanto a hidatidose é endêmica no Brasil, apresentando muitos casos no Rio Grande do Sul, a difilobotríase no país se restringe mais a casos de brasileiros que viajaram ou, eventualmente, importaram e ingeriram carne contaminada de outros países.

Neste capítulo, você vai estudar os principais sinais clínicos da hidatidose e da difilobotríase. Você também vai compreender como é realizado o diagnóstico laboratorial dessas patologias e o que diferencia os dois parasitas a elas relacionados, que, embora muito diferentes, podem ser eliminados com o mesmo tratamento.

1 Características clínicas da difilobotríase e da hidatidose

Nesta seção, você vai estudar as características clínicas das parasitoses causadas pelos platelmintos cestódeos *D. latum* e *E. granulosus*.

Difilobotríase

D. latum consiste em uma tênia de peixes que causa a patologia conhecida como **difilobotríase**. Os seres humanos são infectados por esse parasita por meio da ingestão de peixe cru ou malcozido contendo larvas plerocercoides ou espárgano (LEVINSON, 2016). A infecção causada pelo *D. latum* gera um quadro assintomático na maioria dos casos. As larvas aderem à parede intestinal, como pode ser observado na Figura 1, e se desenvolvem em vermes adultos, porém, causando poucos danos. Eventualmente, podem ocorrer sintomas de diarreia, além de desconforto abdominal e anemia megaloblástica, em decorrência da deficiência de vitamina B12.

A difilobotríase pode ocorrer em todo o globo terrestre, porém, é endêmica em regiões onde existe o costume de ingerir carne de peixe crua, como em países escandinavos, na Rússia, no Japão, no Canadá e em parte dos Estados Unidos da América (estados da região Centro-Norte americana). Nessas populações, as proglótides grávidas que cresceram dentro do intestino do hospedeiro liberam ovos fertilizados, para serem eliminados pelas fezes. Estas, em contato com a água doce, possibilitarão a ingestão desses embriões por pequenos **crustáceos copépodes**, que se tornam os primeiros hospedeiros intermediários.

Os embriões podem se diferenciar em larvas procercoides, que podem ser ingeridas por **peixes**, ao ingerirem o copépode. Assim, as larvas se diferenciarão em plerocercoides no músculo do peixe, que será o segundo hospedeiro intermediário. De acordo com Ghaffar (2017), Levinson (2016) e Ferreira (2013), o ciclo finaliza com a ingestão do peixe cru ou malcozido por humanos, seu hospedeiro definitivo.

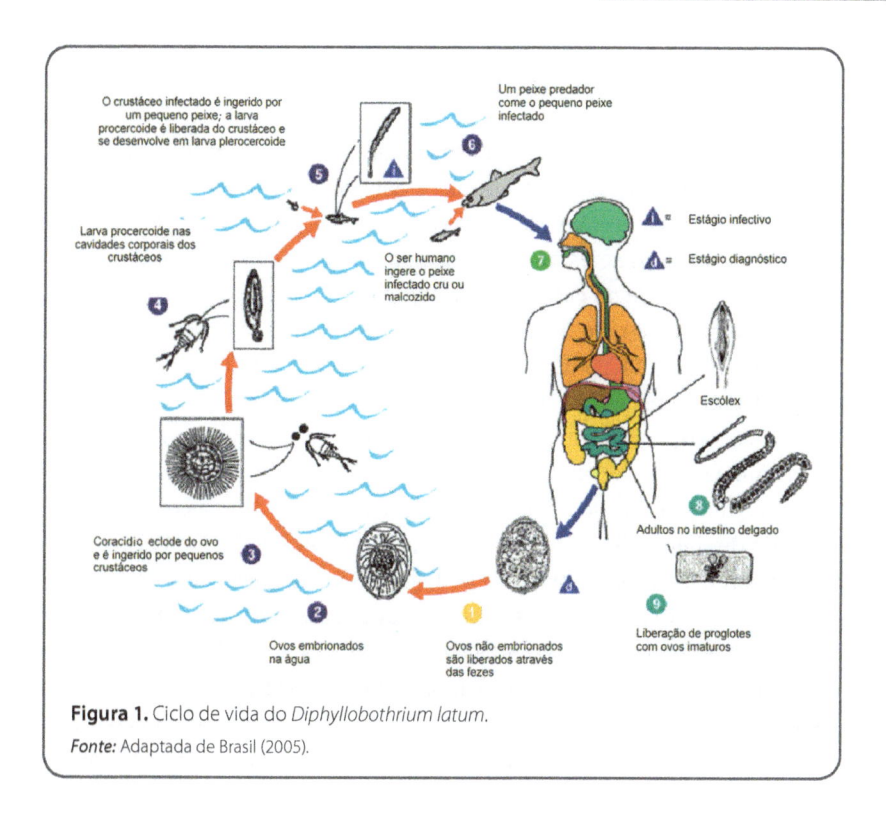

Figura 1. Ciclo de vida do *Diphyllobothrium latum*.
Fonte: Adaptada de Brasil (2005).

Embora os países nórdicos tenham historicamente a maior prevalência de *D. latum*, é preciso lembrar que esse parasita pode ser encontrado em todo o mundo. Em 2005, ocorreu um surto de difilobotríase em São Paulo, surto esse que acometeu 45 pessoas (número relacionado às notificações), sendo 34 residentes na cidade de São Paulo. Em todos os casos, os pacientes tinham o hábito de ingerir peixe cru (preferencialmente salmão e atum) (EDUARDO, 2005).

Hidatidose humana (equinococose)

O parasita *E. granulosus* (tênia do cão) causa a **equinococose**, a hidatidose humana, sendo uma das menores tênias. Sabemos que os cães são os hospedeiros definitivos mais importantes; já as ovelhas são geralmente hospedeiras intermediárias, e os seres humanos são quase sempre hospedeiros intermediários terminais. Já no caso do *E. multilocularis*, os hospedeiros definitivos são principalmente raposas, e os hospedeiros intermediários são diferentes roedores (GHAFFAR, 2017; LEVINSON, 2016; VAZ, 2007).

Conforme apresentado na Figura 2, no ciclo do parasita *E. granulosus*, que causa doença cística hidática unilocular, os ovos podem ser ingeridos por seres humanos ou ovelhas após a sua excreção por meio das fezes caninas — ou seja, a ingestão tende a ocorrer devido a alimentos e água contaminados. O quadro assintomático é comum na maioria dos indivíduos com cistos hidáticos; porém, esses mesmos cistos podem causar disfunção hepática.

Já na infecção pelo ***E. multilocularis***, que causa a doença hidática multilocular, os seres humanos são infectados pela ingestão acidental de alimento contaminado por fezes de raposa. O quadro clínico tende a evoluir para icterícia e emagrecimento, com prognóstico desfavorável, embora o tratamento com albendazol possa ser efetivo e, muitas vezes, a remoção cirúrgica também seja uma opção.

O intestino delgado é o local onde repousam os embriões parasitários presentes na oncosfera, que, então, migram até o fígado, os pulmões, os ossos e o encéfalo. Segundo Levinson (2016) e Vaz (2007), esses embriões podem gerar cistos hidáticos de grande porte, preenchidos por fluido, tendo, na sua camada interna germinativa, diversos protoescólex no interior de cápsulas prolígeras. Esse ciclo se encerra quando as vísceras de ovelhas abatidas são ingeridas por cachorros.

O parasita *E. granulosus* costuma formar um cisto de grande volume preenchido por fluido (unilocular), contendo milhares de escólex individuais, assim como diversos cistos-filhos no interior do grande cisto. Esses escólex individuais da base do grande cisto são conhecidos como **areia hidática** (Figura 3). O cisto lesiona o tecido, por competir com ele pelo mesmo espaço no organismo, o que causa pressão sobre esse tecido. A camada externa do cisto é espessa e fibrosa. É importante frisar que o fluido do cisto contém antígenos do parasita, e que esses antígenos podem sensibilizar o hospedeiro de forma muito significativa. Dessa forma, quando o cisto se rompe espontaneamente, ou no caso de uma remoção cirúrgica, pode ocorrer choque anafilático com risco de morte.

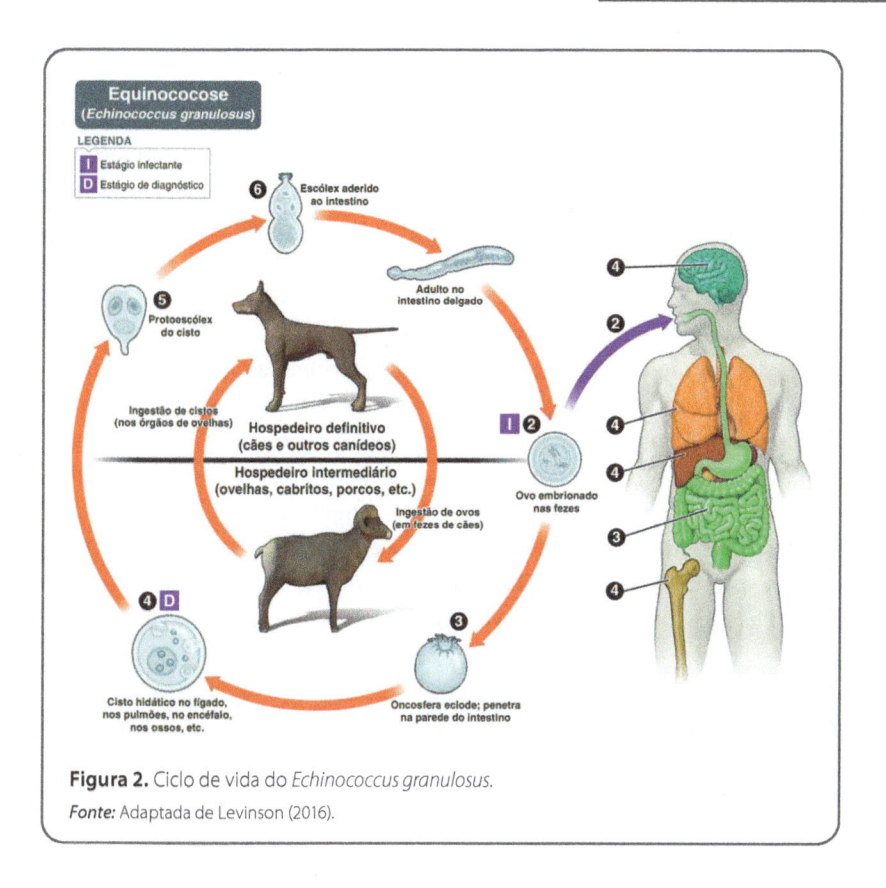

Figura 2. Ciclo de vida do *Echinococcus granulosus*.
Fonte: Adaptada de Levinson (2016).

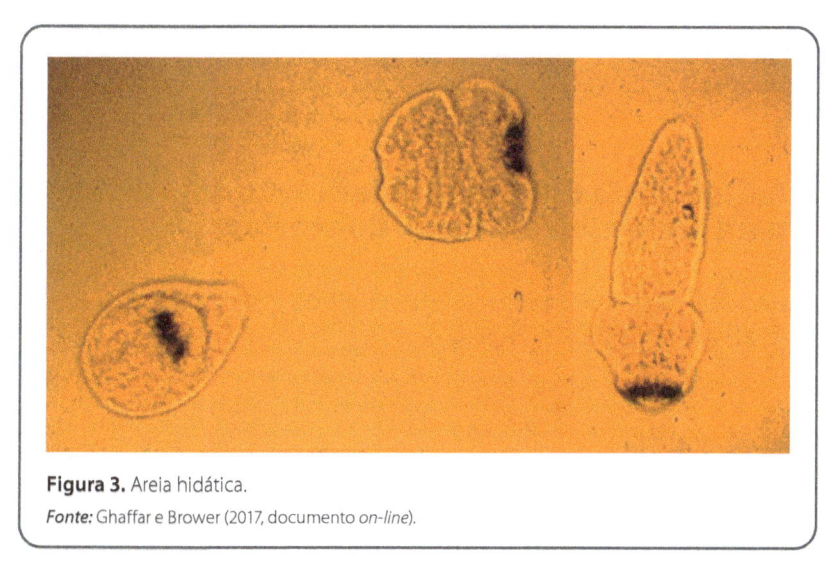

Figura 3. Areia hidática.
Fonte: Ghaffar e Brower (2017, documento *on-line*).

Já o processo desencadeado pelo parasita *E. multilocularis* é um pouco diferente, pois, no interior do fígado humano, as larvas formam cistos multiloculados que contêm poucos protoescólex. Porém, não ocorre formação de cápsula fibrosa externa; assim, a proliferação dos cistos prossegue, desenvolvendo uma aparência de favo de mel, com centenas de pequenas vesículas (GHAFFAR, 2017; LEVINSON, 2016; FERREIRA, 2013).

O escarro sanguinolento é um sinal claro da erosão dos cistos, assim como cefaleia e alguns sinais neurológicos. Isso porque, após a erosão dos cistos, o parasita invade os tecidos afetados, podendo também causar um choque anafilático. A patologia causada pelo *E. granulosus* é mais encontrada em pastores da região do Mediterrâneo, bem como no Oriente Médio e na Austrália; nos EUA, a maior parte dos casos se concentra nos estados do oeste. Já a infecção causada pelo *E. multilocularis* é mais comum em caçadores e é endêmica na Europa Setentrional, na Sibéria e no Canadá, enquanto, nos EUA, ocorre nos estados de Dakota do Norte e Dakota do Sul, além de Minnesota e Alaska (LEVINSON, 2016; VAZ, 2007).

> **Saiba mais**
>
> As infecções parasitárias seguem ocorrendo no território brasileiro. Conforme estudo de 2018, na região sul do Rio Grande do Sul, a incidência de hidatidose chegou a 19,96% no gado abatido entre 2013 e 2016. Confira o artigo "Occurrence of hydatidosis and cysticercosis in cattle in southern Rio Grande do Sul, Brazil, from 2013 to 2016" (ALBERTI et al., 2018) para mais informações.

2 Métodos de diagnóstico laboratorial para a hidatidose e a difilobotríase

Nesta seção, você vai estudar os métodos de diagnóstico das parasitoses causadas por *D. latum* e *E. granulosus*.

Hidatidose

Segundo Vaz (2007), o diagnóstico laboratorial do *E. granulosus* é baseado, principalmente, no exame microscópico, observando-se a presença de cápsulas prolígeras que contenham múltiplos protoescólex, ou por meio de testes sorológicos. Como visto, o embrião do *E. granulosus* pode migrar para qualquer órgão ou tecido, desenvolvendo-se lá até formar um cisto. Esses cistos são conhecidos como cistos hidáticos, sendo encontrados com maior frequência no fígado e nos pulmões (FERREIRA, 2013; VAZ, 2007).

A análise do quadro clínico e da evolução dos cistos é fundamental para o diagnóstico, pois os sintomas dependem desse crescimento do cisto e do seu potencial rompimento, que leva à reação anafilática e ao acúmulo de anticorpos IgE. O acompanhamento é realizado por **exames de imagem**, como a ultrassonografia e a ressonância nuclear magnética. É possível verificar os cistos em degeneração ou calcificados por meio da radiografia simples, e por meio da ecografia consegue-se visualizar cistos hidáticos parenquimatosos no fígado, nos rins, no pâncreas e até na região retroperitoneal. Porém, em casos de presença de cistos muito pequenos, a ressonância magnética nuclear acaba sendo a única opção para identificá-los por meio de exames de imagem (VAZ, 2007).

Considerando-se que a elevação do anticorpo IgE é característica de pacientes com hidatidose, um teste menos usado mas ainda útil é o **teste intradérmico de Casoni**, que permite a leitura da reação imediata via IgE e da reação tardia via resposta celular de linfócitos T. Porém, esse teste apresenta reação cruzada com outras infecções por helmintos, sendo de boa sensibilidade, mas pouca especificidade (GHAFFAR, 2017; VAZ, 2007).

Infelizmente, o sistema imune não é capaz de produzir anticorpos contra a membrana externa do cisto. Devido a esse fato, os **testes sorológicos** buscam anticorpos contra antígenos do líquido hidático, que são excretados pelo parasita ao longo da sua vida. Esses antígenos são extremamente imunogênicos e alergênicos, sendo responsáveis pelo choque anafilático que pode ocorrer em caso de rompimento do cisto. Para buscar esses anticorpos, pode-se utilizar a técnica ELISA e a imunodifusão radial dupla em gel. Para Ghaffar (2017), Ferreira (2015) e Vaz (2007), outro método mais específico, que pode ajudar a confirmar o diagnóstico, é o Immunoblot.

Difilobotríase

O diagnóstico laboratorial para a difilobotríase depende da observação dos ovos característicos de *D. latum*. Porém, não existe teste sorológico para essa patologia (FERREIRA, 2013; LEVINSON, 2016; VAZ, 2007). Na Figura 4, podemos observar um ovo de *D. latum* (letra B), com o opérculo (uma espécie de tampa) na sua extremidade, em comparação com um ovo de **Taenia solium** (letra A).

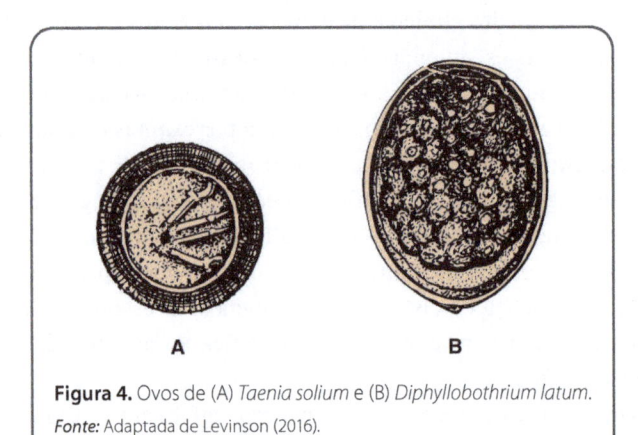

Figura 4. Ovos de (A) *Taenia solium* e (B) *Diphyllobothrium latum*.
Fonte: Adaptada de Levinson (2016).

Na Figura 5, podemos observar uma foto de um ovo de *D. latum*, que se caracteriza por ser um ovo marrom, em formato ovalado, com um opérculo em uma extremidade (GHAFFAR, 2017; FERREIRA, 2013).

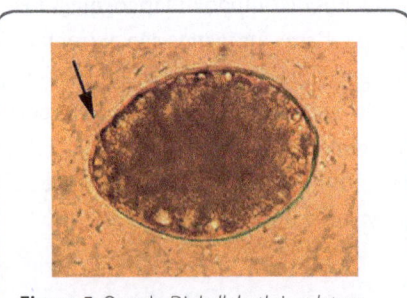

Figura 5. Ovo de *Diphyllobothrium latum*.
Fonte: Ghaffar e Brower (2017, documento *on-line*).

> **Fique atento**
>
> Para ambas as patologias, a recomendação de prevenção é que os alimentos sejam cozidos adequadamente, e o tratamento indicado é a administração de praziquantel aos pacientes (LEVINSON, 2016).

3 Aspectos morfológicos das estruturas parasitárias do *Echinococcus granulosus* e do *Diphyllobothrium latum*

Nesta seção, serão apresentadas algumas características morfológicas do *E. granulosus* e do **D. latum**, de forma a permitir a sua diferenciação.

Echinococcus granulosus

Na equinococose, a larva de *E. granulosus* (Figura 6) causa a doença cística hidática unilocular. Esse parasita é uma das menores tênias conhecidas, sendo composta por um escólex e por apenas três proglótides. O seu escólex apresenta um círculo de ganchos e quatro ventosas, sendo muito semelhante à *T. solium* (GHAFFAR, 2017; LEVINSON, 2016).

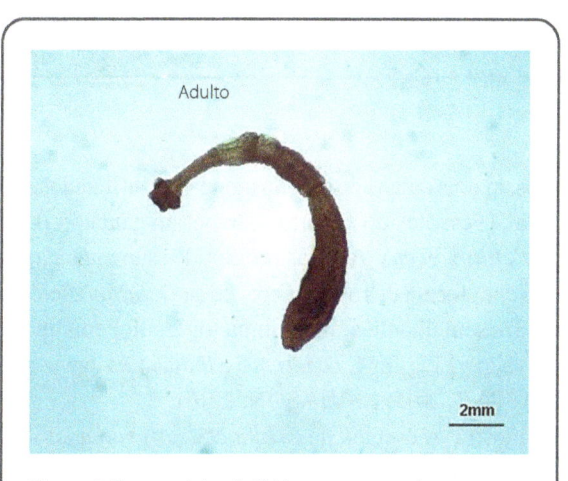

Figura 6. Forma adulta de *Echinococcus granulosus*.
Fonte: Adaptada de Ghaffar e Brower (2017).

Como visto, os embriões desse parasita presentes na oncosfera se desenvolvem no intestino delgado, migrando até o fígado, os pulmões, os ossos e o encéfalo. Os embriões se desenvolvem em grandes cistos hidáticos (Figura 7), preenchidos por fluido, e sua camada interna germinativa gera diversos protoescólex no interior de cápsulas prolígeras.

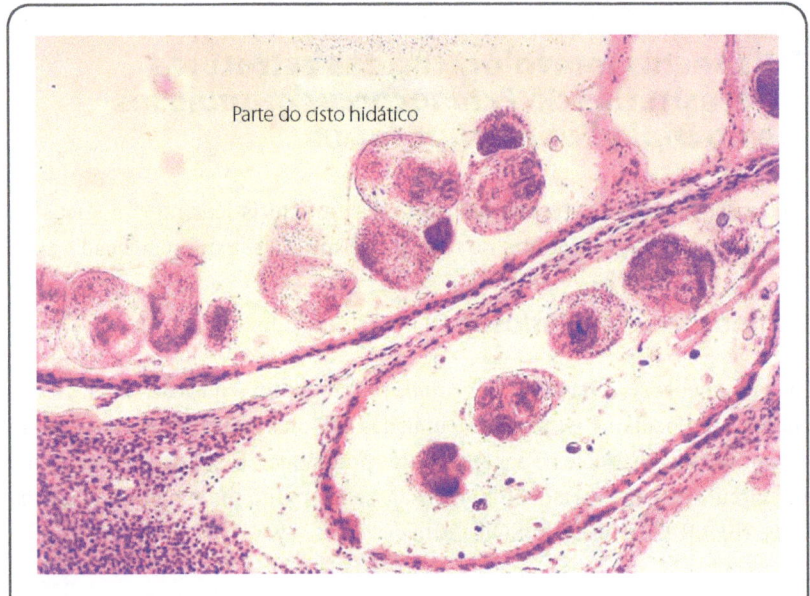

Figura 7. Cisto hidático em tecido pulmonar.
Fonte: Ghaffar e Brower (2017, documento *on-line*).

D. latum possui dois sulcos de sucção alongados, utilizados para se aderir à parede intestinal. O escólex do *D. latum* não possui ganchos, o que o difere da *T. solium* e do **Echinococcus**. As suas proglótides são mais largas, possuindo útero gravídico com forma de roseta. Os ovos de *D. latum* são ovais e apresentam uma abertura semelhante a uma tampa (opérculo) em uma extremidade, como foi observado na Figura 4. *D. latum* é a tênia mais longa, podendo medir até 13 m (GHAFFAR, 2017; LEVINSON, 2016).

A Figura 8 mostra os escólex de *Echinococcus granulosus* e **Diphyllobothrium latum**, para fins de comparação.

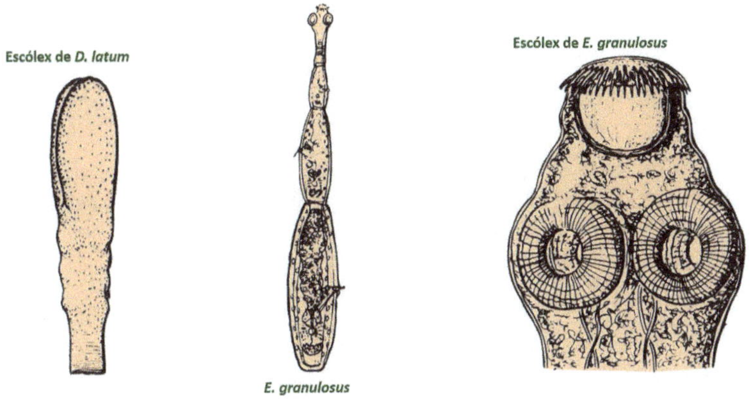

Figura 8. Escólex de *Echinococcus granulosus* e *Diphyllobothrium latum*.
Fonte: Adaptada de Levinson (2016).

Saiba mais

Em 2006, foi publicado o relato de caso do primeiro brasileiro infectado pelo parasita *D. latum*. Residente em Porto Alegre, ele viajou para Nova Orleans em 2004, onde ingeriu peixe e camarão cozidos; o paciente também relatou ter viajado para Itália, Espanha e Inglaterra em 2003. O diagnóstico laboratorial foi realizado com amostras de fezes, após o paciente apresentar fortes dores abdominais e eliminação de proglotes nas fezes. Ele foi tratado com praziquantel e ficou bem. Para saber mais, leia o artigo *"Diphyllobothrium latum*: relato de caso no Brasil" (EMMEL *et al.*, 2006).

Referências

ALBERTI, T. S. *et al*. Occurrence of hydatidosis and cysticercosis in cattle in southern Rio Grande do Sul, Brazil, from 2013 to 2016. *Pesquisa Veterinária Brasileira*, v. 38, nº.10, p. 1918–1922, out. 2018. Disponível em: https://www.scielo.br/pdf/pvb/v38n10/1678-5150-pvb-38-10-1918.pdf. Acesso em: 4 maio 2020.

BRASIL. Ministério da Saúde. *Alerta e recomendações referentes a casos de Difilobotríase no município de São Paulo*. 2005. Disponível em: http://www.saude.sp.gov.br/resources/cve-centro-de-vigilancia-epidemiologica/areas-de-vigilancia/doencas-transmitidas--por-agua-e-alimentos/doc/2005/com4_alertams.pdf. Acesso em: 4 maio 2020.

EMMEL, V. E. *et al*. Diphyllobothrium latum: relato de caso no Brasil. *Rev. Soc. Bras. Med. Trop.*, v. 39, nº. 1, jan./fev. 2006.

FERREIRA, A. W.; MORAES, S. do L. *Diagnóstico laboratorial das principais doenças infecciosas e autoimunes*. 3. ed. Rio de Janeiro: Guanabara Koogan, 2013.

GHAFFAR, A.; BROWER, G. Parasitologia: capítulo cinco – cestodos (platelmintos). *In*: UNIVERSITY OF SOUTH CAROLINA SCHOOL OF MEDICINE. *Microbiology and immunology on-line*. 2017. Disponível em: http://www.microbiologybook.org/Portuguese/para-port-chapter5.htm. Acesso em: 4 maio 2020.

LEVINSON, W. *Microbiologia e imunologia médicas*. 13. ed. Porto Alegre: AMGH, 2016.

VAZ, A. J. *Imunoensaios*: fundamentos e aplicações. Rio de Janeiro: Guanabara Koogan, 2007.

Leituras recomendadas

SOCIEDADE BRASILEIRA DE INFECTOLOGIA. *Apresentação*. 2020. Disponível em: https://www.infectologia.org.br/pg/305/apresentacao. Acesso em: 3 maio 2020.

UNIVERSITY OF SOUTH CAROLINA SCHOOL OF MEDICINE. *Welcome to microbiology and immunology on-line*. 2017. Disponível em: http://www.microbiologybook.org/. Acesso em: 4 maio 2020.

WILLIAMSON, M. A.; SNYDER, L. M. *Wallach*: interpretação de exames de laboratoriais. 9. ed. Rio de Janeiro: Guanabara Koogan, 2013.

Fique atento

Os *links* para *sites* da *web* fornecidos neste capítulo foram todos testados, e seu funcionamento foi comprovado no momento da publicação do material. No entanto, a rede é extremamente dinâmica; suas páginas estão constantemente mudando de local e conteúdo. Assim, os editores declaram não ter qualquer responsabilidade sobre qualidade, precisão ou integralidade das informações referidas em tais *links*.

Nematoda: ascaridíase e tricuríase

Objetivos de aprendizagem

Ao final deste texto, você deve apresentar os seguintes aprendizados:

- Reconhecer os aspectos clínicos da ascaridíase e da tricuríase.
- Indicar os métodos laboratoriais de diagnóstico da ascaridíase e da tricuríase.
- Identificar microscopicamente as características morfológicas dos ovos de *Ascaris lumbricoides* e de *Trichuris trichiura*.

Introdução

Neste capítulo, vamos falar sobre dois dos principais helmintos enteroparasitos do homem: o *Ascaris lumbricoides*, agente da ascaridíase, e o *Trichuris trichiura*, agente da tricuríase. Ambos estão presentes nas zonas tropicais e subtropicais do mundo e atingem centenas de milhões de indivíduos. Essas doenças fazem parte do grupo das geo-helmintíases e são um grave problema de saúde pública. Estudos sobre os efeitos dessas infecções em crianças malnutridas em regiões em desenvolvimento apontam que os geo-helmintos contribuem para a diminuição do crescimento e para o comprometimento cognitivo.

Nas últimas décadas, observou-se uma relativa melhoria das condições de vida da população, além da descentralização das ações de saúde e do maior acesso da população a anti-helmínticos de largo espectro. Porém, apesar da diminuição do número de casos, os níveis esperados de prevalência dessas parasitoses deveriam ser ainda mais baixos. O que você vai observar ao longo deste capítulo é que a diversidade das condições ecológicas, a umidade do solo e o ciclo biológico desses parasitos, que têm ovos muito resistentes e com grande capacidade de aderência a superfícies (especialmente *A. lumbricoides*), representam fatores importantes na sua transmissão. Isso porque, estando presentes no ambiente e em alimentos, os ovos não são removidos com facilidade por lavagens e podem permanecer por anos contaminando o ambiente.

A maioria das infecções por *A. lumbricoides* e *T. trichiura* envolve um pequeno número de parasitos adultos, os quais são diagnosticados em exames coproparasitológicos ou por meio da eliminação de vermes adultos nas fezes. Apesar de serem simples, é preciso reconhecer alguns aspectos dessas doenças, para fazer o correto diagnóstico, tratamento e acompanhamento. Assim, neste capítulo, você vai reconhecer os aspectos clínicos e os métodos laboratoriais de diagnóstico da ascaridíase e da tricuríase e vai estudar as características morfológicas dos ovos de *A. lumbricoides* e *T. trichiura*.

1 Aspectos clínicos da ascaridíase e da tricuríase

O *A. lumbricoides* e o *T. trichiura* são vermes pertencentes à classe dos nematódeos e se caracterizam por apresentar corpo cilíndrico e alongado. Suas formas evolutivas vão do ovo (a forma de diagnóstico e também de infecção) ao verme adulto, passando por cinco estádios larvais (L1, L2, L3, L4 e L5), e a infecção por esses parasitos evolui por meio de várias fases. As manifestações das infecções variam de acordo com a(s) espécie(s) parasitária(s) infectante(s), a idade do hospedeiro, a presença de fatores de risco, a condição do sistema imunológico do hospedeiro e a carga de vermes que o infectam (leve ou pesada) (REY, 2010).

Biologia do *Ascaris lumbricoides* e do *Trichuris trichiura*

A **ascaridíase** é uma infecção causada pelo nematoide *A. lumbricoides*, um verme pertencente à família Ascarididae e conhecido popularmente como "lombriga" ou "bicha". O *A. lumbricoides* é o mais comum e o maior (≥ 30 cm) dos nematoides parasitos do homem (Figura 1a), conforme apontam Dold e Holland (2011). Trata-se de um parasito do intestino delgado que infecta o homem quando os ovos embrionados presentes em água e/ou alimentos crus contaminados, como frutas, verduras e legumes, são ingeridos pelo hospedeiro (NEVES, 2016). Ele apresenta grande capacidade de contaminação do ambiente, uma vez que uma única fêmea fertilizada de *Ascaris* elimina, em média, junto com as fezes do paciente, cerca de 200.000 ovos por dia (REY, 2010).

Já o *T. trichiura*, pertencente à família Trichuridae, é um verme pequeno (de 3 a 5 cm), que possui um corpo afilado na extremidade anterior e espesso posteriormente, o que lhe confere aspecto de "chicote" (Figura 1b). O verme adulto se aloja no intestino grosso do hospedeiro, e a fêmea, após a cópula, elimina cerca de 5.000 ovos por dia. Assim como na ascaridíase, as pessoas se infectam com o *T. trichiura* ao ingerirem água e/ou alimentos contaminados com os ovos embrionados do parasito (NEVES, 2016).

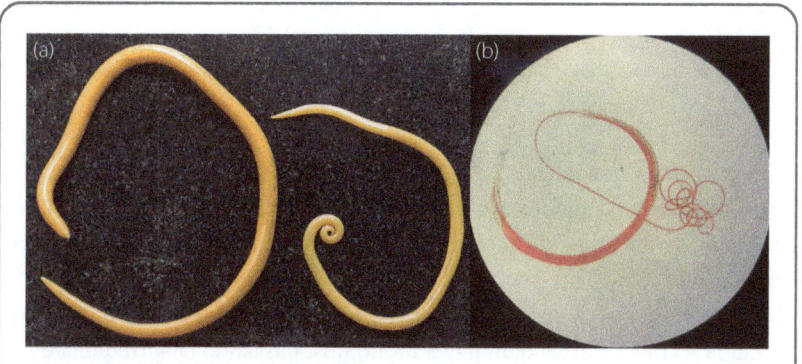

Figura 1. (a) Vermes adultos de *Ascaris lumbricoides* — macho à direita (de 15 a 25 cm), fêmea à esquerda (de 20 a 35 cm). (b) Fêmea adulta de *Trichuris trichiura*. Em ambas as espécies, os machos possuem a extremidade posterior ligeiramente recurvada ventralmente.
Fonte: Rattiya Thongdumhyu/Shutterstock.com; Anestial/Shutterstock.com.

No ciclo de vida desses parasitos, os ovos são eliminados (ainda não embrionados) junto com as fezes do hospedeiro (Figura 2). Sob condições ambientais adequadas, após algumas semanas, a larva infectante se desenvolve dentro do ovo, que se mantem viável por até 15 anos (WHO, 1967 *apud* DOLD; HOLLAND, 2011).

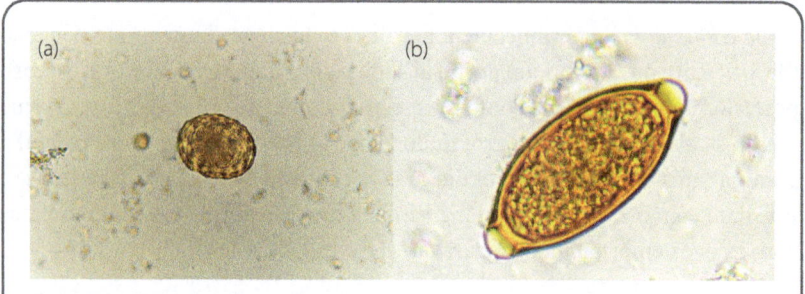

Figura 2. (a) Ovos de *Ascaris lumbricoides* — observe a casca grossa e rugosa. (b) Ovos de *Trichuris trichiura* — observe a casca com dois tampões nas extremidades.
Fonte: Jarun Ontakrai/Shutterstock.com.

Ambos parasitos infectam o homem pela rota fecal-oral. Quando ingeridos, os ovos eclodem no duodeno, e, no caso do *A. lumbricoides*, as larvas penetram na parede do intestino, alcançam a circulação sanguínea, passam pelo fígado (circulação portal) e migram pelo coração e pelos pulmões (ciclo pulmonar ou ciclo de Loss). Nos pulmões, as larvas se desenvolvem, passam pelo processo de muda (ecdise) e ascendem pelos brônquios, passando pela traqueia e pela faringe, onde são deglutidas, alcançando, assim, o intestino delgado. Ali, passam a ser vermes adultos e alcançam a maturidade sexual (veja o ciclo biológico representado na Figura 3a). O desenvolvimento do *A. lumbricoides* no corpo é determinante para o aparecimento de sintomas e sinais clínicos característicos (como discutiremos mais à frente), e o diagnóstico é dado pelo encontro de ovos nas fezes (NEVES, 2016), conforme mostra a Figura 3b.

Nos casos de *T. trichiura*, após a infecção, as larvas eclodem no estômago ou no duodeno e migram até o ceco, onde evoluem para a forma adulta. Nesse caso, não ocorre o ciclo pulmonar, e os sinais clínicos e sintomas estão relacionados apenas à presença do verme adulto no intestine grosso (veja os ciclos biológico e de transmissão representados nas Figuras 4a e 4b) (NEVES, 2016).

É importante ressaltar que ambos os parasitos, em suas formas evolutivas, possuem o corpo revestido por uma forte cutícula, que é trocada a cada mudança de fase (ecdise) e que lhes confere grande resistência no interior do hospedeiro. Da mesma forma, os ovos desses parasitos são fortes e resistentes, suportando condições adversas do ambiente por anos (REY, 2010), como veremos ao longo deste capítulo.

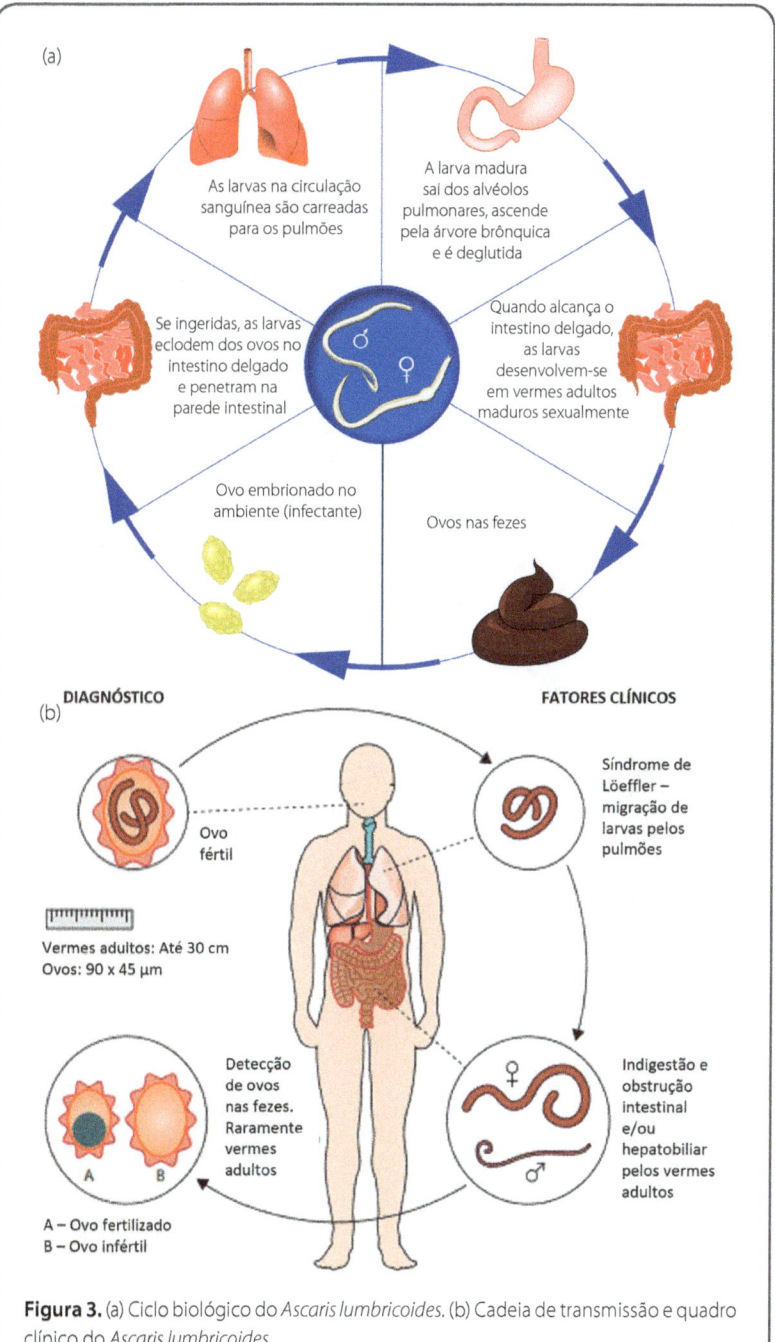

Figura 3. (a) Ciclo biológico do *Ascaris lumbricoides*. (b) Cadeia de transmissão e quadro clínico do *Ascaris lumbricoides*.
Fonte: Adaptada de Designua/Shutterstock.com; Jourdan *et al.* (2018).

Figura 4. (a) Ciclo biológico do *Trichuris trichiura*. (b) Cadeia de transmissão e quadro clínico do *Trichuris trichiura*.
Fonte: Adaptada de (a) BULAN WONGKHONKAN/Shutterstock.com; (b) Jourdan *et al.* (2018).

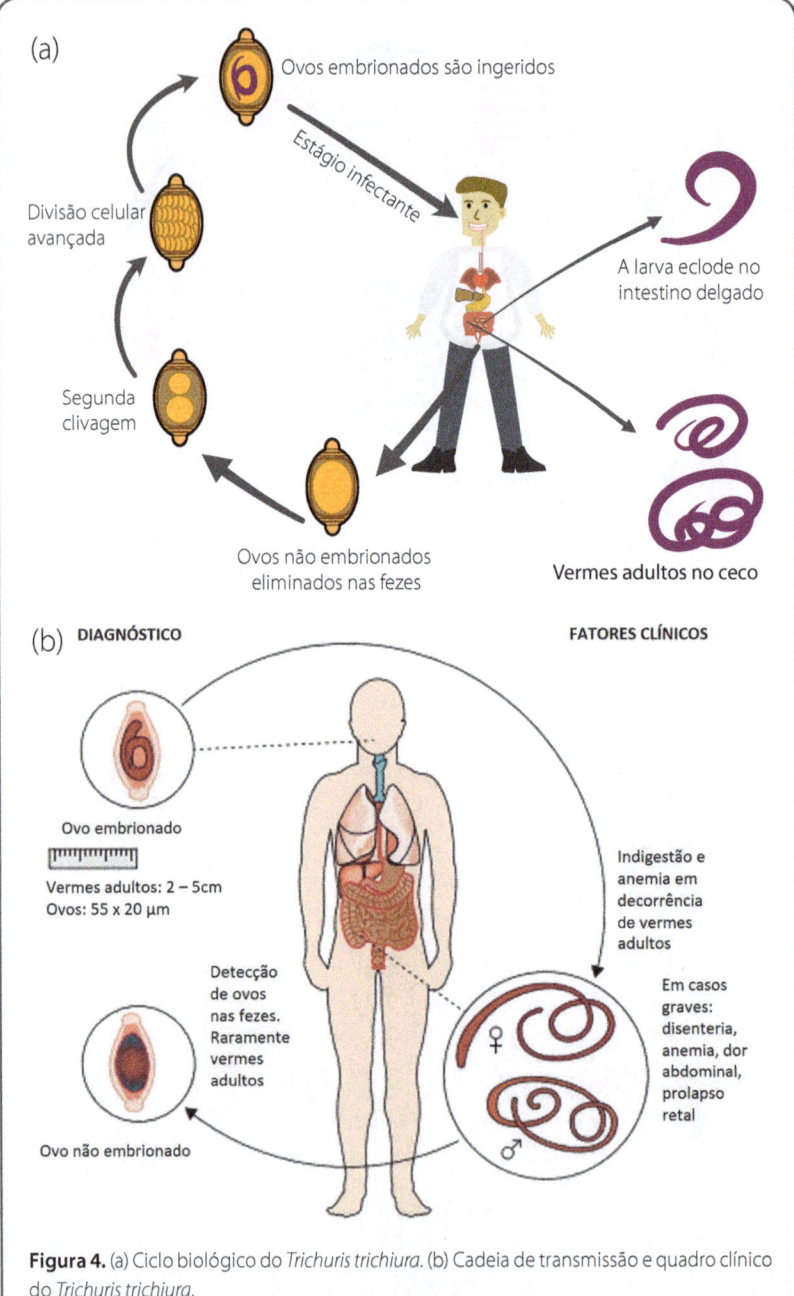

Patologia e sintomas

Na maioria das vezes, os portadores de *Ascaris* e *Trichuris* são **assintomáticos**. Entretanto, altas cargas parasitárias, distúrbios nutricionais (desnutrição/obesidade) e ocorrência de poliparasitismo podem desencadear manifestações clínicas severas.

Na **fase inicial**, o paciente pode apresentar febre, suor, fraqueza, palidez, náuseas e tosse. No caso da infecção por *Ascaris*, a migração de grandes quantidades de larvas pelo fígado e pulmão pode desencadear a síndrome de Löeffler, com um conjunto de sintomas como: desconforto na região hepática, ânsia de vômito, febre e tosse — um quadro de pneumonia verminótica, caracterizada também pelo aumento de eosinófilos no sangue periférico (CROMPTON, 2001).

Após o surgimento das **formas adultas** no intestino (Figura 5a), podem ocorrer desconforto abdominal, cólicas intermitentes, perda de apetite, diarreia e dores musculares. As principais manifestações clínicas provocadas pela infecção dependem da carga parasitária (quantidade de vermes) e estão relacionadas à redução da capacidade de ingestão de alimentos e à má absorção de nutrientes. Apesar de não ser um parasito hematófago, o paciente pode desenvolver anemia (CROMPTON, 2001; REY, 2010).

Nas cargas parasitárias mais altas de *Ascaris* (100 ou mais vermes), pode ocorrer déficit nutricional do hospedeiro, causado pelo consumo de vitamina A e lipídios pelos vermes (HAGEL; GIUSTI, 2010). Outra complicação dessas infecções é a obstrução intestinal (especialmente em crianças) (Figura 5b), o que requer intervenção cirúrgica nos casos graves. As localizações ectópicas dos vermes na vesícula biliar e/ou no pâncreas também são complicadas, em decorrência do processo inflamatório decorrente.

Os vermes adultos de *T. trichiura* se localizam no ceco e no cólon ascendente. Ali, os vermes "mergulham" toda a sua porção anterior na mucosa, alimentando-se do tecido do hospedeiro (Figura 5c). Por isso, nas infecções crônicas e/ou com altas cargas parasitárias, são observadas intensa inflamação do intestino, perda de sangue e anemia. Em infecções maciças, o prolapso retal é a manifestação mais relevante, consequente da irritação da mucosa do reto, o que causa reflexo de defecação, mesmo na ausência de fezes (NEVES, 2016).

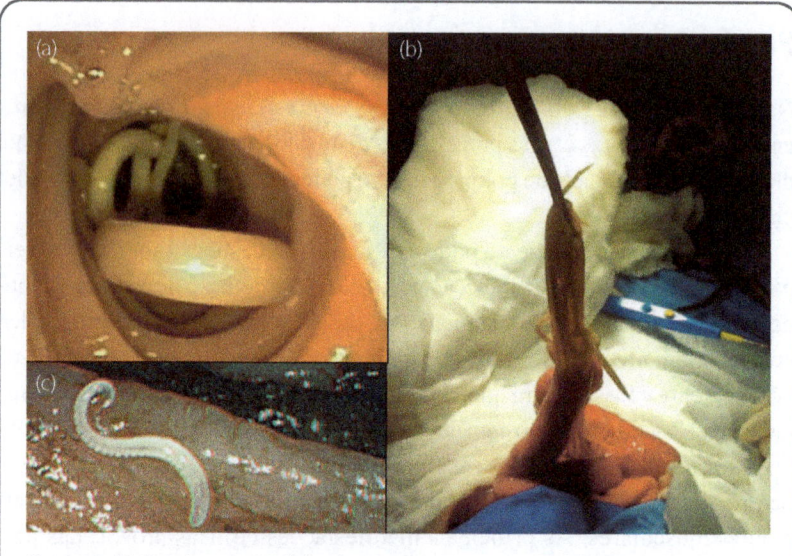

Figura 5. (a) Grande verme adulto de *Ascaris lumbricoides* em imagem de endoscopia gastrointestinal alta, realizada no World Gastroenterology Institute em 10 de janeiro de 2016. (b) Enterectomia para retirada de obstrução intestinal em decorrência da grande quantidade de vermes adultos no intestino delgado de uma criança de 3 anos. (c) Extremidade posterior de um verme adulto de *Trichuris trichiura* fixado à mucosa intestinal de um paciente — a porção anterior do verme fica mergulhada na mucosa e, por isso, não é visível.
Fonte: Adaptada de (a) World Gastroenterology Institute (2016); (b, c) Jourdan *et al.* (2018).

Saiba mais

A. lumbricoides e *T. trichiura* são parasitos que pertencem ao grupo dos geo-helmintos. Suas infecções são mais comuns em pessoas que vivem em áreas com acesso precário a água, saneamento básico e hábitos de higiene adequados. Embora seja mais comum em países de baixa e média renda, a infecção por esses parasitos também ocorre nas populações vulneráveis de países de alta renda.

Testes clínicos têm mostrado que a infecção e o desenvolvimento desses vermes no intestino de pacientes com doenças inflamatórias intestinais de origem autoimune podem reduzir de forma significativa a dor abdominal, o sangramento e a diarreia. A colite ulcerativa e a doença de Crohn, por exemplo, são decorrentes, aparentemente, da hiperatividade do sistema imunológico em alguns pacientes. A infecção por *Ascaris* sp. ou *Trichuris* sp. interfere na resposta imunológica intestinal e, assim, regula o quadro clínico característico dessas doenças.

2 Métodos laboratoriais de diagnóstico da ascaridíase e da tricuríase

Identificar a ascaridíase e a tricuríase requer conhecimento da distribuição geográfica do parasito e uma boa compreensão do quadro clínico variado e frequentemente sobreposto. Visitantes que retornam de áreas endêmicas geralmente apresentam infecções agudas e de intensidade leve. Já indivíduos que vivem em áreas endêmicas ou que são emigrantes delas estão propensos a repetidas exposições e, assim, à doença crônica — em alguns casos, com carga parasitária muito alta. É importante ressaltar que, nos casos provenientes de áreas endêmicas, é comum encontrarmos, principalmente em crianças, casos de coinfecções parasitárias (poliparasitismo), o que agrava ainda mais a situação (REY, 2010; NEVES, 2016).

Para o diagnóstico de *A. lumbricoides*, é requerida a identificação dos ovos de parasitos, larvas ou vermes adultos. Mas, ainda na fase inicial da doença (a fase de migração das larvas nos pulmões), podemos observar o desenvolvimento da síndrome de Löeffler. Nesse caso, exames de imagem podem mostrar infiltrados inflamatórios, e a broncoscopia pode mostrar evidências de bronquite (Figura 6). Exame de escarro, lavado broncoalveolar ou aspirado gástrico podem revelar larvas filiformes (L4, L5). Eosinofilia e títulos aumentados de IgE estão associados a infecções agudas — no entanto, a resposta não é específica e pode ocorrer em outras condições, incluindo outras infecções parasitárias e alergias (AKUTHOTA; WELLER, 2012). Esse cenário clínico da fase inicial é ainda mais evidente no caso de infecções maciças em crianças.

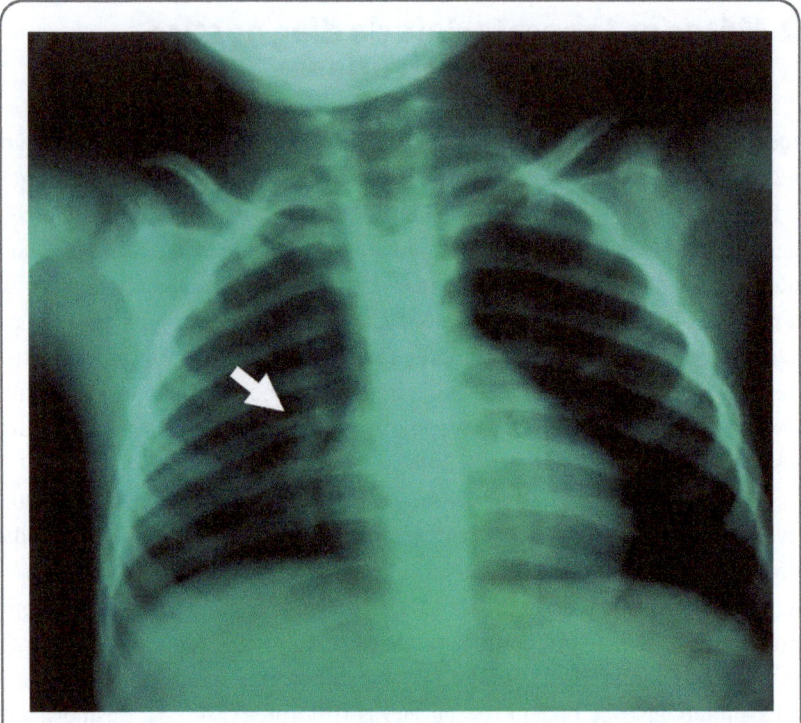

Figura 6. Raio-X de tórax de uma criança de 4 anos (manifestando quadro clínico da síndrome de Löeffler), evidenciando imagem de infiltrado inflamatório (apontado pela seta).
Fonte: Alves, Sousa e Sanches (2012, documento *on-line*).

Em pacientes com abdome agudo, exames de imagem, como ultrassonografia e radiografia abdominal simples, podem identificar o verme adulto ou sinais de obstrução intestinal (acúmulo de líquido na cavidade abdominal, bolsas de ar nas alças intestinais, intestino dilatado e paredes intestinais espessadas). Para os casos de migração errática do verme adulto no pâncreas e na vesícula, a ultrassonografia é o exame mais indicado para o diagnóstico. A Figura 7 mostra algumas imagens de ultrassonografia com a identificação do verme adulto de *Ascaris* no intestino ou em localizações ectópicas (vesícula e pâncreas) (WU, 2009).

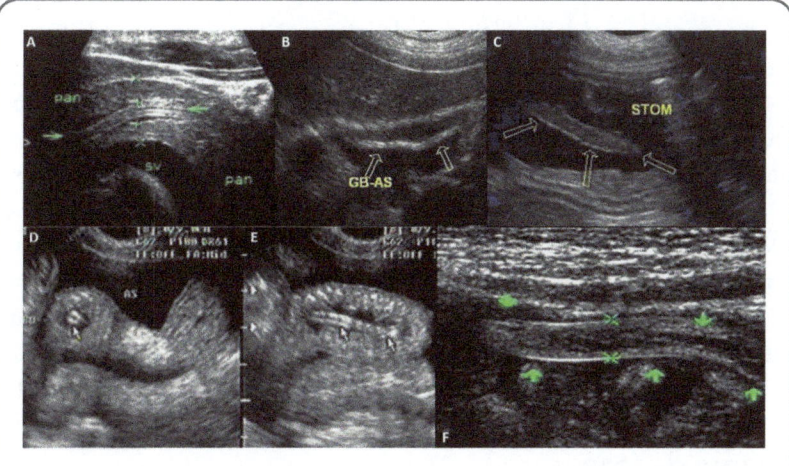

Figura 7. Achados ultrassonográficos de pacientes com ascaridíase intestinal ou ectópica. Os vermes adultos estão identificados pelas setas das imagens: (A) no pâncreas; (B) na vesícula biliar; (C) no estômago; (D) no intestino — transversal; (E) no intestino — longitudinal; (F) no intestino delgado — longitudinal.
Fonte: Wu (2009, documento *on-line*).

Nos casos das infecções por *T. trichiura*, os exames de colonoscopia podem detectar os vermes adultos (Figura 8), especialmente em casos complicados (quando os vermes se instalam em posições ectópicas, como no apêndice). Clinicamente, nos casos de altas cargas parasitárias, o paciente desenvolve um quadro de disenteria grave, acompanhada de anemia ferropriva. Como dito anteriormente, alterações no padrão de inervação da mucosa podem levar ao aparecimento de prolapso retal (NEVES, 2016).

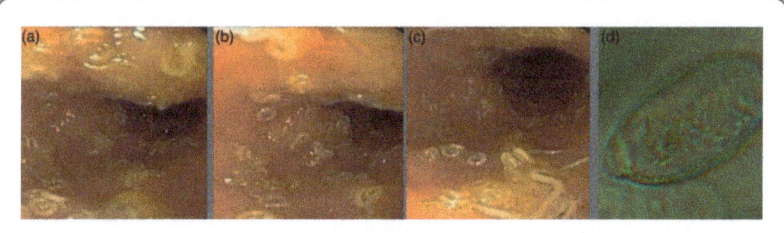

Figura 8. Colonoscopia de uma criança de 7 anos mostrando inúmeros vermes adultos de *Trichuris*.
Fonte: Adaptada de Zanwar *et al.* (2015).

No entanto, apesar de os exames de imagem permitirem a imediata identificação do parasito, raramente eles são realizados para fins de diagnóstico. À exceção de casos específicos, como no caso de localizações ectópicas (p. ex., obstrução do canal biliar por um verme adulto de *Ascaris*), na maioria das vezes, o diagnóstico por imagem ocorre como achado casual (WU, 2009).

O exame microscópico de amostras de fezes continua sendo a base de identificação e quantificação de ovos de *A. lumbricoides* e *T. trichiura*. Esse conjunto de métodos é o instrumento mais largamente utilizado, principalmente por seu baixo custo operacional e sua praticidade em situações de infraestrutura laboratorial mais simples, sendo o mais indicado para o levantamento das prevalências locais e para a aplicação de estratégias de tratamento (REY, 2010).

Exame de fezes

O **exame laboratorial das fezes** de um paciente busca classificar o indivíduo como infectado (positivo) ou não infectado (negativo). Ainda, por meio da utilização de métodos quantitativos, é possível determinar a intensidade da infecção. No entanto, vamos discutir nos próximos parágrafos como o exame de fezes e a busca por ovos dos parasitos são técnicas limitadas pela variabilidade diária (eliminação de ovos irregular ao longo dos dias) e pela distribuição desigual de ovos no bolo fecal (início-meio-fim do bolo fecal, fezes da manhã ou ao longo do dia e condição do bolo fecal). Tais fatores podem fornecer resultados falso-negativos, especialmente em infecções de baixa intensidade e pós-tratamento. Para melhorar a qualidade e a confiabilidade dos resultados, os laboratórios devem trabalhar com a associação de duas ou mais técnicas, sendo uma delas (obrigatoriamente) a de concentração de ovos (REY, 2010; NEVES, 2016).

A coleta da amostra de fezes deve ser feita pelo paciente, em casa ou no laboratório, em recipiente limpo e próprio, com ou sem líquido fixador. No caso da amostra coletada sem líquido fixador, a amostra deve ser conservada refrigerada (4°C) até o envio ao laboratório — o que não se aplica se a coleta tiver sido colhida em frasco com fixador. O ideal é que a amostra seja coletada em triplicata, em dias alternados (dia sim/dia não). Além disso, o paciente não deve realizar higiene íntima e/ou evacuar antes da coleta (as primeiras fezes do dia costumam concentrar mais formas evolutivas dos enteroparasitos). É importante evitar o uso de laxantes, supositórios, cremes, pomadas e antibióticos antes da coleta/exame (REY, 2010; NEVES, 2016).

No laboratório, as amostras de fezes devem ser avaliadas quanto a alguns parâmetros, como cor, consistência, odor e presença/ausência de muco. É importante dizer, neste momento, que a correta execução das técnicas de exames de fezes e a confiabilidade do resultado dependem da correta manipulação da amostra de fezes e, principalmente, da correta homogeneização do material coletado antes do exame (independente da técnica) (REY, 2010; NEVES, 2016; MARTINEZ; AZEVEDO, 2012).

Saiba mais

A análise do hábito intestinal e o tipo de fezes são considerados pelos profissionais de saúde para caracterizar aspectos fisiológicos dos pacientes ou mesmo para permitir/facilitar o diagnóstico e o acompanhamento de quadros clínicos intestinais. Uma das condições clínicas em que o formato das fezes se modifica são as doenças parasitárias. Nesse sentido, a descrição macroscópica das fezes pode ser determinante no diagnóstico e acompanhamento dessas doenças, ajudando o profissional da saúde a determinar o diagnóstico e prognóstico do caso clínico. Para isso, a escala de Bristol para consistência das fezes (Figura 9), já validada no Brasil, tem sido reconhecida pela literatura científica como instrumento valioso na avaliação das doenças intestinais (MARTINEZ; AZEVEDO, 2012).

Essa escala avalia, de maneira descritiva, a forma do conteúdo fecal, utilizando métodos gráficos que representam sete tipos de fezes, de acordo com sua forma e consistência. Ela traz imagens e descrição precisas das fezes quanto à forma e à consistência, facilmente reconhecíveis pelos profissionais de saúde e também por pacientes.

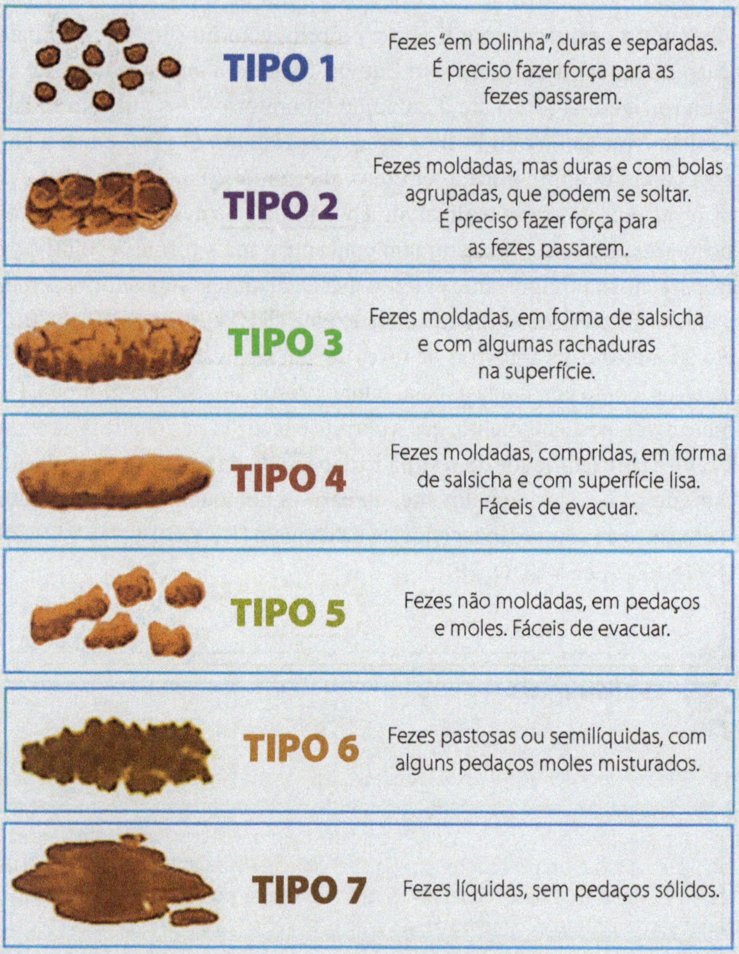

🟤	**TIPO 1**	Fezes "em bolinha", duras e separadas. É preciso fazer força para as fezes passarem.
🟤	**TIPO 2**	Fezes moldadas, mas duras e com bolas agrupadas, que podem se soltar. É preciso fazer força para as fezes passarem.
🟤	**TIPO 3**	Fezes moldadas, em forma de salsicha e com algumas rachaduras na superfície.
🟤	**TIPO 4**	Fezes moldadas, compridas, em forma de salsicha e com superfície lisa. Fáceis de evacuar.
🟤	**TIPO 5**	Fezes não moldadas, em pedaços e moles. Fáceis de evacuar.
🟤	**TIPO 6**	Fezes pastosas ou semilíquidas, com alguns pedaços moles misturados.
🟤	**TIPO 7**	Fezes líquidas, sem pedaços sólidos.

Figura 9. Escala de Bristol para consistência das fezes.
Fonte: Adaptada de Martinez e Azevedo (2012).

Principais técnicas para diagnóstico da ascaridíase e tricuríase

Os ovos de *Ascaris* e *Trichuris* são relativamente fáceis de serem vistos em um exame de fezes, por dois motivos:

1. considerando que as fêmeas fazem a postura de dezenas de milhares de ovos por dia, na maioria das vezes, a quantidade de ovos na amostra será relativamente grande; e
2. como visto na Figura 2 e conforme vamos ver no próximo tópico, os ovos são muito característicos e grandes (visualização no aumento de 100x ao microscópio óptico).

Assim, técnicas de enriquecimento podem ser aplicadas para o diagnóstico (p. ex., Ritchie e Kato-Katz). As principais técnicas utilizadas para o diagnóstico da ascaridíase e da tricuríase estão resumidamente descritas a seguir, com base em Neves (2016).

- **Método direto ou exame a fresco:** uma pequena quantidade do material fecal é colhida e utilizada para confeccionar um esfregaço de uma pequena quantidade de fezes em uma lâmina com salina. Para isso, faz-se uso de um palito, que auxilia no espalhamento do material (Figura 10). Deve-se cobrir o material com lamínula e visualizar ao microscópio óptico. Pode ser utilizado lugol. Esse método é econômico e pouco trabalhoso, mas a lâmina pode apresentar muitos detritos fecais, o que pode dificultar a visualização dos ovos. Além disso, esse método deve ser usado em conjunto com outras técnicas, pois não há nenhum processo de enriquecimento (ou concentração) e, assim, pela pouca quantidade de fezes examinadas, em infecções com baixa carga parasitária, são comuns os falso-negativos.

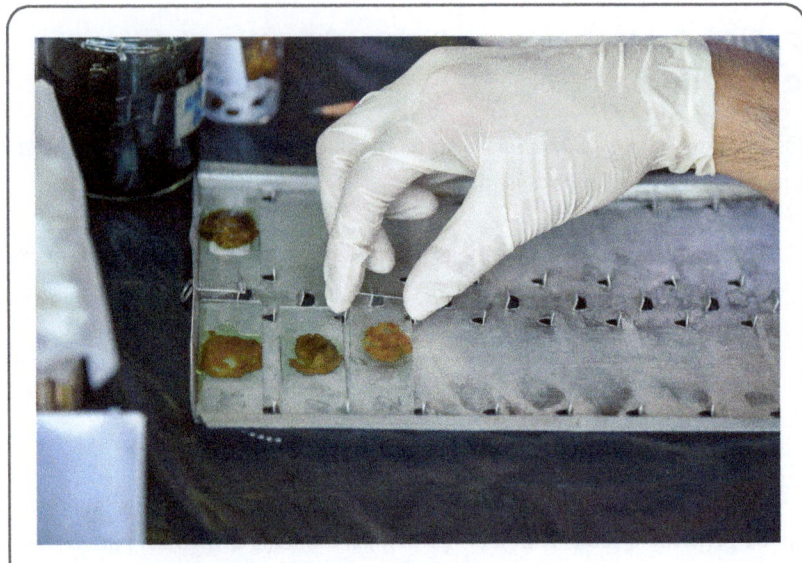

Figura 10. Lâmina com método direto de exame de fezes.
Fonte: Yuttapol Phetkong/Shutterstock.com.

- **Exame de sedimentação espontânea (método de Lutz ou HPJ):** o método de sedimentação espontânea é o mais utilizado em laboratórios de análises clínicas na realização do exame parasitológico de fezes, por apresentar baixo custo e ampla abrangência no diagnóstico das parasitoses intestinais. A técnica é simples e consiste em diluir 3 gramas de fezes em água em um frasco/copo/recipiente e, posteriormente, filtrar essa solução em gaze dobrada em quatro, diretamente em um cálice de sedimentação (Figura 11). A suspensão é deixada em repouso por pelo menos duas horas. Depois desse tempo, o sobrenadante é desprezado, e o sedimento deve ser suspendido novamente em água. Esse procedimento de lavagem deve ser repetido quantas vezes forem necessárias, até que o sobrenadante esteja limpo. Deve-se coletar uma parte do sedimento com auxílio de uma pipeta e colocá-lo entre lâmina e lamínula. Então, deve-se examiná-lo ao microscópio óptico, com ou sem lugol. Essa técnica é mais sensível do que o método direto, uma vez que o material fecal é concentrado e, portanto, a amostra avaliada é enriquecida.

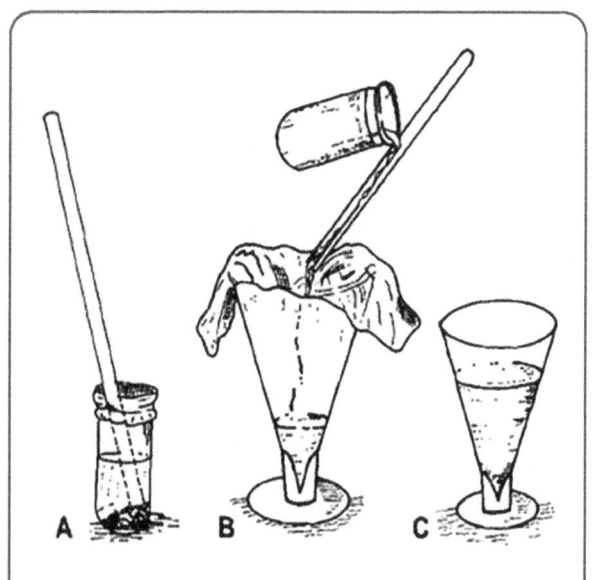

Figura 11. Método de sedimentação espontânea. (A) Amostra de fezes homogeneizadas em água com bastão de vidro. (B) A amostra é filtrada em gaze dobrada em um cálice de sedimentação. (C) Cálice com o sedimento para exame e o líquido sobrenadante (descartado).
Fonte: Adaptada de Neves (2016).

- **Método de MIFC ou Blagg (centrífugo-sedimentação):** nessa técnica, as fezes devem ser colhidas em líquido conservador e bem homogeneizadas. No laboratório, a suspensão deve ser filtrada em gaze cirúrgica dobrada em quatro, em um recipiente/copo/frasco. Deve-se transferir de 1 a 2 mL de filtrado para um tubo cônico de centrifugação, com capacidade para 15 mL. Depois disso, acrescentam-se 5 mL de éter sulfúrico, agitando-se vigorosamente (é importante para desengordurar o material). Então, deve-se centrifugar a 1.500 rpm por 3 minutos. Com o auxílio de um bastão, deve-se descolar a camada de detritos da parede do tubo (se for o caso). Depois disso, inverte-se o tubo de uma só vez para desprezar o líquido, mantendo-o com a boca voltada pra baixo. Pode-se limpar a parede do tubo para tirar a camada de gordura (se houver), utilizando-se um bastão de vidro (ou palito de picolé) contendo algodão na extremidade. Acrescentam-se ao sedimento gotas de salina e/ou lugol. Inverte-se o tubo em uma lâmina, deixando escoar todo o sedimento. Se a quantidade de sedimento for excessiva, deve-se utilizar uma pipeta para colhê-lo e preparar as lâminas, examinando-as ao microscópio.

- **Kits comerciais:** cada vez mais comuns na rotina laboratorial, baseiam-se no princípio de enriquecimento e sedimentação de partículas com tamanho menor do que a malha da tela que compõe do kit. Deve-se atentar para as recomendações/instruções do fabricante, e o paciente sempre deve ser devidamente instruído para fazer a coleta da amostra de forma correta. Nesse sentido, cabe destacar que: o líquido conservante não pode ser desprezado; a quantidade de amostra de fezes deve ser de apenas uma porção, referente ao pino-coletor, de forma que o líquido conservante cubra a amostra; e, por fim, as fezes devem ser bem dissolvidas no líquido conservante. No laboratório, o responsável por fazer a análise deve seguir as instruções do produto (que varia em um ou outro ponto, de acordo com o fabricante).

É sempre muito importante ressaltar que a utilização combinada de vários métodos é útil para aumentar a acurácia do diagnóstico laboratorial.

Saiba mais

A contagem em matéria fecal dos ovos de diversos helmintos intestinais é parâmetro de valor incontestável como índice da intensidade de parasitoses e recurso laboratorial de avaliação da eficácia de procedimentos terapêuticos. O *Guia Prático para o Controle das Geo-helmintíases*, do Ministério da Saúde (2018), traz os seguintes parâmetros para se avaliar a intensidade da infecção para *A. lumbricoides*, *T. trichiura* e outros geo-helmintos.

Parasito	Intensidade da infecção (OPG*)		
	Leve	Moderada	Intensa
Ascaris lumbricoides	1 – 4.999	5.000 – 49.999	≥ 50.000
Trichuris trichiura	1 – 999	1.000 – 9.999	≥ 10.000

*OPG: ovos por grama de fezes

> Para realizar a quantificação dos ovos em uma amostra de fezes, utilizam-se técnicas quantitativas, que levam em consideração o peso do material fecal avaliado (REY, 2010; NEVES, 2016). Nesse caso, podemos utilizar os métodos de Kato-Katz, McMaster ou Blagg/MIFC — esse último, desde que analisado todo o sedimento obtido.
>
> **Fonte:** Brasil (2018, documento *on-line*).

3 Características morfológicas microscópicas

Nesta seção, serão apresentadas as características morfológicas microscópicas dos ovos de *A. lumbricoides* e *T. trichiura*.

Ascaris lumbricoides

A fêmea de *Ascaris*, quando fecundada pelo macho, acumula os espermatozoides no útero/oviduto; ali, os ovos são fertilizados à medida que passam. Assim, quando liberados no momento da ovipostura, os **ovos férteis** possuem uma célula germinativa não segmentada, citoplasma granuloso e casca grossa (Figura 12) (REY, 2010).

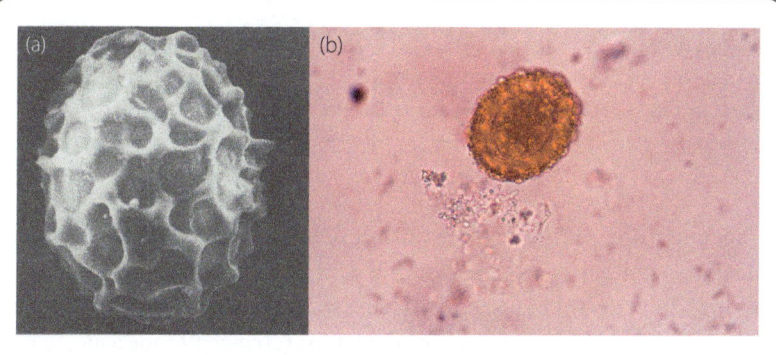

Figura 12. Ovo fértil de *Ascaris lumbricoides*. (a) Imagem de microscopia eletrônica de varredura evidenciando a camada mais externa (casca mamilonada) do ovo. (b) Aspecto do ovo à microscopia óptica. Apesar de férteis, esses ovos só se tornam infectantes após o desenvolvimento da larva no seu interior.
Fonte: Rey (2010); plenoy m/Shutterstock.com.

À microscopia óptica, o ovo de *A. lumbricoides* possui formato oval (quase esférico) e cor castanho-amarelada. Ele mede, em média, 60 x 45 µm e possui três cascas/camadas (REY, 2010; NEVES, 2016), descritas a seguir.

- **Interna:** delgada e impermeável à água.
- **Média:** muito espessa, hialina e lisa, com composição química de quitina associada a proteínas.
- **Externa:** produto de secreção do útero da fêmea. É grossa, irregular e com superfície mamilonada, composta por mucopolissacarídeos. Garante resistência a climas áridos. Pode estar ausente — nesse caso, o ovo é considerado decorticado (Figura 13).

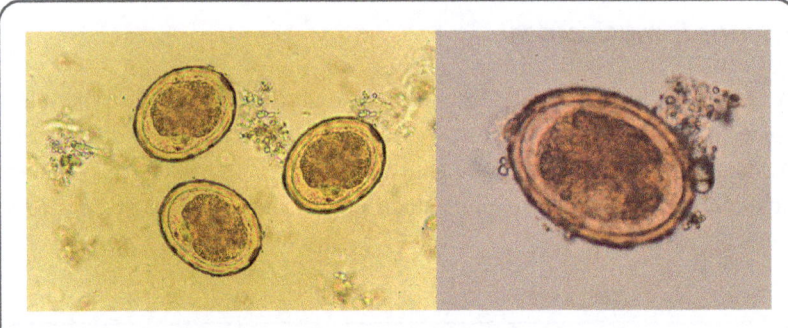

Figura 13. Ovos decorticados de *Ascaris lumbricoides*. Observe que falta a camada mais externa (casca mamilonada) do ovo. Apesar de férteis, esses ovos ainda não são infectantes para o hospedeiro, uma vez que só possuem a(s) célula(s) germinativa(s) no seu interior.
Fonte: Jarun Ontakrai/Shutterstock.com; Schira/Shutterstock.com.

Segundo Rey (2010) e Neves (2016), fêmeas jovens ou não fecundadas (infecções com baixa carga parasitária e/ou unissexuadas) podem eliminar **ovos inférteis**. Nesses casos, os ovos têm aspecto mais alongado (80 x 90µm), casca mais delgada e citoplasma com grânulos refringentes, de aspecto grosseiro (Figura 14).

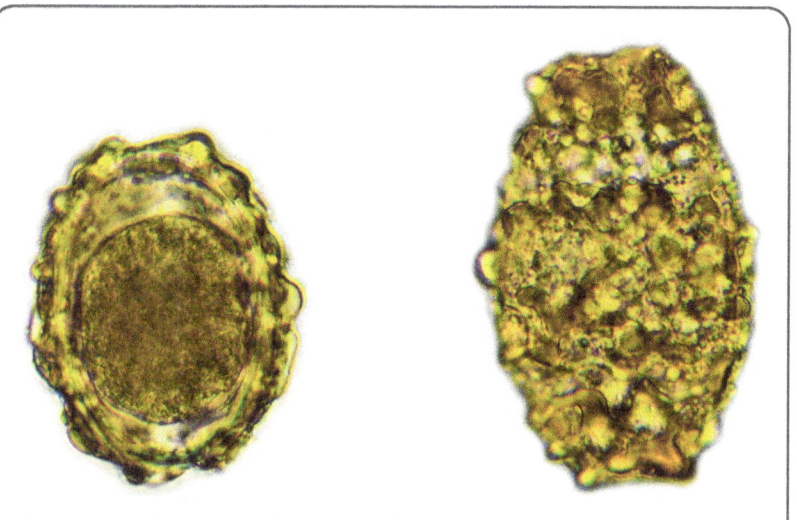

Figura 14. Ovos fértil (esquerda) e infértil (direita) de *Ascaris lumbricoides*. Observe o aspecto grosseiro do citoplasma do ovo infértil, que se mostra mais alongado.
Fonte: Jarun Ontakrai/Shutterstock.com.

O embrionamento dos ovos férteis de *A. lumbricoides* ocorre no ambiente e é dependente de oxigenação, temperatura e umidade. De 10 a 12 dias após a postura, desenvolve-se a larva L1 no interior do ovo; esta, após uma semana, sofre a primeira muda, passando a L2. Só a partir daí, o ovo passa a ser infectante (aproximadamente três semanas após a postura/eliminação nas fezes), mantendo-se assim por um longo período de tempo (vários anos) (REY, 2010; NEVES, 2016).

Trichuris trichiura

Assim como o *Ascaris*, a fêmea de *T. trichiura* faz a postura de milhares de ovos por dia. O tamanho dos ovos é de aproximadamente 50 × 20 μm, e eles possuem aspecto muito característico: formato de barril alongado, com dois polos, que interrompem a camada externa da casca e que são preenchidos por material lipídico (Figura 15). Esses polos servem como "tampões", pelos quais a larva sai no momento da infecção. O ovo também é muito resistente às condições ambientais. De acordo com Rey (2010) e Neves (2016), sua casca possui três camadas:

- a mais interna, formada de material vitelínico;
- a intermediária, composta por quitina e proteínas; e
- a mais externa, espessa e com cor castanha.

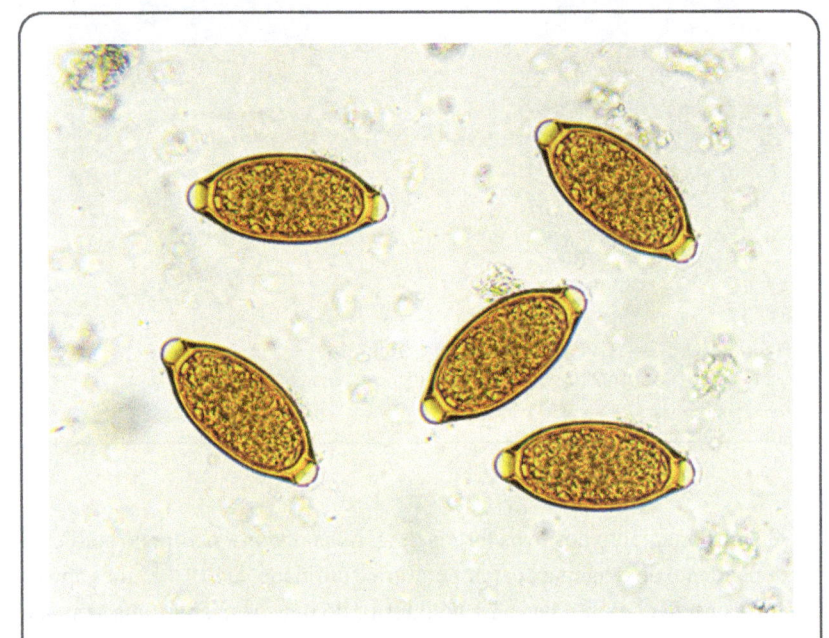

Figura 15. Ovos de *Trichuris trichiura*. Observe os polos lipídicos nas extremidades do ovo e a célula germinativa no seu interior.
Fonte: Jarun Ontakrai/Shutterstock.com.

Os ovos de ***T. trichiura*** são eliminados ainda não embrionados, mas, ao alcançarem o meio externo, embrionam-se, e a célula ovo dá origem a uma larva, em um tempo que varia de acordo com a temperatura e a umidade do ambiente (de 1 a 3 semanas após a eliminação). A partir daí, o ovo passa a ser infectante para o homem, mantendo-se por anos viável no ambiente (REY, 2010; NEVES, 2016).

A Figura 16 mostra, no mesmo campo de avaliação, um ovo de *A. lumbricoides* e outro de *T. trichiura* ao microscópio óptico. Observe a casca espessa e rugosa, em *A. lumbricoides*, e a casca espessa e lisa, com os tampões polares nas extremidades, em *T. trichiura*.

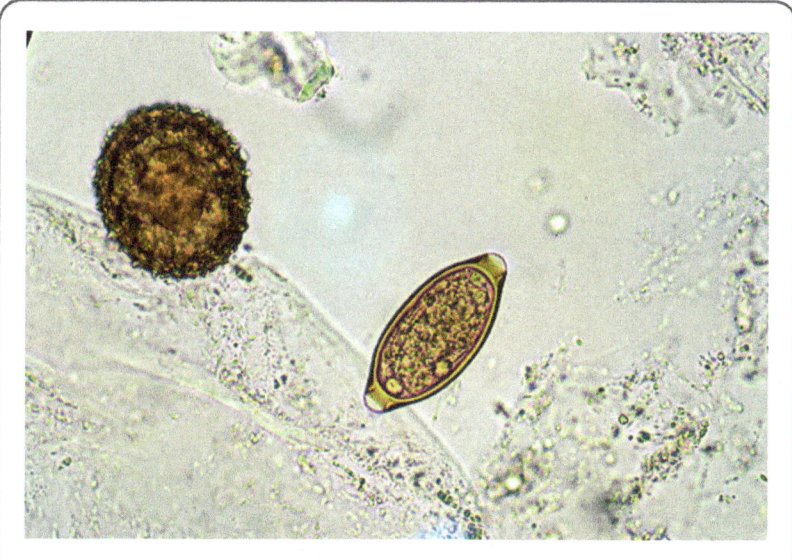

Figura 16. Ovos de *Ascaris lumbricoides* (à esquerda) e *Trichuris trichiura* (à direita), no mesmo campo de análise de uma amostra de fezes ao microscópio.
Fonte: Jarun Ontakrai/Shutterstock.com.

Saiba mais

O *Guia Prático para o Controle das Geo-helmintíases*, disponível no *site* da Biblioteca Virtual em Saúde, é uma publicação do Ministério da Saúde e traz muitas informações não só da ascaridíase e da tricuríase, mas de todas as geo-helmintoses que ocorrem no Brasil. Vale a pena conferir.

Referências

AKUTHOTA, P.; WELLER, P. F. Eosinophils and disease pathogenesis. *Semin Hematol*, v. 49, nº. 2, p. 113–119, 2012. Disponível em: https://www.ncbi.nlm.nih.gov/pmc/articles/PMC3571705/. Acesso em: 5 maio 2020.

ALVES, A. C. M.; SOUSA, A. M. de; SANCHES, C. S. *Síndrome de Loeffler*. 2012. Disponível em: http://files.bvs.br/upload/S/0101-5907/2012/v26n2/a3213.pdf. Acesso em: 5 maio 2020.

BRASIL. *Guia prático para o controle das geo-helmintíases*. Brasília: Ministério da Saúde, 2018. (*E-book*).

CROMPTON, D. W. Ascaris and ascariasis. *Adv. Parasitol.*, v.48, p. 285-375, 2001.

DOLD, C.; HOLLAND, C. V. Ascaris and ascariasis. *Microbes and Infection*, v. 13, nº. 7, p. 632-637, jul. 2011.

FONSECA, E. O. L. *et al*. Prevalência e fatores associados às geo-helmintíases em crianças residentes em municípios com baixo IDH no norte e nordeste brasileiros. *Cadernos de Saúde Pública*, v. 26, nº. 1, p. 143-152, jan. 2010. Disponível em: https://www.scielo.br/scielo.php?script=sci_arttext&pid=S0102-311X2010000100015. Acesso em: 5 maio 2020.

HAGEL, I.; GIUSTI, T. Ascaris lumbricoides: an overview of therapeutic targets. *Infectious Disorders – Drug Targets*, v. 10, nº. 5, p. 349-367, 2010.

JOURDAN, P. M. *et al*. Soil-transmitted helminth infections. *The Lancet*, v. 391, nº. 10117, p. 252-265, 2018.

MARTINEZ, A. P.; AZEVEDO, G. R. de. Tradução, adaptação cultural e validação da Bristol Stool Form Scale para a população brasileira. *Rev. Latino-Am. Enfermagem*, v. 20, nº. 3, maio/jun. 2012.

NEVES, D. P. *Parasitologia humana*. 13. ed. São Paulo: Atheneu, 2016.

OJHA, S. C. *et al*. Geohelminths: public health significance. *Journal of Infection in Developing Countries*, v. 8, nº. 1, p. 5-16, 2014.

REY, L. *Bases da parasitologia médica*. 3. ed. Rio de Janeiro: Guanabara Koogan, 2010.

WU, S. Sonographic findings of ascaris lumbricoides in the gastrointestinal and biliary tracts. *Ultrasound Quarterly*, v. 25, nº. 4, p. 207-209, dez. 2009. Disponível em: https://journals.lww.com/ultrasound-quarterly/Abstract/2009/12000/Sonographic_Findings_of_Ascaris_lumbricoides_in.6.aspx. Acesso em: 5 maio 2020.

ZANWAR, V. G. *et al*. An unusual cause of overt gastrointestinal bleeding in a malnourished child. *Tropical Doctor*, v. 46, nº. 2, p. 100-102. Disponível em: https://journals.sagepub.com/doi/abs/10.1177/0049475515598667?rfr_dat=cr_pub%3Dpubmed&url_ver=Z39.88-2003&rfr_id=ori%3Arid%3Acrossref.org&journalCode=tdoa. Acesso em: 5 maio 2020.

Leituras recomendadas

HUANG, X. Trichuris suis ova therapy in inflammatory bowel disease. *Medicine*, v. 97, nº. 34, ago. 2018. Disponível em: https://www.ncbi.nlm.nih.gov/pmc/articles/PMC6113037/. Acesso em: 5 maio 2020.

OJHA, S. C. *et al*. Geohelminths: public health significance. *Journal of Infection in Developing Countries*, v. 8, nº. 1, p. 5-16, 2014.

ORTEGA, R. P. *Infecção por helmintos*: uma alternativa para as doenças inflamatórias intestinais. 2016. Disponível em: https://portugues.medscape.com/verartigo/6500652. Acesso em: 5 maio 2020.

PEDROSA, H. C.; PIMAZONI-NETTO, A. *Vermes parasitas podem proteger contra o diabetes? Mito ou Realidade?* 2018. Disponível em: https://www.diabetes.org.br/publico/component/content/article/203-destaques-topo/1665-vermes-parasitas-podem-proteger-contra-o-diabetes-mito-ou-realidade?Itemid=445. Acesso em: 5 maio 2020.

PULLAN, R. L. *et al*. Global numbers of infection and disease burden of soiltransmitted helminth infections in 2010. *Parasit. Vectors*, v. 7, nº. 37, jan. 2014.

SILVA, J. C. *et al*. Parasitismo por ascaris lumbricoides e seus aspectos epidemiológicos em crianças do estado do Maranhão. *Rev. Soc. Bras. Med. Trop.*, v. 44, nº. 1, p. 100–102, jan./fev. 2011. Disponível em: https://www.scielo.br/pdf/rsbmt/v44n1/22.pdf. Acesso em: 5 maio 2020.

Fique atento

Os *links* para *sites* da *web* fornecidos neste capítulo foram todos testados, e seu funcionamento foi comprovado no momento da publicação do material. No entanto, a rede é extremamente dinâmica; suas páginas estão constantemente mudando de local e conteúdo. Assim, os editores declaram não ter qualquer responsabilidade sobre qualidade, precisão ou integralidade das informações referidas em tais *links*.

Nematoda: enterobíase

Objetivos de aprendizagem

Ao final deste texto, você deve apresentar os seguintes aprendizados:

- Reconhecer os aspectos clínicos da enterobíase.
- Indicar os métodos de diagnóstico laboratorial para identificar a enterobíase.
- Identificar as formas parasitárias do *Enterobius vermicularis*.

Introdução

A enterobíase é uma das infecções por nematoides mais comuns no mundo. As precárias condições de habitação, a ausência de saneamento básico, os hábitos higiênicos inadequados e o baixo nível educacional e cultural das populações que vivem em zonas rurais e periféricas das grandes cidades brasileiras contribuem para a perpetuação dessa parasitose.

O *Enterobius vermicularis* é um pequeno nematoide, de cerca de 1 cm de comprimento, que afeta, principalmente, crianças, idosos e indivíduos institucionalizados, alterando o seu desenvolvimento físico e mental e aumentando a sua morbimortalidade. A transmissão ocorre, principalmente, entre crianças, pessoas que vivem em ambientes cheios e famílias, por meio do contato direto com itens contaminados ou mesmo durante o contato sexual. Os fatores de risco para os vermes incluem a falta de higiene, a ingestão de alimentos contaminados e a convivência despretensiosa com um indivíduo infectado.

Ao contrário de outras parasitoses, a maioria das infecções por *E. vermicularis* é assintomática. E mais: é uma infecção autolimitada — ou seja, caso o paciente não se reinfecte, a infecção é resolvida espontaneamente, sem a utilização de medicamentos. Isso ocorre porque, após a cópula, o verme adulto macho morre (sobrevivência de aproximadamente 7 semanas), assim como a fêmea, após a postura dos ovos (sobrevivência de 5 a 12 semanas).

Neste capítulo, você vai estudar os aspectos clínicos da enterobíase, bem como os métodos de diagnóstico laboratorial para identificar essa infecção. Por fim, você vai verificar quais são as formas parasitárias do *E. vermicularis*.

1 Aspectos clínicos da enterobíase

O *E. vermicularis* é um parasito cuja transmissão ocorre por meio da ingestão dos ovos do parasito. Cerca de 4 a 8 semanas depois, já são encontrados vermes adultos no intestino delgado, migrando para a região do íleo e ceco, onde se alojam definitivamente. Quando confinados nessa região, não são observados sintomas. Mas as fêmeas adultas fazem a migração para a região anal e perianal, onde, especialmente à noite e no início da manhã (devido ao relaxamento da musculatura do hospedeiro e do esfíncter anal), liberam milhares de ovos (NEVES, 2016; RAWLA; SHARMA, 2020).

O deslocamento da fêmea pela região anal causa coceira e prurido. Acredita-se que esse sintoma esteja associado a uma reação alérgica desencadeada não só pela presença do verme, mas também pela oviposturа na região perianal (LEVINSON, 2016). Em resposta à sensação de "comichão", o paciente tende a se coçar, e, em decorrência disso, surgem pequenos arranhões no local.

Além disso, o ato de coçar a região leva à contaminação dos dedos, das unhas e do espaço subungueal com ovos infectantes do parasito (NEVES, 2016). Isso é de suma importância na epidemiologia da doença, porque resulta na ingestão dos ovos (autoinfecção) e no reinício do ciclo de vida do verme (especialmente em indivíduos que roem unhas e/ou chupam dedo — no caso de crianças). Ocasionalmente, as larvas eclodem ainda na região perianal e migram de volta para o reto e o intestino, reiniciando o ciclo de vida (retroinfecção). É importante ressaltar que não há necessidade de desenvolvimento larvário no ambiente. Após a oviposturа, o ovo é eliminado embrionado e já é infectante (REY, 2015; NEVES, 2016; RAWLA; SHARMA, 2020).

Aspectos clínicos da enterobíase

Diante do que foi apresentado até aqui, e considerando que quase metade dos pacientes é assintomática, poderíamos concluir que a enterobíase seria uma infecção benigna. Mas o prurido persistente pode causar distúrbios no sono e levar à insônia. Ainda, uma proporção considerável de crianças sofre de perda de apetite, perda de peso, irritabilidade, instabilidade emocional e enurese (incapacidade de controlar a micção) (FARRAR, 2014).

Podem ocorrer, às vezes, dor abdominal e outras complicações graves, como apendicite, em decorrência da presença de vermes que bloqueiam o lúmen no apêndice ou da inflamação ao redor do apêndice (REZENDE NETO *et al.*, 2009; RAWLA; SHARMA, 2020), conforme demonstra a Figura 1. Há casos em que, além do prurido anal (e por causa dele), podemos observar a formação de eritema e edema perianal. Às vezes, uma infecção bacteriana superficial pode ocorrer nos locais de arranhões, resultando em um quadro inflamatório e infeccioso significativo (LEVEINSON, 2016; RAWLA; SHARMA, 2020).

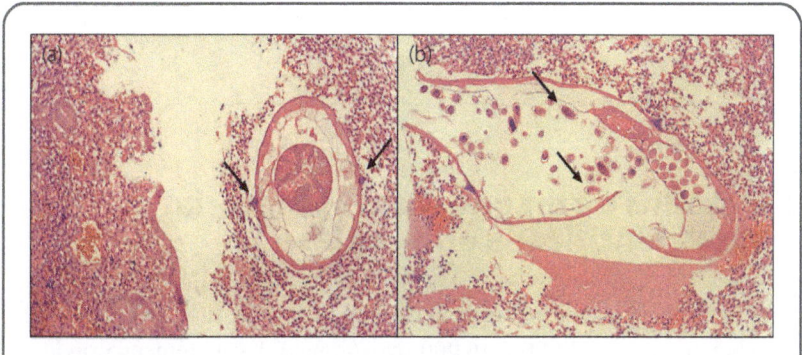

Figura 1. Fotomicrografia do apêndice fecal (100×) demonstrando (a) o *E. vermicularis* em corte transversal e a presença das espículas laterais do verme (setas) e (b) os ovos do parasita em forma de "d" (setas).
Fonte: Rezende Neto *et al.* (2009, documento *on-line*).

O verme adulto de *E. vermicularis* não tem a capacidade de danificar a pele e, normalmente, não migra através dos tecidos. No entanto, são muitos os relatos na literatura que mostram que eles podem se mover para a vulva e a vagina das meninas/mulheres. A migração pode alcançar o orifício externo do útero (exocérvix) (Figura 2) e depois a cavidade e as tubas uterinas, os ovários e a cavidade peritoneal. Esse processo produz vulvovaginite associada a corrimento vaginal e prurido vulvar (KHUBCHANDANI; BUB, 2019; DUNDR; NĚMEJCOVÁ; BÁRTŮ, 2019).

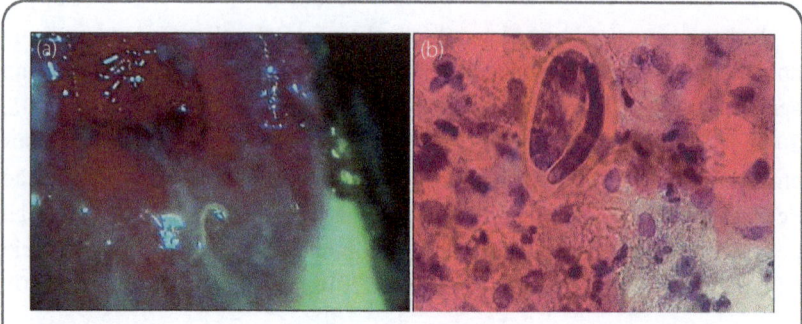

Figura 2. (a) Verme adulto de *E. vermicularis* no exocérvix de uma paciente (aumentado 8×). (b) Esfregaço vaginal (400×) de paciente, mostrando o ovo larvado de *E. vermicularis* em exame papanicolau.
Fonte: Adaptada de Sklyarova (2010); Shetty; Kulkarni; Prabhu (2012).

2 Métodos de diagnóstico laboratorial para identificar a enterobíase

Após a cópula, o macho morre, e quase todo o corpo de uma fêmea gravídica fica cheio de ovos (11.000 a 16.000 ovos/fêmea). Essas fêmeas gravídicas migram pelo cólon em direção ao reto, a uma taxa de 12 a 14 cm/h (LIU, 2012). Elas emergem do ânus, onde depositam ovos. Mas, você pode estar se perguntando: "por que o verme precisa sair para o meio externo para fazer a postura de seus ovos?". Isso se explica pela condição anaeróbica do intestino, que impede a maturação dos ovos. Assim, a fêmea emerge para o meio externo, por meio do esfíncter anal, para alcançar um ambiente aeróbico, necessário para a maturação dos ovos/larvas (LIU, 2012).

Por esse motivo, as fêmeas adultas de *E. vermicularis* não depositam ovos nas fezes. Entretanto, há casos em que os ovos são depositados na porção final do intestino grosso. Isso faz com que o exame de rotina das fezes tenha pouca sensibilidade, fornecendo um diagnóstico positivo em apenas 5 a 15% dos pacientes infectados. Normalmente, a postura ocorre com a fêmea contraindo o corpo e expulsando os ovos, ou morrendo e desintegrando-se (a fêmea se torna opaca e morre depois de depositar seus ovos), ou, ainda, por meio da ruptura do verme durante o ato do hospedeiro de coçar o local. Em infecções maciças, as fêmeas podem aderir às fezes que passam pelo ânus. Nesses casos, os vermes podem ser detectados na superfície ou no meio do bolo fecal (LIU, 2012; NEVES, 2016).

Assim, o diagnóstico clínico é inespecífico e depende da observação dos vermes adultos e/ou dos ovos. A forma mais comum de diagnóstico é a observação das fêmeas, que são percebidas como pequenos fios claros e claramente detectáveis a olho nu na região perianal (Figura 3), especialmente durante a noite ou no início da manhã, quando elas se movem pela região. Ainda, elas podem ser observadas em papel higiênico, roupa íntima ou fralda (no caso de bebês e/ou idosos), pijamas, roupas de cama e outros artigos. Os vermes adultos podem ser vistos ocasionalmente durante exames de endoscopia/colonoscopia (REY, 2015; LIU, 2012; NEVES, 2016; RAWLA; SHARMA, 2020).

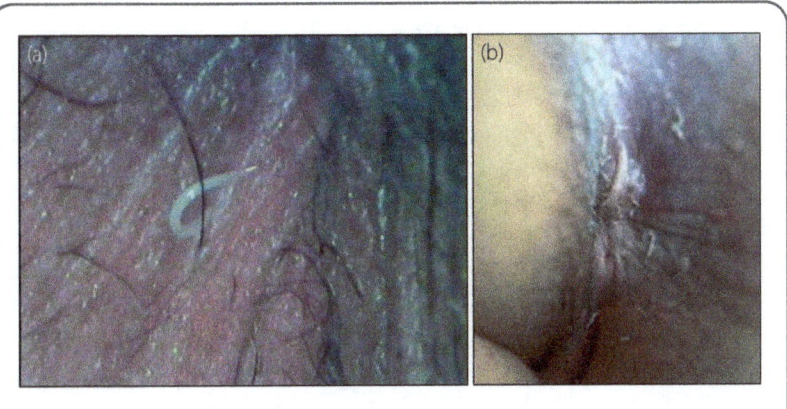

Figura 3. (a) Verme adulto de *E. vermicularis* na região perianal de um paciente (aumentado 8×). (b) Vermes adultos de *E. vermicularis* na região perianal de uma paciente idosa (81 anos) infectada.
Fonte: Adaptada de Sklyarova (2010); Brugger (2011).

Saiba mais

A infecção por *E. vermicularis* é bastante comum e, frequentemente, não apresenta sintomas. Procure no YouTube por "Enterobiasis vermicularis", do canal *Video Journal and Encyclopedia of GI Endoscopy*, e assista ao vídeo de uma colonoscopia em que os vermes adultos podem ser vistos no ceco, no cólon ascendente ou no íleo distal como vermes esbranquiçados de 8 a 13 mm de comprimento.

Como dito anteriormente, o exame das fezes não é útil no diagnóstico de *E. vermicularis*, pois os ovos são raramente excretados nelas. No entanto, a enterobíase pode ser diagnosticada por meio de um **teste de fita de celofane ou fita adesiva**, que é aplicada sobre a área perianal e, em seguida, examinada ao microscópio. A técnica para o exame da fita gomada (ou fita adesiva), apresentada na Figura 4, foi descrita por Graham e é muito simples de ser executada, conforme apresentado a seguir (NEVES, 2016).

1. Preparar a lâmina com fita adesiva (tipo durex).
2. Desprender da lâmina a parte mais longa da fita.
3. Recurvar a fita adesiva na extremidade de um abaixador de língua, expondo a superfície adesiva.
4. Segurar a ponta da fita contra a extremidade do abaixador de língua.
5. Tocar a região perianal, repetidas vezes, com a superfície adesiva.
6. Recolocar a fita na lâmina.
7. Esticar a fita com algodão ou gaze.
8. Examinar em aumento de 10 ou 20×.

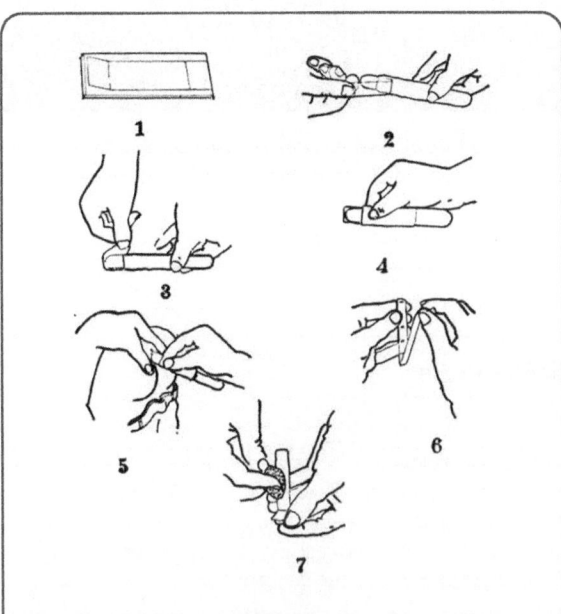

Figura 4. Método da fita transparente adesiva (ou fita gomada) para o diagnóstico da infestação por *E. vermicularis*.
Fonte: Costa (1995, documento *on-line*).

O exame deve ser feito pela manhã, antes de quaisquer procedimentos de higiene pessoal, o que permitirá melhor rendimento diagnóstico. Ele pode revelar ovos característicos (como será descrito no próximo tópico) (Figura 5). Se o exame for negativo por cinco manhãs consecutivas, o diagnóstico de enterobíase será descartado.

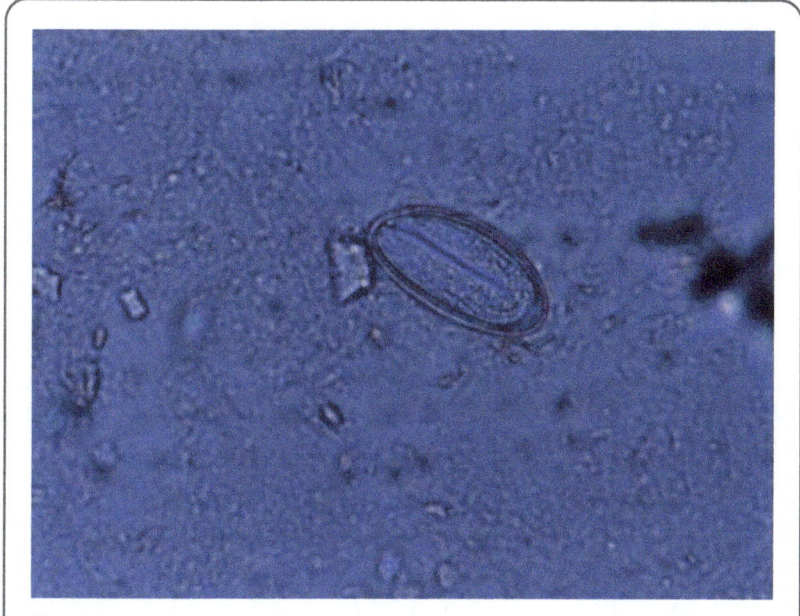

Figura 5. Imagem microscópica de ovo de *E. vermicularis* de amostra coletada com um fita adesiva da área perianal.
Fonte: Karamitros, Kitsos e Athanasopoulos (2017, documento *on-line*).

No entanto, para aumentar ainda mais a confiança dos resultados, descartando-se outras causas dos sinais/sintomas, recomenda-se a análise da amostra de fezes por meio de técnicas de enriquecimento. Um exemplo é a **técnica de sedimentação espontânea**, descrita em Neves (2016) conforme segue (Figuras 6 e 7):

1. diluir 3 gramas de fezes em água em um frasco/copo/recipiente;
2. filtrar essa solução em gaze dobrada em quatro, diretamente em um cálice de sedimentação;
3. deixar a suspensão em repouso por pelo menos duas horas;

4. depois desse tempo, desprezar o sobrenadante e suspender novamente o sedimento em água;
5. repetir esse procedimento de lavagem quantas vezes forem necessárias, até que o sobrenadante esteja limpo;
6. coletar uma parte do sedimento com auxílio de uma pipeta e colocá-lo entre lâmina e lamínula;
7. examinar ao microscópio óptico (aumento 400x), com ou sem lugol.

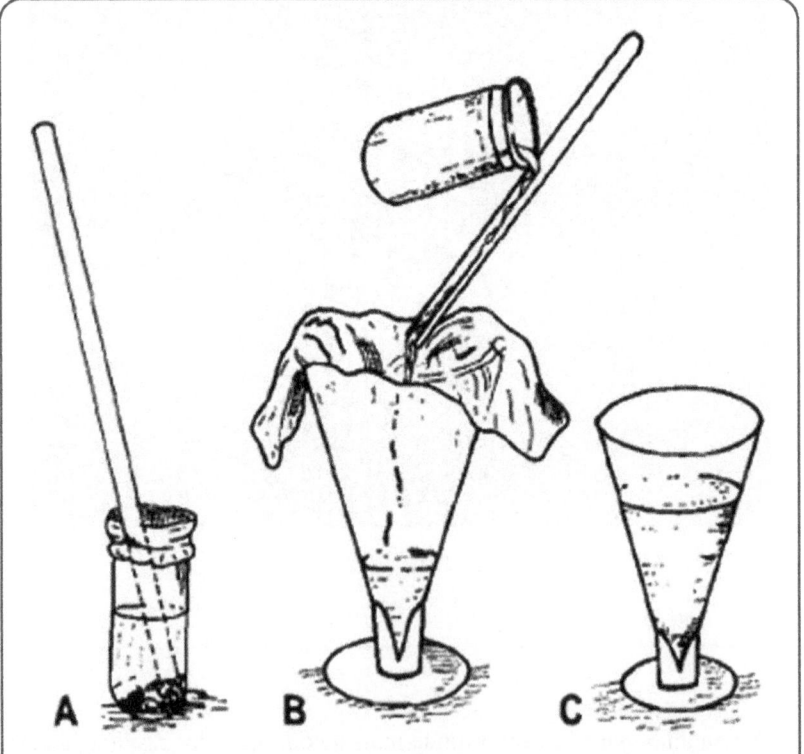

Figura 6. Método de sedimentação espontânea. (a) Amostra de fezes homogeneizadas em água com bastão de vidro. (b) A amostra é filtrada em gaze dobrada em um cálice de sedimentação. (c) Cálice com o sedimento para exame e o líquido sobrenadante (descartado).
Fonte: Adaptada de Rey (2015).

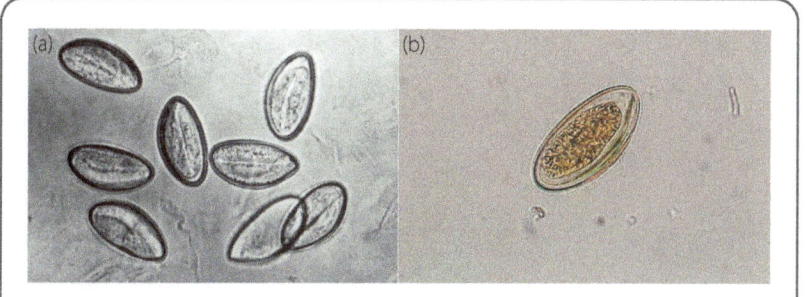

Figura 7. Ovos de *E. vermicularis* observados ao diagnóstico. A imagem da direita mostra o ovo ao exame de sedimentação espontânea corado com lugol.
Fonte: Adaptada de Rawla e Sharma (2020); SIRIKWAN DOKUTA/Shutterstock.com.

3 Formas parasitárias do *Enterobius vermicularis*

Os vermes adultos de *E. vermicularis* são filiformes e possuem nítido dimorfismo sexual. Ambos os sexos apresentam asa cefálica na extremidade anterior (expansão lateral). A fêmea possui cerca de 1 cm x 0,4 mm (comprimento x diâmetro), vulva na região média anterior, vagina curta e dois úteros. O macho adulto é menor, possui 0,5 cm x 0,2mm (comprimento x diâmetro), cauda recurvada ventralmente, com um espículo e um testículo (REY, 2015; NEVES, 2016).

Os ovos de *E. vermicularis* são característicos: possuem forma de "d" (com lado mais plano em relação ao outro, que é mais convexo), casca dupla, lisa, fina e transparente. À postura, já se encontram embrionados e larvados (Figura 8). Têm aproximadamente 25 x 60 μm de tamanho (LIU, 2012; NEVES, 2016; RAWLA; SHARMA, 2020).

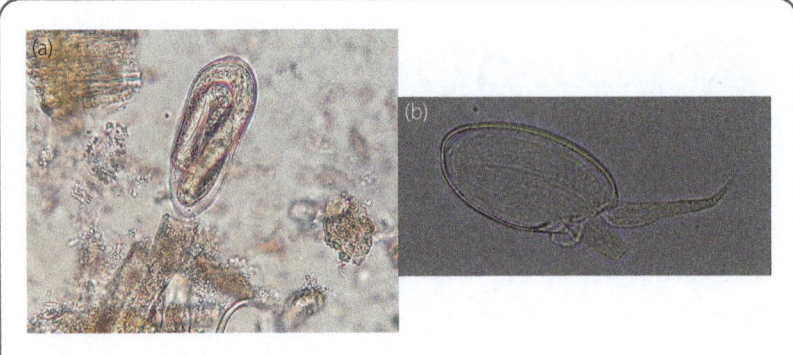

Figura 8. Ovos larvados de *E. vermicularis*: (a) ao diagnóstico, com larva infectante no interior; (b) larva infectante eclodindo do ovo.
Fonte: Panudda Sothanapaisan/Shutterstock.com; Karamitros, Kitsos e Athanasopoulos (2017, documento *on-line*).

Do ponto de vista epidemiológico, é importante observar que o ovo de *E. vermicularis* é o mais leve de todos os ovos de helmintos parasitos do homem. Por isso, a infecção e a reinfecção ficam mais viáveis. Eles podem ser suspendidos novamente com a poeira doméstica, por exemplo, ou podem ser levantados durante a cobertura da cama de um indivíduo infectado ou a dobradura do pijama do mesmo (NEVES, 2016).

Saiba mais

O *E. vermicularis* é um dos parasitos humanos mais antigos e tem sido alvo de muitos estudos de uma nova área da parasitologia — a paleoparasitologia. Para saber mais sobre ele, leia o artigo "Palaeoparasitology and palaeogenetics: review and perspectives for the study of ancient human parasites", disponível no portal da Biblioteca Nacional de Medicina dos Estados Unidos. Trata-se de uma revisão recente de como esses estudos têm evoluído e de como o *E. vermicularis* e outros nematoides têm sido usados como modelo para a construção de mapas e redes filogenéticas.

O controle da enterobíase envolve a redução do número de ovos que contaminam o corpo, as roupas e os utensílios pessoais do paciente e o ambiente com ele compartilhado. Deve-se tomar banhos matinais de chuveiro, realizar a limpeza doméstica com aspirador e/ou pano úmido (e nunca com vassoura), fazer a troca diária das roupas de cama e das roupas de dormir, lavando-as com água quente antes da lavagem com água e sabão. Em ambientes compartilhados, os pacientes devem ser isolados, mas, de toda forma, todos aqueles que convivem com o paciente devem ser tratados após o diagnóstico do primeiro (LIU, 2012; NEVES, 2016; RAWLA; SHARMA, 2020).

Exemplo

Santos *et al.* (2002) relatam o caso de uma paciente de 13 anos, branca, moradora da área rural do estado de Minas Gerais. A paciente apresentava dor abdominal e emagreceu 6 kg nos cinco meses anteriores. Segundo o relato, a paciente fez uso de albendazol para tratar verminose, e "há um mês, apresentava astenia, febre e aumento progressivo do volume abdominal" (SANTOS *et al.*, 2002, documento *on-line*). Foi informado que seu último ciclo menstrual se deu dois meses antes; ainda, o teste de gravidez realizado deu negativo. Os exames laboratoriais e de rotina da paciente, bem como a radiografia de tórax, apresentaram resultados normais. Os autores, então, relatam os seguintes procedimentos e diagnósticos:

> O exame ultra-sonográfico do abdome revelou massa tumoral no ovário direito medindo 13,5 x 6,8 x 12,3 cm e ascite moderada. [...] foi dado diagnóstico anatomopatológico de tumor do seio endodérmico, seguido de quimioterapia adjuvante (...). Após um ano de tratamento, foi submetida à laparotomia para controle (...) da neoplasia ovariana (...) quando foi achado nódulo (...) de cor pardo-clara e consistência elástica, medindo 0,5cm de diâmetro. O exame microscópico do material de biópsia revelou inflamação granulomatosa necrosante e a **presença de formas adultas de fêmeas de *E. vermicularis*** com **útero repleto de ovos assimétricos embrionados** e cristas cuticulares longitudinais características desta espécie (SANTOS *et al.*, 2002, documento *on-line*).

Referências

BRUGGER, R. Caso clínico. *In*: JORNADA INTERNACIONAL DE CITOTECNOLOGIA, 2., 2011, Rio de Janeiro. *Anais eletrônicos* [...]. Disponível em: https://bvsms.saude.gov.br/bvs/publicacoes/inca/Regiane_caso_clinico.pdf. Acesso em: 19 abr. 2020.

COSTA, O. R. Incidência de enterobius vermicularis em 359 escolares de Belém, Pará. *Revista do Serviço Especial de Saúde Pública*, v. 8, n. 1, p. 221–229, dez. 1955. Disponível em: http://iah.iec.pa.gov.br/iah/fulltext/memo_iec/v6p251-260.pdf. Acesso em: 19 abr. 2020.

DUNDR, P.; NĚMEJCOVÁ, K.; BÁRTŮ, M. Benign lesions of the vagina, gynecologic and obstetric pathology. *In*: ZHENG, W. *et al.* (ed.). *Gynecologic and obstetric pathology*. New York: Springer, 2019. p. 227–257. 1 v.

FARRAR, J. (ed.). *Manson's tropical diseases*. 23rd ed. Philadelphia: Elsevier, 2014.

KARAMITROS, G.; KITSOS, N.; ATHANASOPOULOS, F. A case of enterobiasis presenting as post-traumatic-stress-disorder (PTSD): a curious case of the infection with predominant mental health symptoms, presenting for the first time in the settings of a refugee camp. *Pan African Medical Journal*, v. 27, nº. 111, 2017. Disponível em: https://www.panafrican-med-journal.com/content/article/27/111/full/. Acesso em: 19 abr. 2020.

KHUBCHANDANI, I. T.; BUB, D. S. Parasitic infections. *Clinics in Colon and Rectal Surgery*, v. 32, nº. 5, p. 364–371, set. 2019.

LEVINSON, W. *Microbiologia médica e imunologia*. 13. ed. Porto Alegre: Artmed, 2016.

LIU, D. (ed.). *Molecular detection of human parasitic pathogens*. Florida: CRC Press. 2012.

NEVES, D. P. *Parasitologia humana*. 13. ed. São Paulo: Atheneu, 2016.

RAWLA, P.; SHARMA, S. Enterobius vermicularis (pinworm). *StatPearls Publishing*, 2020. Disponível em: https://www.ncbi.nlm.nih.gov/books/NBK536974/. Acesso em: 19 abr. 2020.

REY, L. *Bases da parasitologia médica*. 3. ed. Rio de Janeiro: Guanabara Koogan, 2015.

REZENDE NETO, J. B. de. *et al*. Apendicite aguda por enterobius vermicularis: relato de caso e revisão da literatura. *Rev Med Minas Gerais*, v. 19, nº. 2, p. 180–183, 2009. Disponível em: http://rmmg.org/exportar-pdf/472/v19n2a13.pdf. Acesso em: 19 abr. 2020.

SANTOS, V. M. dos. *et al*. Nódulo granulomatoso com enterobius vermicularis em epíploon simulando metástase de câncer de ovário. *Revista da Sociedade Brasileira de Medicina Tropical*, v. 35, nº. 2, p. 191–193, abr. 2002. Disponível em: http://www.scielo.br/pdf/rsbmt/v35n2/9068.pdf. Acesso em: 19 abr. 2020.

SHETTY, J. B.; KULKARNI, D. V.; PRABHU, V. L. Eggs containing larvae of enterobius vermicularis in vaginal smear. *Journal Cytol*, v. 29, nº. 1, p. 94–96, jan. 2012.

SKLYAROVA, V. Helmintíase como fator de impacto de distúrbios ginecológicos. *Indian Journal of Sexually Transmitted Diseases and AIDS*, v. 31, nº. 1, p. 58–60, set. 2010.

Leituras recomendadas

CÔTÉ, N. M., LE BAILLY, M. Palaeoparasitology and palaeogenetics: review and perspectives for the study of ancient human parasites. *Parasitology*, v. 145, n°. 5, p. 656–664, abr. 2018.

HORNINK, G. G. *et al. Principais parasitos humanos de transmissão hídrica ou por alimentos.* 2. ed. Alfenas: UNIFAL-MG/Unicamp, 2013.

Fique atento

Os *links* para *sites* da *web* fornecidos neste capítulo foram todos testados, e seu funcionamento foi comprovado no momento da publicação do material. No entanto, a rede é extremamente dinâmica; suas páginas estão constantemente mudando de local e conteúdo. Assim, os editores declaram não ter qualquer responsabilidade sobre qualidade, precisão ou integralidade das informações referidas em tais *links*.

Nematoda: ancilostomíase e estrongiloidíase

Objetivos de aprendizagem

Ao final deste texto, você deve apresentar os seguintes aprendizados:

- Definir os achados clínicos da ancilostomíase e da estrongiloidíase.
- Indicar os métodos de diagnóstico dos ancilostomídeos (*Ancylostoma duodenale, Necator americanus*) e do *Strongyloides stercoralis*.
- Reconhecer as características morfológicas das formas parasitárias identificadas microscopicamente.

Introdução

O parasitismo pode ser considerado uma forma estreita de relação entre indivíduos de duas espécies distintas. Dessa forma, um organismo (hospedeiro) constitui um meio para a sobrevivência do outro (parasito), e o metabolismo desse parasito está vinculado ao do seu hospedeiro. Dentre os parasitos que habitam seres humanos, pode-se destacar os nematelmintos ou nematódeos, que são vermes redondos e normalmente filiformes, cujo tamanho varia entre um milímetro e um metro de comprimento.

Neste capítulo, você vai estudar os nematelmintos *Ancylostoma duodenale, Necator americanus* e *Strongyloides stercoralis* e o seu ciclo de vida. Você vai compreender os principais achados clínicos dessas parasitoses, os métodos diagnósticos laboratoriais e as suas formas parasitárias.

1 Ancilostomíase e estrongiloidíase

Nesta seção, você vai estudar as parasitoses causadas por *A. duodenale*, *N. americanus* e *S. stercoralis*, compreendendo as principais características de cada infecção.

Ancilostomíase

A **ancilostomíase**, também conhecida no Brasil como "amarelão", consiste em uma patologia que tem como principal característica a **anemia**. Ela é causada pelos parasitos *A. duodenale* e *N. americanus*. O *N. americanus* é a espécie que predomina mundialmente, exceto nos locais onde há endemicidade local de *A. duodenale*. Regiões consideradas endêmicas para *N. americanus* incluem sul e sudeste da China, sul da Índia, sudeste Asiático, África Subsaariana e Américas Central e do Sul. A infecção por esse parasito predomina naqueles países de clima tropical. Já o *A. duodenale* é predominante em regiões de clima temperado a frio. De acordo com Neves (2016), infecções por esse parasito são descritas em latitudes mais altas da China e da Índia, no Egito, no nordeste da Austrália e em alguns locais da América Latina, que incluem El Salvador, Honduras, Argentina, Paraguai, Peru e Brasil.

O ser humano adquire a infecção por meio da penetração na pele (pés e pernas) de **larvas filarioides** do parasito, que estão presentes no solo úmido. Essas larvas são carreadas para o sangue e os pulmões, migrando em direção aos alvéolos e brônquios e pela traqueia, onde são deglutidas. Os vermes adultos se desenvolvem no intestino delgado e se aderem à parede por meio das suas cápsulas bucais; ali, se alimentam de sangue, a partir dos capilares das vilosidades intestinais. Os **ancilóstomos** adultos liberam milhares de ovos diariamente, que são depositados juntamente com as fezes no solo. A partir destes, desenvolvem-se as **larvas rabditoides**, que se desenvolvem durante um período de uma semana em larvas filarioides infectantes.

Esses parasitos causam lesões no organismo humano que podem variar conforme a carga infectante, a fase da infecção, a localização e o estágio no qual os parasitos se encontram. No período de **invasão cutânea**, podem surgir lesões imperceptíveis ou perceptíveis (no caso de milhares de elementos). Quando as larvas se encontram em **períodos migratórios** nos pulmões e na árvore brônquica, é possível que ocorra a síndrome de Loeffler. Porém, a sintomatologia da parasitose se acentua no período de **parasitismo intestinal**, podendo ocorrer redução do apetite, cólicas, náuseas, vômitos, flatulências e diarreias.

Como citado, esses parasitos apresentam um complexo bucal e se aderem às mucosas duodenal e do jejuno, promovendo dilaceração e maceração de fragmentos dessas mucosas. O *A. duodenale* é capaz de sugar de 0,15 a 0,30 ml de sangue por dia de um hospedeiro, enquanto o *N. americanus* suga de 0,03 a 0,06 ml de sangue por dia. Os parasitos mudam de localização, repetindo essa forma de agressão/espoliação e ingerindo o sangue do hospedeiro. Segundo Rey (2011), o indivíduo com 100 a 1.000 parasitos pode sofrer uma perda diária de sangue de cerca de 10 a 30 ml.

Há uma relação entre a intensidade do parasitismo e o volume de sangue perdido pelo hospedeiro por dia. A anemia desencadeada pelos ancilostomídeos é do tipo **ferropriva**, ou seja, a espoliação do volume de sangue constante causada pelos parasitos levam à deficiência de ferro. Essa anemia se desenvolve de forma lenta e progressiva, embora a espoliação ocorra diariamente e em quantidades significativas (REY, 2001; TELES; GOMES, 2018). A fraqueza e a palidez do indivíduo parasitado acompanham a **anemia microcítica**, em virtude da perda sanguínea, especialmente nos pacientes cujo estado nutricional não é compensatório frente à perda sanguínea (LEVINSON, 2016).

O ciclo de vida do parasito é ilustrado na Figura 1. Cabe salientar que andar descalço no solo predispõe à infecção.

Nematoda: ancilostomíase e estrongiloidíase

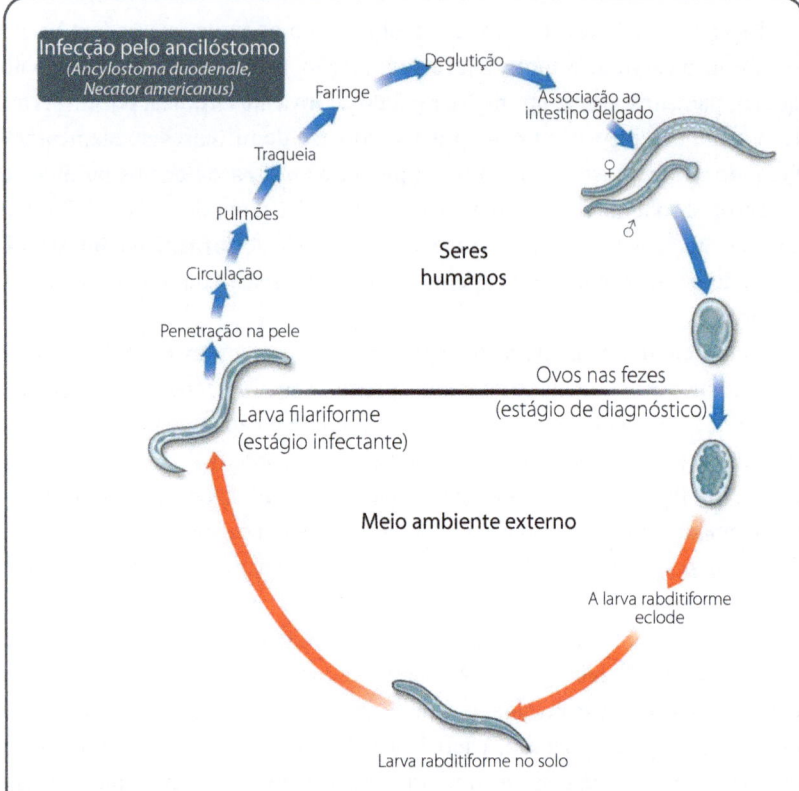

Figura 1. Ciclo de vida dos ancilóstomos no ambiente e no homem. As setas azuis na parte superior demonstram a penetração das larvas filariformes (filarioides) na pele; estas migram pelo pulmão, podendo causar pneumonia. O parasito na forma adulta se adere à mucosa intestinal, causando hemorragia e anemia. Os ovos do parasito são liberados nas fezes dos seres humanos infectados. As setas vermelhas na parte inferior demonstram como os ovos maturam no ambiente/solo, até formar a larva rabditiforme (rabditoide) e, então, a larva filariforme (filarioide) infectante.

Fonte: Levinson (2016, p. 464).

Além do parasitismo supracitado, algumas espécies de ancilostomídeos podem ocasionar a **larva migrans cutânea**, conhecida também como dermatite serpiginosa, dermatite linear serpiginosa ou, ainda, bicho geográfico. A larva migrans cutânea é causada pelas larvas filarioides de *A. caninum* (ancilóstomo canino) e *A. braziliense* (ancilóstomo felino), que penetram na pele humana, migrando para o tecido subcutâneo, causando uma resposta inflamatória em que se formam lesões eritematosas ao longo de sua migração. Cabe ressaltar que essas larvas de ancilostomídeos não completam seu ciclo de vida nos seres humanos, de modo que, sem tratamento, acabam morrendo em um intervalo variável de semanas a dois meses (REY, 2011; KASPER; FAUCI, 2015; LEVINSON, 2016; NEVES, 2016).

Fique atento

Na ancilostomíase, as larvas **rabditoides** são larvas de primeiro estádio, chamadas L1, que eclodem do ovo após ele entrar em contato com o meio ambiente. Elas se alimentam de microrganismos e detritos orgânicos presentes nas fezes e no solo. As larvas L1 sofrem muda, transformando-se em larvas rabditoides L2; após uma nova muda, transformam-se em larvas L3, denominadas **filarioides,** que não se alimentam e consistem na forma infectante.

Hoje, observa-se uma redução significativa na incidência da ancilostomíase, em virtude das melhores condições sanitárias e do uso de calçados.

Estrongiloidíase

S. stercoralis é uma espécie que se distribui amplamente em áreas tropicais, regiões quentes e úmidas e é comumente encontrada no sudeste Asiático, na África Subsaariana e no Brasil. Seu padrão geográfico se assemelha aos ancilóstomos, considerando-se a necessidade do mesmo tipo de solo. Segundo Longo e Fauci (2015), nas partes do sudeste dos Estados Unidos da América, o parasito é endêmico e encontrado nos imigrantes, refugiados, viajantes e militares que estiveram nas áreas citadas.

O homem infectado pelo *S. stercoralis* desenvolve a patologia denominada **estrongiloidíase** ou estrongiloidose, caracterizada como uma parasitose emergente e uma relevante causa de morbimortalidade em áreas tropicais e subtropicais, especialmente em indivíduos imunossuprimidos. O ser humano adquire a parasitose a partir da penetração na pele (principalmente nos pés) de larvas infectantes filarioides (filariformes). Estas migram para os pulmões, penetram nos alvéolos e ascendem pelos brônquios e pela traqueia, onde serão, então, deglutidas. As larvas se transformam em adultas no intestino delgado e penetram na mucosa, iniciando a desova. Dos ovos, são originadas larvas rabditoides (rabditiformes), as quais são eliminadas nas fezes.

Após a eliminação das larvas nas fezes, ainda existem duas possibilidades evolutivas:

- no meio exterior, as larvas rabditoides podem sofrer muda, transformando-se em larvas filarioides infectantes, podendo penetrar em outro indivíduo, iniciando um novo ciclo parasitário;
- no meio exterior, essas larvas podem gerar machos e fêmeas de vida livre, que, após copularem, originam ovos, de onde surgirão larvas rabditoides, que vão evoluir para larvas filarioides infectantes.

A infecção também pode ocorrer por meio da ingestão de água e alimentos contaminados com as larvas infectantes (filarioides). Os casos de autoinfecção ocorrem pela transformação das larvas rabditoides em filarioides nas regiões anal e perianal, seguida de penetração na mucosa retal. Quando as condições intestinais locais propiciam, pode ocorrer a evolução do parasito na luz, ocasionando uma invasão direta das larvas pela mucosa (SILVA *et al.*, 2019).

A Figura 2 ilustra o ciclo de vida do parasito. Cabe salientar que, assim como na ancilostomíase, uma medida de prevenção dessa parasitose é o uso de calçados.

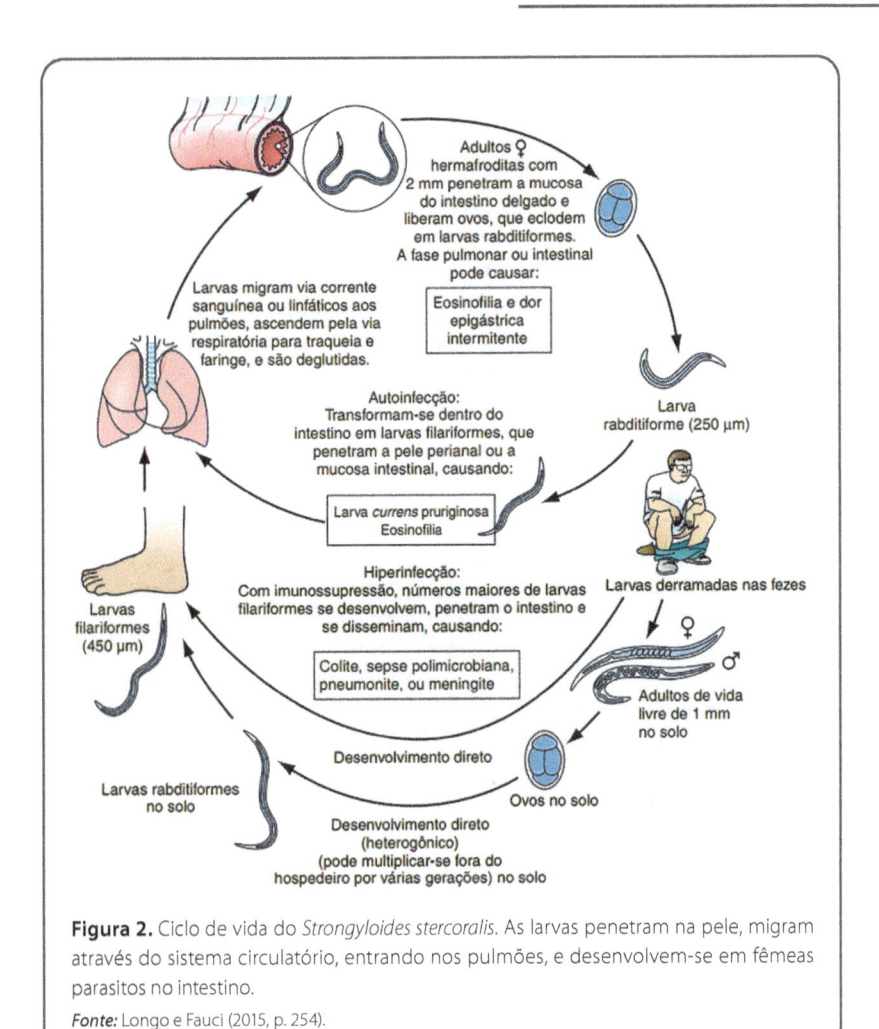

Figura 2. Ciclo de vida do *Strongyloides stercoralis*. As larvas penetram na pele, migram através do sistema circulatório, entrando nos pulmões, e desenvolvem-se em fêmeas parasitos no intestino.
Fonte: Longo e Fauci (2015, p. 254).

As lesões causadas pelo *S. stercoralis* estão relacionadas com (REY, 2011):

- a penetração do parasito no hospedeiro, que pode ser discreta ou se manifestar como placas eritematosas nos locais de penetração;
- a sua migração ao realizar o ciclo pulmonar, causando hemorragias petequiais ou profusões — as lesões inflamatórias chegam a produzir a síndrome de Loeffler;
- a sua permanência e multiplicação na mucosa intestinal — as fêmeas produzem lesões de ordem mecânica e irritativa; pontos hemorrágicos

e ulcerações de vários tamanhos podem surgir, em maior ou menor dimensão, dependendo da carga parasitária; há também um aumento nos peristaltismos, causando evacuações diarreicas e, muitas vezes, com muco e sangue.

Nos casos graves e fatais, exames de necropsia revelam uma disseminação abundante dos parasitos adultos, não limitantes apenas ao intestino delgado e grosso: pode ocorrer invasão de vias biliares, vesícula, fígado, estômago, peritônio, gânglios linfáticos abdominais e rins.

Fique atento

A **síndrome de Loeffler** representa o acúmulo de eosinófilos no pulmão, caracterizando uma pneumonia eosinofílica. Ela é desencadeada por uma infecção parasitária em associação a uma resposta alérgica mediada por eosinófilos, que, quando aumentados no sangue periférico, infiltram o parênquima pulmonar.

2 Diagnóstico

Nesta seção, você vai estudar os métodos de diagnóstico das parasitoses causadas por *A. duodenale*, *N. americanus* e *S. stercoralis*.

Ancilostomíase

O diagnóstico dessa patologia é realizado por meio de **anamnese** do paciente, associada à sintomatologia cutânea, pulmonar e intestinal, que poderá ser acompanhada ou não de anemia e eosinofilia. Realiza-se o **diagnóstico coproparasitológico**, que se baseia em métodos qualitativos e quantitativos, para determinar a carga parasitária do indivíduo (NEVES, 2016). A norma brasileira (NBR) 15340, da Associação Brasileira de Normas Técnicas (ABNT), descreve critérios e requisitos mínimos para a realização dos exames parasitológicos. A norma aborda as metodologias aplicáveis de acordo com as formas parasitárias, preconizando técnicas de sedimentação espontânea ou centrifugação, método direto, Kato-Katz, Ritchie e Willis para o diagnóstico de ancilostomídeos (ASSOCIAÇÃO BRASILEIRA DE NORMAS TÉCNICAS, 2006).

Os ovos dos parasitos costumam ser encontrados com abundância nas fezes dos parasitados. Segundo Rey (2011), o diagnóstico coproscópico realizado com esfregaço em lâmina de microscopia, preparado com fezes e solução fisiológica permite a visualização. Os ovos podem ser visualizados também por meio dos métodos de sedimentação espontânea (Lutz), de sedimentação por centrifugação (Blagg e cols., MIFC, Ritchie) e de flutuação (Willis ou Faust). A contagem de ovos pode ser realizada por meio da técnica de Kato-Katz ou pelo método de Stoll (BRASIL, 2010; NEVES, 2005; REY, 2011).

Para que seja possível determinar a espécie do parasito (*A. duodenale* ou *N. americanus*), é necessário utilizar uma técnica específica, denominada Harada & Mori. A coprocultura pelo método Harada & Mori se baseia em dispor o material fecal em uma tira de papel filtro dobrado longitudinalmente (3 x 15 cm); a extremidade desse papel deve ser emborcada em um tubo de ensaio contendo água destilada. O tubo deve ser tampado com rolha de algodão, e este deve ficar em repouso em temperatura ambiente (de 24 a 28°C) entre 10 e 14 dias; dessa forma, a corrente líquida da água vai subir por capilaridade e estimular as larvas a migrarem para o fundo do tubo. Após esse tempo, a água do fundo do tubo deve ser analisada, para se verificar a presença das larvas, que deverão ser analisadas em microscópio (NEVES, 2016; DAGNINO *et al.*, 2019).

Estrongiloidíase

Mesmo na ausência de sintomatologia, ao exame de hemograma, a eosinofilia pode ser um indicativo da parasitose. Para o diagnóstico parasitológico da estrongiloidíase, em vez da detecção dos ovos nas fezes, devem ser detectadas larvas. As larvas também podem ser detectadas em amostras do conteúdo duodenojejunal, por aspiração ou biópsia.

A ABNT NBR 15340 descreve critérios e requisitos mínimos para a realização dos exames parasitológicos. A norma aborda as metodologias aplicáveis de acordo com as formas parasitárias, preconizando as técnicas de Baermann-Moraes, Rugai, sedimentação espontânea ou centrifugação, método direto e Ritchie para o diagnóstico de *S. stercoralis* (ASSOCIAÇÃO BRASILEIRA DE NORMAS TÉCNICAS, 2006).

É importante ressaltar que, devido ao pequeno número de parasitos e também à liberação reduzida de larvas, nos casos de infecção moderada, a confirmação parasitológica pode ser dificultada. Dessa forma, os métodos rotineiros utilizados (Lutz ou Hoffmann, Pons e Janer, Ritchie ou formol-éter ou MIFC, Faust ou centrífugo-flutuação) não são adequados, pois apresentam baixa sensibilidade (NEVES, 2016).

Métodos de concentração das larvas nas fezes recentemente eliminadas (sem conservantes) são utilizados. Para melhor visualização das larvas no exame parasitológico de fezes, é recomendado coletar de três a cinco amostras de fezes e utilizar os métodos de Baermann-Moraes ou de Rugai. A técnica de Baermann-Moraes se baseia no termohidrotropismo dessas larvas (ou seja, as larvas tendem a migrar para a água aquecida); assim, nesse método, a terra ou o material fecal são sustentados por uma tela metálica que fica em contato com a água aquecida, para que as larvas migrem e se sedimentem no fundo do recipiente.

Já na técnica de Rugai, as fezes são enroladas em gaze cortada e emborcadas em recipiente com água a 45°C. A coprocultura pelo método Harada & Mori, citada para o diagnóstico dos ancilostomídeos, também pode ser utilizada (REY, 2011). Exames de escarro e lavado broncopulmonar podem detectar formas evolutivas por exame direto ou após centrifugação. A biópsia também pode ser realizada, sendo possível identificar formas evolutivas de *S. stercoralis* diretamente, ou realizando-se coloração pela hematoxilina-eosina.

Fique atento

Uma característica importante das fêmeas adultas de *S. stercoralis* que habitam o intestino humano é que elas são **partenogenéticas**, ou seja, elas não necessitam acasalar com os machos para que consigam se reproduzir.

3 Características morfológicas

Por fim, nesta seção, você vai estudar as características morfológicas dos parasitos *A. duodenale*, *N. americanus* e *S. stercoralis*.

Ancilostomíase

A característica morfológica primordial desses parasitos é a presença de **cápsula bucal**. A espécie *A. duodenale* apresenta dentes na cápsula bucal, e a espécie *N. americanus* possui lâminas cortantes na margem da boca. Essas características morfológicas são de suma importância, pois permitem que essas espécies sejam diferenciadas, conforme mostra a Figura 3.

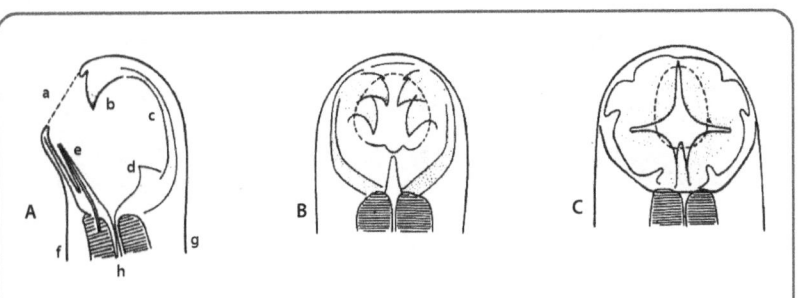

Figura 3. (A) Cápsula bucal dos ancilostomídeos vista lateralmente: a. abertura da cápsula, b. dente ventral, c. espessamento cuticular da parede da cápsula, d. lanceta, e. dente dorsal, f. superfície dorsal, g. superfície ventral, h. esôfago. (B) *Ancylostoma duodenal*. (C) *Necator americanus*.
Fonte: Adaptada de Rey (2011).

Outra característica marcante nos ancilostomídeos é o dimorfismo sexual, ficando demonstrado pelo tamanho das fêmeas, que são maiores do que os machos. As fêmeas medem cerca de 1 centímetro de comprimento, apresentando o corpo cilíndrico, e são mais esguias nas extremidades. Os machos são menores e se distinguem das fêmeas por apresentarem a extremidade posterior expandida, para formar a bolsa copuladora (REY, 2011; NEVES, 2016).

Os ovos dos ancilóstomos (Figura 4) medem aproximadamente 40 por 60 μm (LONGO; FAUCI, 2015).

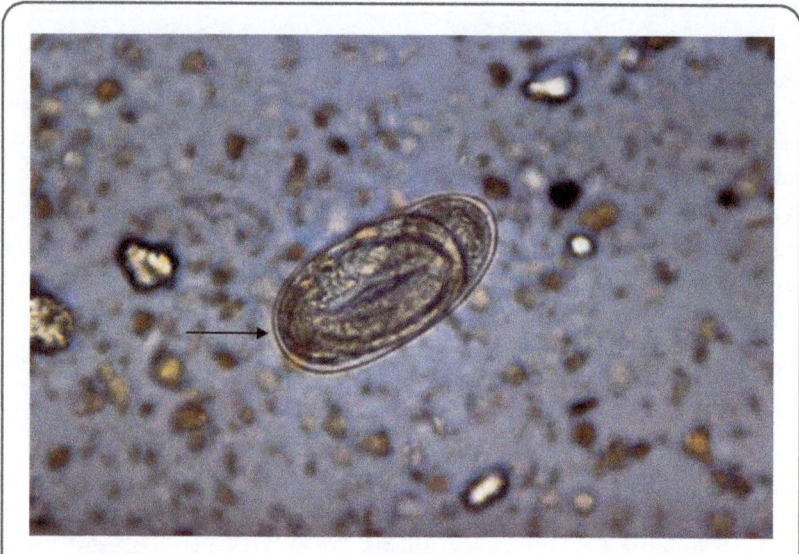

Figura 4. A seta na imagem microscópica indica um ovo de ancilostomídeo. Os ovos de ambas as espécies (*Ancylostoma duodenal* e *Necator americanus*) são indistinguíveis.
Fonte: Levinson (2016, p. 465).

Estrongiloidíase

As fêmeas de estrongilídeos possuem uma característica marcante: elas são partenogenéticas e produzem larvas de vida livre, que, quando em meio externo, originam machos e fêmeas de vida livre. Segundo Neves (2016), as fêmeas partenogenéticas apresentam corpo cilíndrico de aspecto filiforme longo, com extremidade anterior arredondada e extremidade posterior afilada. Medem aproximadamente 1,7 a 2,5 mm de comprimento e 0,03 a 0,04 mm de largura.

No ciclo de vida livre, as fêmeas de vida livre medem aproximadamente 0,8 a 1,2 mm de comprimento por 0,05 e 0,07 mm de largura. Já os machos de vida livre apresentam aspecto fusiforme e medem aproximadamente 0,7 mm de comprimento por 0,04 mm de largura, com extremidade anterior arredondada e extremidade posterior recurvada ventralmente (NEVES, 2016). A Figura 5 mostra uma larva de *S. stercoralis*.

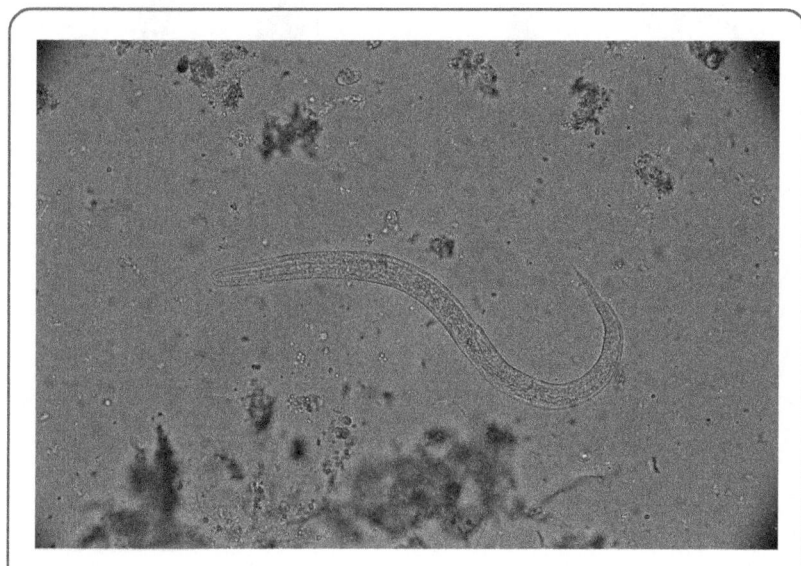

Figura 5. Imagem microscópica de uma larva de *Strongyloides stercoralis*.
Fonte: Blossom Tomorrow/Shutterstock.com.

A Figura 6 ilustra algumas características morfológicas que permitem diferenciar as larvas de ancilostomídeos e de *S. stercoralis*.

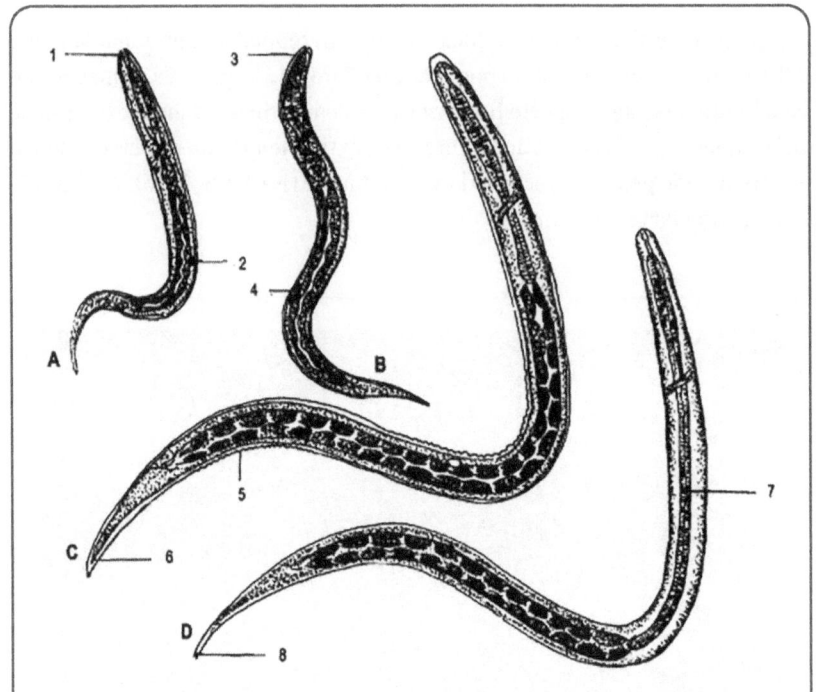

Figura 6. Distinções morfológicas das larvas. (A) Larva rabditoide de ancilostomídeos: 1. vestíbulo bucal longo, 2. primórdio genital. (B) Larva rabditoide de *Strongyloides stercoralis*: 3. vestíbulo bucal curto, 4. primórdio genital. (C) Larva filarioide de ancilostomideos: 5. presença de segunda cutícula, 6. cauda com extremidade pontiaguda. (D) Larva filarioide de *Strongyloides stercoralis*: 7. esôfago longo, 8. cauda com entalhe na extremidade.
Fonte: Neves (2016, p. 307).

De acordo com Neves (2016), os ovos são elípticos, com parede fina e transparente, muito semelhantes aos ovos dos ancilostomídeos. Os ovos das fêmeas parasito medem cerca de 0,05 mm de comprimento por 0,03 mm de largura. Já os ovos das fêmeas de vida livre são maiores e medem aproximadamente 0,07 mm de comprimento por 0,04 mm de largura.

O diagnóstico correto é parte essencial para um bom tratamento e, consequentemente, para romper a cadeia de transmissão. É importante salientar que a redução da fonte de infecção por meio do tratamento sanitário adequado das fezes e por meio da utilização de calçados é muito importante para a prevenção das parasitoses.

Saiba mais

Você conhece a história de Jeca Tatu, contada por Monteiro Lobato? Jeca Tatu era um trabalhador rural, que detestava utilizar calçados e, por falta de conhecimento, não tinha hábitos de higiene saudáveis. Jeca tinha uma aparência magra, coloração amarela e era visto pelas pessoas como preguiçoso. O médico, ao examinar Jeca, o diagnosticou com ancilostomíase, doença conhecida como "amarelão". Jeca acabou se curando após ser medicado, adquirir hábitos de higiene e passar a fazer uso de calçados. Por isso, a ancilostomíase também é conhecida como a doença de Jeca Tatu.

Referências

ASSOCIAÇÃO BRASILEIRA DE NORMAS TÉCNICAS. *ABNT NBR 15340*: laboratório clínico, exames parasitológicos de fezes. São Paulo: ABNT, 2006. (*E-book*).

BRASIL. *Doenças infecciosas e parasitárias*: guia de bolso. Brasília: Ministério da Saúde, 2010. (*E-book*).

DAGNINO, A. P. A. *et al. Instrumentação biomédica*. Porto Alegre: SAGAH, 2019.

KASPER, D. L.; FAUCI, A. S. *Doenças infecciosas de Harrison*. 2. ed. Porto Alegre: AMGH, 2015.

LEVINSON, W. *Microbiologia médica e imunologia*. 13. ed. Porto Alegre: AMGH, 2016.

LONGO, D. L.; FAUCI, A. S. *Gastrenterologia e hepatologia de Harrison*. 2. ed. Porto Alegre: AMGH, 2014.

NEVES, D. P. *Parasitologia humana*. 11 ed. São Paulo: Atheneu, 2005.

NEVES, D. P. *Parasitologia humana*. 13. ed. São Paulo: Atheneu, 2016.

REY, L. *Bases da parasitologia médica*. 3. ed. Rio de Janeiro: Guanabara Koogan, 2011.

REY, L. Um século de experiência no controle da ancilostomíase. *Rev. Soc. Bras. Med. Trop.*, v. 34, nº. 1, p. 61–67, 2001. Disponível em: http://www.scielo.br/scielo.php?script=sci_arttext&pid=S0037-86822001000100010&lng=en&nrm=iso. Acesso em: 19 maio 2020.

SILVA, E. B. da. *et al.* Hiperinfestação porStrongyloidesstercoralis: uma abordagem a clínica e ao diagnóstico laboratorial. *Multi-ScienceJournal*, v. 2, nº. 2, p. 9–15, jul. 2019. Disponível em: https://www.researchgate.net/publication/335705379_HIPERINFESTACAO_POR_Strongyloides_stercoralis_UMA_ABORDAGEM_A_CLINICA_E_AO_DIAGNOSTICO_LABORATORIAL. Acesso em: 19 maio 2020.

TELES, M. F. P.; GOMES, S. L. R. Anemia ferropriva associada à infecção por ancilostomídeo. *Saber Científico*, v. 7, p. 62, 2018. Disponível em: https://www.researchgate.net/publication/330865488_ANEMIA_FERROPRIVA_ASSOCIADA_A_INFECCAO_POR_ANCILOSTOMIDEO/fulltext/5c58f2ba299bf12be3fcf8be/ANEMIA-FERROPRIVA-ASSOCIADA-A-INFECCAO-POR-ANCILOSTOMIDEO.pdf. Acesso em: 19 maio 2020.

Leituras recomendadas

CIMERMAN, B.; FRANCO, M. A. *Atlas de parasitologia humana*: artrópodes, protozoários, helmintos e moluscos. São Paulo: Atheneu, 2011.

PANTOJA, L. D. M. *et al. Princípios de parasitologia*. 2. ed. Fortaleza: EdUECE, 2015. (*E-book*).

Fique atento

Os *links* para *sites* da *web* fornecidos neste capítulo foram todos testados, e seu funcionamento foi comprovado no momento da publicação do material. No entanto, a rede é extremamente dinâmica; suas páginas estão constantemente mudando de local e conteúdo. Assim, os editores declaram não ter qualquer responsabilidade sobre qualidade, precisão ou integralidade das informações referidas em tais *links*.

Artrópodes

Objetivos de aprendizagem

Ao final deste texto, você deve apresentar os seguintes aprendizados:

- Identificar os achados clínicos das doenças causadas por artrópodes de importância médica.
- Indicar os métodos de diagnóstico para cada uma das doenças causadas por ectoparasitas.
- Demonstrar as formas parasitárias de piolhos, moscas, ácaros, carrapatos e aranhas.

Introdução

Neste capítulo, você vai estudar sobre os artrópodes ou ectoparasitas que causam doenças nos seres humanos. Os ectoparasitas são organismos encontrados na pele ou nas camadas superficiais dela. Os artrópodes que causam doenças são divididos em dois grupos: os insetos (piolhos, percevejos e moscas) e os aracnídeos (aranhas, ácaros e carrapatos). As principais doenças são a pediculose (causada por piolhos), a miíase (causada por moscas), a doença neurotóxica e a doença dermonecrótica (causadas por aranhas), a sarna (causada por ácaros) e a paralisia por carrapatos.

Na maioria dos casos, as infestações causam poucos danos ao hospedeiro e não requerem tratamento. Mas, em outros, os ectoparasitas podem causar doenças graves, ligadas diretamente aos danos físicos que causam, ou indiretamente, transmitindo microrganismos ou gerando infecções secundárias. Infestações por ectoparasitas em humanos são frequentes e consideradas um problema do terceiro mundo, mas ocorrem também em países desenvolvidos. Essas infestações raramente são fatais, mas apresentam sintomas debilitantes e geralmente vêm acompanhadas de um estigma social. Os artrópodes responsáveis por essas infestações podem ser muito difíceis de serem eliminados, mesmo com o uso de tratamentos químicos.

1 Aspectos clínicos das doenças causadas por artrópodes de importância médica

Os **artrópodes** de importância médica são considerados com base na doença ou nas condições clínicas que causam. Veja no Quadro 1 quem são eles, quais doenças causam e como ocorre a transmissão.

Quadro 1. Artrópodes de importância médica

Artrópode	Nome científico	Doença	Transmissão
Piolhos	*Pediculus humanus capitis* — piolho da cabeça *Pediculus humanus corporis* — piolho do corpo *Phthirus púbis* — piolho do púbis	Pediculose	Objetos de uso comum: pente, chapéu, toalha, roupas, contato pessoal, contato sexual (piolho do púbis)
Percevejos	*Cimex lectularius* *Cimex hemipterus*	Sem manifestação de doença, apenas sintomas	Picada
Moscas	*Dermatobia hominis*	Miíase, berne, bicheira	Deposição de ovos de mosca na pele e em feridas, gerando a larva
Aranhas	*Latrodectus mactans* — aranha viúva-negra *Loxosceles reclusa* — aranha-marrom *Phoneutria* — aranha-armadeira	Doença neurotóxica Doença dermonecrótica	Picada
Ácaros	*Sarcoptes scabiei* — ácaro da sarna	Sarna	Contato pessoal, roupas

(Continua)

(Continuação)

Quadro 1. Artrópodes de importância médica

Artrópode	Nome científico	Doença	Transmissão
Carrapatos	*Dermacentor* *Ixodes* *Amblyomma*	Paralisia por carrapato, doença de Lyme e febre maculosa	Picada do carrapato que fica grudado à pele Carrapato como vetor — infectado por bactéria

Fonte: Adaptado de Levinson (2016) e Brasil (2020; 2018).

Insetos

Os **insetos** envolvidos nas doenças de importância médica são piolhos, percevejos e moscas. Iniciaremos este estudo abordando a **pediculose**, que é uma infestação causada pelo piolho da cabeça (*P. humanus capitis*), que afeta o couro cabeludo, pelo piolho do corpo (*P. humanus corporis*), que afeta principalmente o tronco, e pelo piolho do púbis (*Phthirus pubis*), que afeta as áreas genital e anal, principalmente, podendo atingir também as axilas e as sobrancelhas (LEVINSON, 2016).

Os **piolhos** são ectoparasitas cujos únicos hospedeiros conhecidos são os humanos, sendo a maioria das infestações assintomática. Os sintomas dos piolhos da cabeça podem incluir uma sensação de cócegas e de algo se movendo nos cabelos, além de coceira e irritabilidade; em alguns casos, pode gerar feridas no couro cabeludo, em virtude da coceira excessiva, conforme aponta o Centro de Controle e Prevenção de Doenças (CENTERS FOR DISEASE CONTROL AND PREVENTION, 2017a).

Segundo Dinulos (2018a), os **piolhos do corpo** agem frequentemente nos ombros, nas nádegas e no abdômen, onde provocam pequenos furos vermelhos na pele, devido às picadas. Causam coceira que pode fissurar a pele, gerando **infecção bacteriana**. A infecção bacteriana secundária pode ser uma complicação, uma vez que os piolhos do corpo podem servir como vetores para tifo epidêmico, febre da trincheira e febre recorrente transmitida pelo piolho (CENTERS FOR DISEASE CONTROL AND PREVENTION,

2017a). As picadas de **piolhos do púbis**, também conhecidos por "chatos", pode provocar pontos cinza-azulados no local da picada, causando coceira e queimação, dependendo do local. Dinulos (2018a) afirma que também é possível observar um inchaço dos gânglios linfáticos.

> **Fique atento**
>
> A coceira causada pelos diferentes tipos de piolhos acontece por uma reação de hipersensibilidade da saliva do piolho com a pele humana, no momento da picada para se alimentar do sangue humano (LEVINSON, 2016).

Os **percevejos** vivem em colchões — por isso, são chamados de percevejos da cama — e possuem hábitos noturnos, alimentando-se de sangue humano. As espécies que afetam os homens são *C. lectularius* e *C. hemipterus*. As reações às picadas dos percevejos variam de assintomáticas a mais fortes, com coceira intensa. O principal sintoma da picada é uma pápula pruriginosa, causada por reação de hipersensibilidade a proteínas da saliva do inseto. As picadas costumam ser múltiplas, de aspecto avermelhado, mas pequenas (máximo de 5 mm) e com um ponto escuro no centro; normalmente desaparecem de três a seis semanas. Se houver uma infestação de percevejos, o indivíduo pode ter dezenas de picadas pelo corpo. Embora o percevejo não transmita nenhuma doença, as picadas podem causar incômodo e gerar transtornos psicológicos (estresse e ansiedade), devido à coceira e à indisposição noturna (PINHEIRO, 2020; LEVINSON, 2016).

Várias espécies de **larvas de moscas** podem causar a **miíase**, também chamada de berne ou bicheira, mas a *D. hominis* é a mais conhecida. A transmissão ocorre quando a mosca adulta deposita seu ovo em algum ferimento, de forma direta ou indiretamente por outras moscas ou mosquitos; o ovo eclode e produz a larva. Segundo Levinson (2016), a larva no tecido humano produz uma resposta inflamatório que gera uma lesão em forma de pápula eritematosa dolorosa, parecida com um furúnculo. A região afetada se apresenta como um nódulo avermelhado com um pequeno orifício central, por onde drena intermitentemente uma serosidade. Pode haver coceira, fisgada, ferroada e sensação de movimento na lesão, de acordo com a Sociedade Brasileira de Dermatologia ([2019]).

> **Saiba mais**
>
> Você já viu um berne? É uma doença muito comum em algumas regiões do Brasil; no entanto, pode ser pouco frequente em alguns locais. Assista no YouTube ao vídeo "Berne. Como se pega e como tratar? Dermatologista Maria Teresa Soares explica", do canal *Dermatologia e Saúde*, produzido por uma dermatologista que explica aspectos clínicos importantes.

Aracnídeos

Os **aracnídeos** envolvidos nas doenças de importância médica são as aranhas, os ácaros e os carrapatos. As aranhas que causam a maior parte das doenças de importância em saúde pública no Brasil são (LEVINSON, 2016; BRASIL, 2018):

- *L. mactans*, que é conhecida como viúva-negra;
- *L. reclusa*, conhecida como aranha-marrom ou aranha violino;
- *Phoneutria*, conhecida como aranha-armadeira ou macaca.

Segundo a Secretaria da Saúde do Paraná ([2017]), a picada da aranha **viúva-negra** libera seu veneno, que age sobre o sistema nervoso autônomo (doença neurotóxica), levando à liberação de neurotransmissores adrenérgicos e colinérgicos, alterando a permeabilidade aos íons sódio e potássio. Os sintomas aparecem logo após a picada e variam de intensidade, com dor na região, contrações musculares, evoluindo para sensação de queimação (15 a 60 min após o acidente), suor generalizado e alterações na pressão sanguínea e nos batimentos cardíacos. Levinson (2016) também comenta sobre a possibilidade de ocorrer febre, calafrios, vômito, cefaleia, insônia, prurido, eritema de face e pescoço e dor abdominal.

A picada da **aranha-marrom** causa principalmente sintomas de necrose tecidual (doença dermonecrótica), que ocorre pelas enzimas proteolíticas presentes no veneno (LEVINSON, 2016). A enzima esfingomielinase-D atua sobre os constituintes das membranas das células, principalmente do endotélio vascular e das hemácias, ativando as cascatas do sistema complemento, da coagulação e das plaquetas, desencadeando intenso processo inflamatório no local da picada, acompanhado de obstrução de pequenos vasos, edema, hemorragia e necrose focal. Nas formas mais graves, acredita-se que a ativação desses sistemas leva à hemólise intravascular (SECRETARIA DA SAÚDE DO PARANÁ, [2017]).

De acordo com Levinson (2016), a picada da aranha-marrom é pouco dolorosa, podendo ser imperceptível, com prurido no local, seguido da formação de vesículas e bolhas hemorrágicas. Uma lesão endurecida e escura costuma surgir várias horas após a picada, podendo evoluir para ferida com necrose de difícil cicatrização (BRASIL, [2019]). A forma cutâneo-visceral (hemolítica) ocorre raramente, gerando, além do comprometimento cutâneo, manifestações clínicas decorrentes da hemólise intravascular, como anemia, icterícia e hemoglobinúria. A Secretaria da Saúde do Paraná ([2017]) também afirmou que casos graves podem evoluir para insuficiência renal aguda, podendo causar óbito.

A picada da **aranha-armadeira** provoca dor imediata e intensa (sintoma mais frequente), com poucos sinais visíveis no local. Raramente podem ocorrer agitação, náuseas, vômitos, diminuição da pressão sanguínea, edema, eritema, parestesia e sudorese no local da picada — onde podem ser encontradas as marcas de dois pontos de inoculação —, choque e edema pulmonar (BRASIL, 2018; SECRETARIA DA SAÚDE DO PARANÁ, [2017]).

Por sua vez, o **ácaro** da espécie *S. scabiei* provoca a **sarna**, também conhecida como escabiose. Segundo Levinson (2016), o organismo se localiza no estrato córneo da epiderme, causando lesões pruriginosas geradas por uma reação de sensibilidade às fezes do ácaro. Dinulos (2018b) afirma que os ácaros formam covas, que podem ser frequentemente vistas como linhas muito finas, com até 1 cm de comprimento, e, em alguns casos, com uma pequena protuberância em uma das extremidades. Essas lesões ocorrem com mais frequência em regiões do corpo onde as roupas ficam mais apertadas, como na linha da cintura. Outros locais são mãos, pulsos, axila e região genital.

A coceira da sarna tende a ser pior no turno da noite. Em indivíduos imunocomprometidos, as lesões podem ser mais intensas, apresentando uma dermatite com crosta extensa, chamada de **sarna norueguesa**, que é caracterizada por vesículas e formação de crostas espessas sobre a pele, acompanhadas de uma infestação de ácaros, mas com leve coceira. As escoriações podem gerar uma piodermia causada pela infecção por bactérias (LEVINSON, 2016; CENTERS FOR DISEASE CONTROL AND PREVENTION, 2018).

Já o **carrapato** pode acusar a **paralisia por carrapato**, mas também tem importância por ser vetor de várias doenças, entre elas a doença de Lyme e a febre maculosa. As espécies de carrapato mais envolvidas são *Dermacentor*,

Ixodes e *Amblyomma*. A paralisia ocorre por uma neurotoxina (produzida na glândula salivar do carrapato) que age similarmente à toxina botulínica, bloqueando a liberação de acetilcolina nas junções neuromusculares. A paralisia é ascendente e similar à síndrome de Guillain-Barré; inicia com ataxia e posterior paralisia simétrica, que pode ascender das pernas até a cabeça em um período de poucas horas. Em situações graves, pode ocorrer colapso respiratório e morte (LEVINSON, 2016).

Fique atento

Na paralisia por carrapato, ele deve ficar fixo à pele por, ao menos, quatro dias antes do início dos sintomas. Normalmente é encontrado atrás do pescoço ou perto das orelhas. A recuperação clínica ocorre somente após a remoção do carrapato (LEVINSON, 2016).

A **doença de Lyme** é uma infecção bacteriana sistêmica causada pela bactéria *Borrelia*, transmitida pela picada do carrapato infectado por esse organismo. Na etapa inicial da doença, ocorrem sensação de mal-estar e cansaço, acompanhados de arrepios, febre, dores de cabeça, rigidez no pescoço, dores musculares e articulações doloridas e inchadas. Se a infecção inicial não for tratada, outros problemas começam a se desenvolver meses ou anos mais tarde, com presença de artrite, inchaço e dor em grandes articulações, como nos joelhos. De acordo com Bush (2019), algumas pessoas desenvolvem anormalidades relacionadas ao mau funcionamento do cérebro e dos nervos, como problemas de humor, fala, memória e sono.

Saiba mais

A doença de Lyme é pouco relatada no Brasil, mas é frequente nos Estados Unidos e na Europa. Acesse o artigo "Doença de Lyme: diagnóstico e tratamento", disponível no *site* da *Revista Brasileira de Medicina de Família e Comunidade*, e saiba mais sobre a patogenia, as manifestações clínicas e a prevenção dessa doença.

A **febre maculosa** é causada por uma bactéria do gênero *Rickettsia*, transmitida pela picada do carrapato. Os principais sintomas são febre acima de 39°C e calafrios (início súbito), dor de cabeça intensa, náuseas, vômitos, diarreia, dor abdominal, dor muscular, inchaço e vermelhidão nas palmas das mãos e na sola dos pés e gangrena nos dedos e nas orelhas. Em casos mais graves, pode ocorrer paralisia dos membros, que inicia nas pernas e vai subindo até os pulmões, causando parada respiratória (BRASIL, [2019]).

2 Métodos de diagnóstico para cada uma das doenças causadas por ectoparasitas

Nesta seção, você vai estudar os métodos de diagnóstico relacionados às doenças causadas por ectoparasitas.

Piolhos

O diagnóstico da pediculose normalmente não envolve o laboratório clínico (LEVINSON, 2016). A melhor forma de diagnóstico é encontrar um piolho adulto vivo no couro cabeludo ou nos cabelos da pessoa infectada. A presença de numerosas **lêndeas** dentro de 6 mm de distância do couro cabeludo é sugestivo de infestação ativa. Se as lêndeas estiverem a mais de 6 mm do couro cabeludo, é apenas indicativo de infestações anteriores (CENTERS FOR DISEASE CONTROL AND PREVENTION, 2017a).

Os piolhos do corpo e os seus ovos podem ser encontrados nas costuras de vestuário e nas roupas de cama. Os piolhos púbicos podem ser encontrados por meio de uma inspeção minuciosa com luz ultravioleta ou por análise ao microscópio. Eles podem também deixar pontinhos marrom-escuros na pele ou nas roupas íntimas (DINULOS, 2018a). Observe na Figura 1 os piolhos adultos vistos em microscópio e, na Figura 2, a presença de lêndeas.

Artrópodes | 283

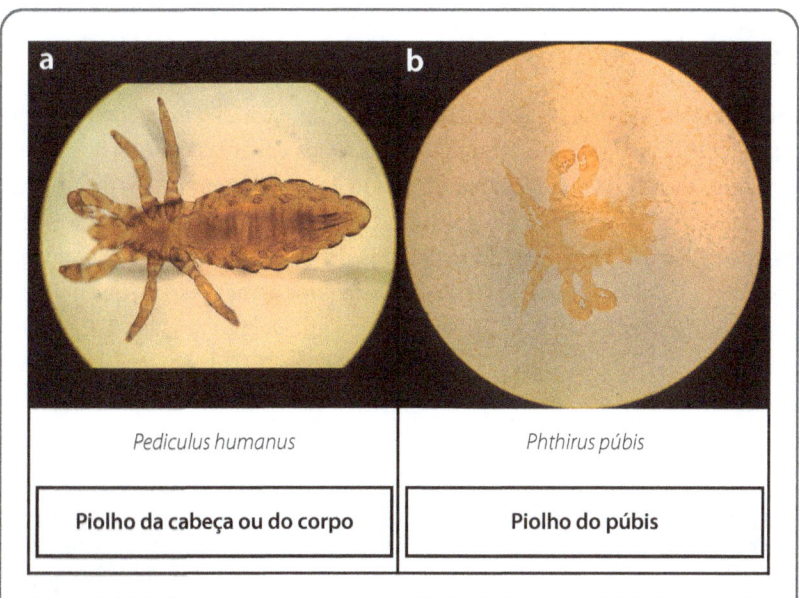

Pediculus humanus	*Phthirus púbis*
Piolho da cabeça ou do corpo	**Piolho do púbis**

Figura 1. (a) Piolho da cabeça ou do corpo (*Pediculus humanus*). (b) Piolho-da-púbis (*Pediculus humanus*).
Fonte: Adaptada de Anestial/Shutterstock.com.

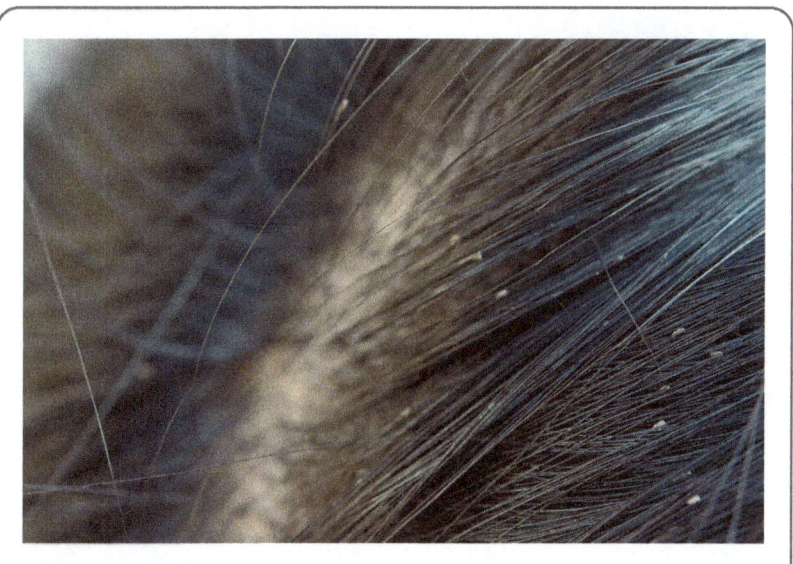

Figura 2. Os pontos esbranquiçados no cabelo são lêndeas (ovos de piolho).
Fonte: khunkorn/Shutterstock.com.

Percevejo

O diagnóstico das reações inflamatórias devido às picadas dos percevejos é feito pela identificação de adultos ou ninfas coletados em áreas onde o paciente foi mordido. Os **adultos** têm, em média, 5 mm de comprimento, têm forma oval, são achatados ventralmente e possuem peças bucais perfurantes. As **ninfas** parecem versões menores e mais pálidas do que os adultos. Os percevejos possuem glândulas fedorentas e emitem um odor característico, que pode ser percebido em residências ou quartos onde há infestações pesadas (CENTERS FOR DISEASE CONTROL AND PREVENTION, 2017b). Observe na Figura 3 as características dos percevejos adultos e ninfa.

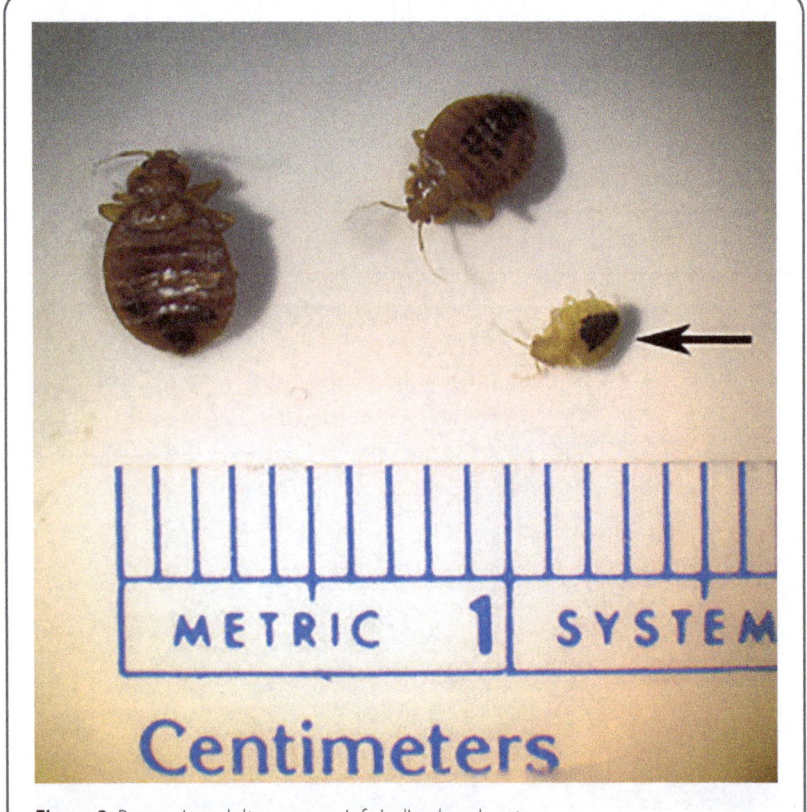

Figura 3. Percevejos adultos e uma ninfa indicada pela seta.
Fonte: Centers for Disease Control and Prevention (2017b, documento *on-line*).

Mosca

O diagnóstico da miíase é feito com base nos aspectos clínicos. O laboratório normalmente não está envolvido no diagnóstico da miíase, a não ser quando a identificação da larva é necessária (LEVINSON, 2016). Quando solicitado, o diagnóstico laboratorial é feito pela descoberta de larvas de moscas no tecido. A identificação do gênero ou da espécie envolve a comparação de certas estruturas morfológicas nas larvas, incluindo os espiráculos anteriores e posteriores, as peças bucais, o esqueleto cefalofaríngeo e os espinhos cuticulares. O histórico de viagens também pode ser útil para a identificação de gênero ou espécie (CENTERS FOR DISEASE CONTROL AND PREVENTION, 2017c). Observe na Figura 4 a lesão na pele e a larva de *D. hominis*.

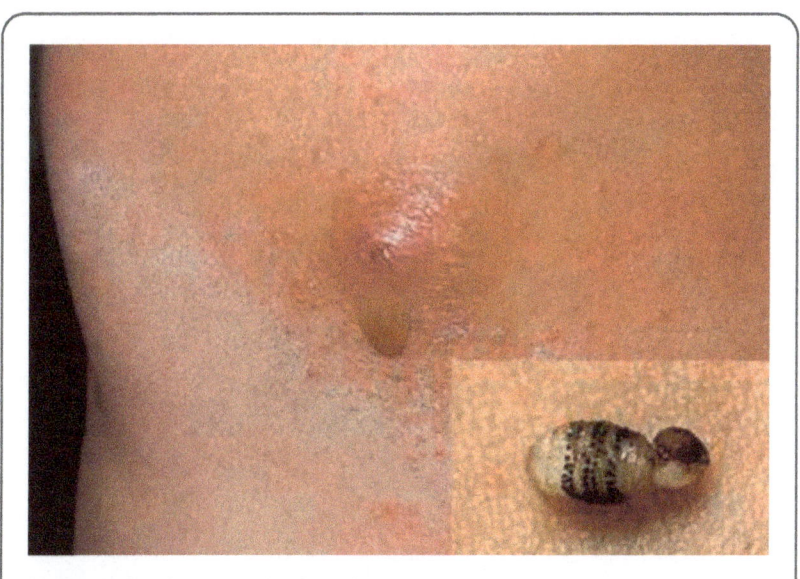

Figura 4. Miíase: lesão na pele e larva de *Dermatobia hominis*.
Fonte: Levinson (2016, p. 571).

Aranha

De acordo com Barish (2018), o diagnóstico das doenças causadas pela picada das espécies de aranhas que causam doenças é feito com base na história e nos sinais físicos do paciente, mas a confirmação é rara, por necessitar da captura da aranha e da sua identificação (a aranha é raramente resgatada intacta). No local da picada da aranha viúva-negra, ocorre dor, diaforese, eritema e piloereção.

A área picada pela aranha-marrom se torna eritematosa e equimótica, podendo ser pruriginosa e com ou sem dor, sendo que a lesão é endurecida e escura. Observe na Figura 5 a lesão causada por uma picada de aranha-marrom. A picada da aranha-armadeira apresenta poucos sinais visíveis no local, no entanto, podem ser encontradas as marcas de dois pontos de inoculação (BRASIL, [2019]; SECRETARIA DA SAÚDE DO PARANÁ, [2017]).

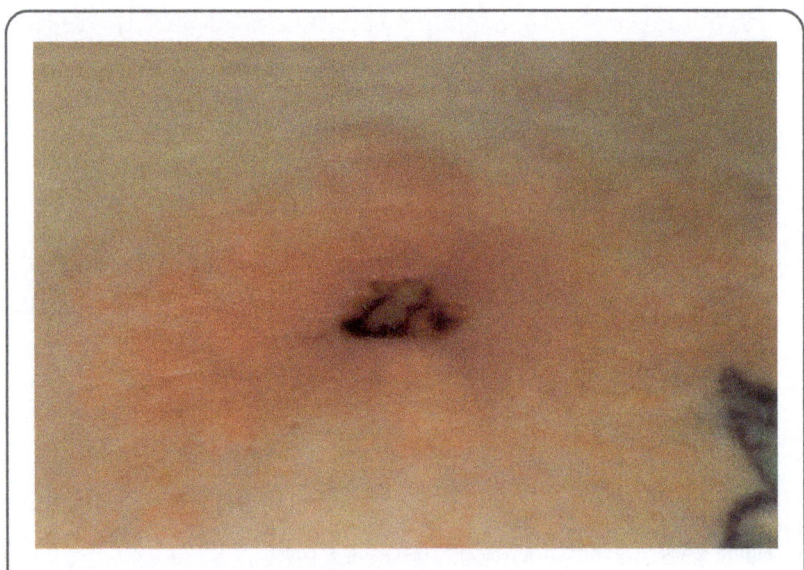

Figura 5. Lesão causada pela picada da aranha-marrom.
Fonte: Robert D Brozek/Shutterstock.com.

Ácaro

Segundo Levinson (2016), o diagnóstico da sarna provocada por ácaros (*S. scabiei*) é feito por meio de raspados de pele, que podem ser analisados ao microscópio, onde se observam ácaros, ovos e seus bolos fecais. O diagnóstico clínico também pode ser útil, feito com base na aparência e na distribuição da erupção cutânea e na presença de tocas ou covas de ácaros. Para coletar e examinar raspados na pele, os mesmos devem ser executados no final das tocas, em áreas não escoriadas e não inflamadas, usando-se uma lâmina de bisturi estéril contendo uma gota de óleo mineral. O óleo mineral aumenta a aderência dos ácaros à lâmina e pode ser transferido para uma lâmina de vidro. Podem ser aplicadas de 1 a 2 gotas adicionais de óleo mineral à lâmina, seguidas por uma lamínula para exame microscópico (CENTERS FOR DISEASE CONTROL AND PREVENTION, 2018).

Carrapato

O diagnóstico por paralisia causada por carrapato é realizado com base nos sintomas clínicos, bem como na localização e na remoção do carrapato grudado ao corpo do ser humano infectado, não necessitando de diagnóstico laboratorial (LEVINSON, 2016). No entanto, nas doenças causadas pelo carrapato como vetor, como no caso da doença de Lyme e da febre maculosa, o diagnóstico é difícil e baseia-se em exames de sangue, principalmente na procura de anticorpos específicos para as bactérias causadoras. Os exames mais utilizados são imunofluorescência indireta, imuno-histoquímica e técnicas de biologia molecular (BRASIL, [2019]; BUSH, 2019).

> **Fique atento**
>
> De acordo com Ramos ([20--?]), a febre maculosa pode ser confundida com várias outras doenças, como sarampo, meningite meningocócica, apendicite, rubéola, hepatite e dengue hemorrágica, o que atrasa o tratamento. Isso acontece porque as bactérias atacam o endotélio, tecido que reveste internamente os vasos sanguíneos, e, assim, praticamente qualquer órgão pode ser afetado.

3 Formas parasitárias dos ectoparasitas

Nesta seção, você vai estudar as características morfológicas dos ectoparasitas de importância médica.

Piolho

As fêmeas adultas têm aproximadamente 3 a 4 mm de comprimento, enquanto os machos são um pouco menores (CENTERS FOR DISEASE CONTROL AND PREVENTION, 2017a). As lêndeas são brilhantes, branco-acinzentadas e podem ser vistas como minúsculas bolas que se agarram à base dos eixos capilares (DINULOS, 2018a). Observe novamente na Figura 1 os representantes adultos dos piolhos e, na Figura 6, a lêndea de piolho. Veja na Figura 7 o tamanho real de um piolho adulto, que pode ser facilmente encontrado no couro cabeludo de indivíduos infectados.

Lêndea pronta para eclodir

Casca vazia sem a lêndea

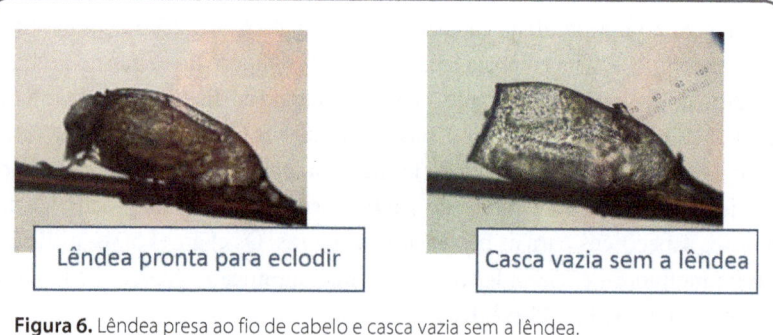

Figura 6. Lêndea presa ao fio de cabelo e casca vazia sem a lêndea.
Fonte: Adaptada de Centers for Disease Control and Prevention (2017a).

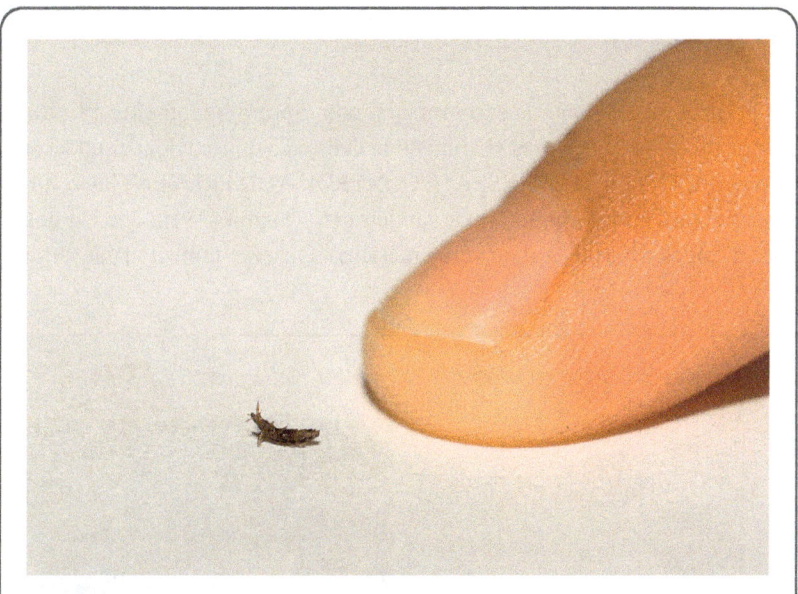

Figura 7. Piolho adulto de cabeça visto em tamanho real.
Fonte: Torychemistry/Shutterstock.com.

Percevejo

Os percevejos vivem em fendas de colchões e almofadas, rachaduras de estrados da cama, dobras das cortinas, carpetes, rodapés ou atrás de papéis de parede ou pinturas descascadas. Nesses locais, as fêmeas depositam seus ovos, que eclodem entre 4 e 10 dias. Os percevejos são insetos resistentes, que podem sobreviver a temperaturas entre – 10°C e 45°C e conseguem ficar até um ano sem se alimentar. Segundo Pinheiro (2020), eles não têm preferência por ambientes limpos ou sujos.

Moscas

Os adultos de *D. hominis* são grandes, com aproximadamente 15 mm de comprimento, e suas larvas se alimentam dentro de uma cavidade subdérmica humana (CENTERS FOR DISEASE CONTROL AND PREVENTION, 2017c). Observe na Figura 8 uma mosca varejeira (*D. hominis*); veja que ela possui asas grandes e corpo azul ou verde metálico. Observe também suas larvas.

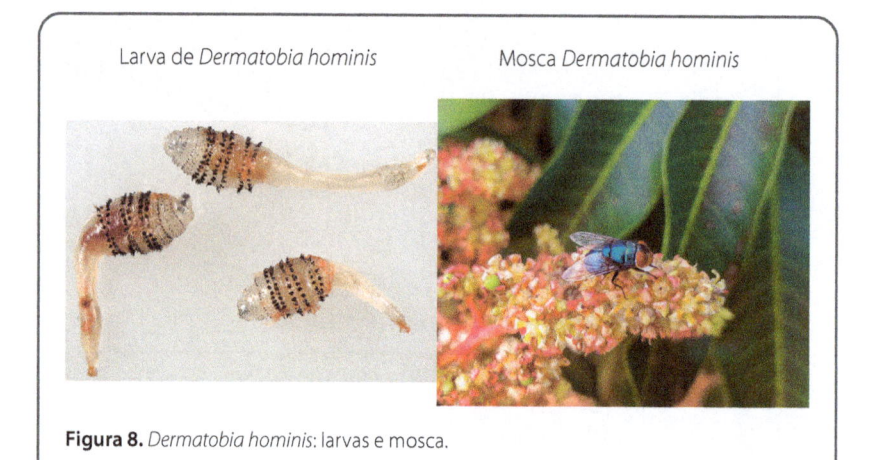

Larva de *Dermatobia hominis* Mosca *Dermatobia hominis*

Figura 8. *Dermatobia hominis*: larvas e mosca.
Fonte: Adaptada de Tacio Philip Sansonovski/Shutterstock.com; lucasfaramiglio/Shutterstock.com.

Aranha

A aranha viúva-negra (*L. mactans*) não é agressiva; tem atividade noturna e hábito de viver em grupos. Faz teia irregular em arbustos, gramíneas, cascas, canaletas de chuva ou sob pedras. A fêmea pode chegar a 2 cm, e o macho tem de 2 a 3 cm. É encontrada próxima ou dentro das casas, em ambientes sombreados, sendo frequentemente encontrada nos jardins (BRASIL, 2018).

A aranha-marrom (*L. reclusa*) é pouco agressiva, com hábitos noturnos; normalmente, encontra-se em pilhas de tijolos, telhas e na beira de barrancos. Já nas residências, costuma ficar atrás de móveis, cortinas e, eventualmente, nas roupas. Constrói teia irregular, como algodão esfiapado. Tem 1 cm de corpo e até 3 cm de comprimento total (SECRETARIA DA SAÚDE DO PARANÁ, [2017]; BRASIL, 2018).

A aranha-armadeira (*Phoneutria*) é bastante agressiva, assume posição de defesa, saltando até 40 cm de distância. O corpo pode atingir 4 cm, com 15 cm de envergadura de pernas. Ela é caçadora, com atividade noturna. Abriga-se sob troncos, palmeiras, bromélias e entre folhas de bananeira. Pode se alojar também em sapatos, atrás de móveis e cortinas, sob vasos, entulhos e materiais de construção (BRASIL, 2018).

Observe na Figura 9 um exemplo de cada uma dessas espécies de aranhas.

Latrodectus mactans — **Aranha viúva-negra**

Loxosceles reclusa — **Aranha-marrom**

Phoneutria — **Aranha armadeira**

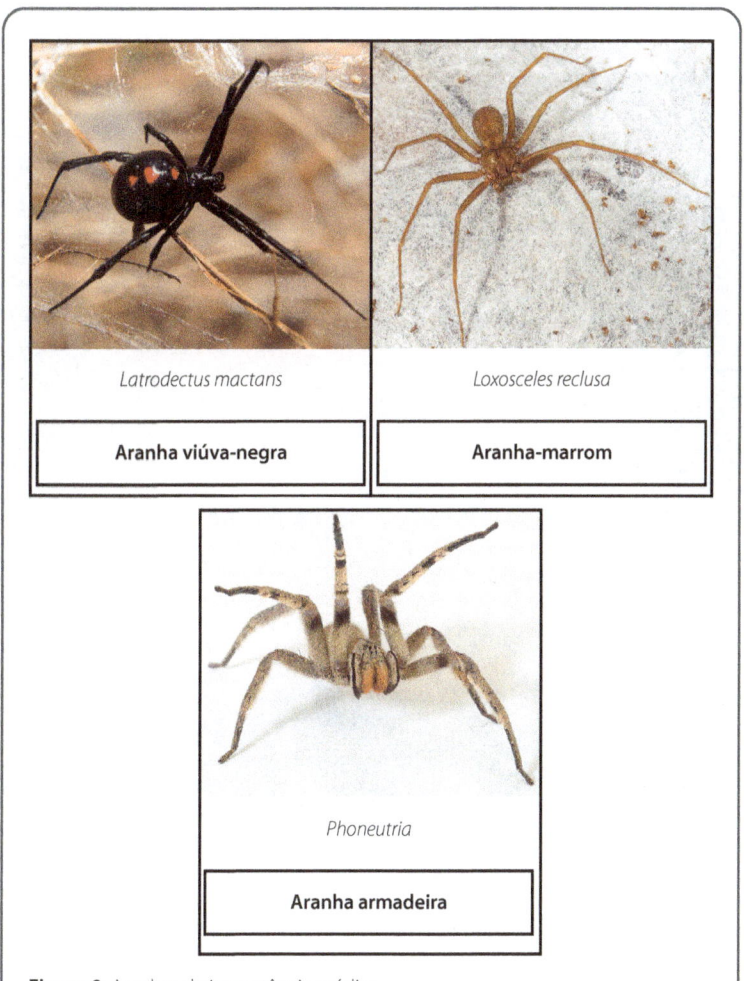

Figura 9. Aranhas de importância médica.
Fonte: Adaptada de Sari ONeal/Shutterstock.com; Edvard Mizsei/Shutterstock.com; Perla Sofia/Shutterstock.com.

Ácaro

A fêmea adulta do ácaro *S. scabiei* tem um corpo arredondado, com 0,30 a 0,45 mm de comprimento e 0,25 a 0,35 mm de largura, com oito patas. Os machos são menores, com 0,20 a 0,24 mm de comprimento por 0,15 a 0,20 mm de largura. Os adultos vivem na pele e geralmente são encontrados em raspados de pele (CENTERS FOR DISEASE CONTROL AND PREVENTION, 2018). Observe na Figura 10 um ácaro visto ao microscópio.

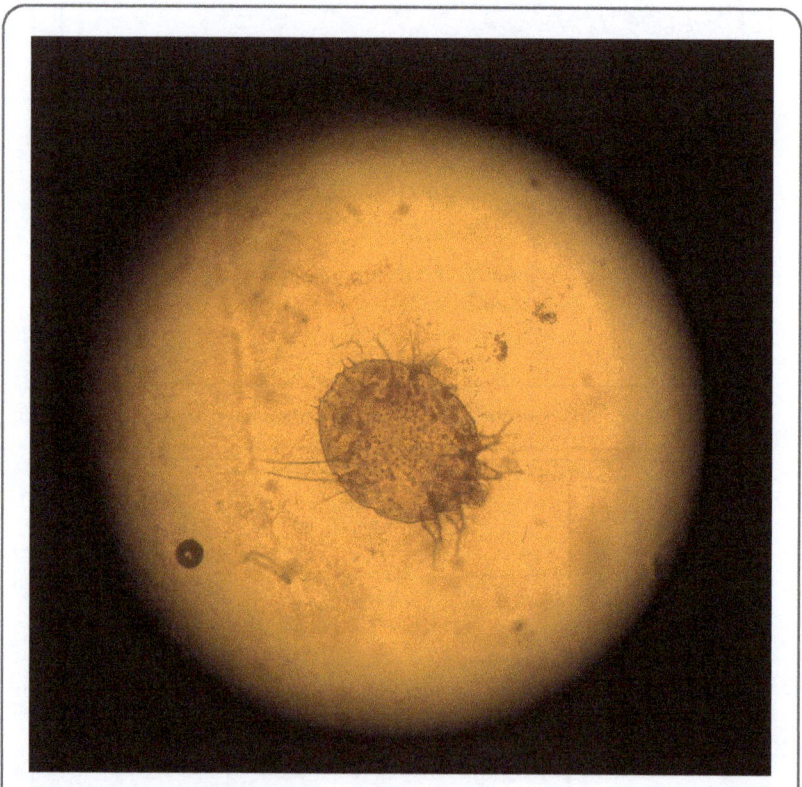

Figura 10. Ácaro *Sarcoptes scabiei*.
Fonte: StudioMolekuul/Shutterstock.com.

BRASIL. Ministério da Saúde. *Febre maculosa*: causas, sintomas, tratamento, diagnóstico e prevenção. [2019]. Disponível em: https://saude.gov.br/saude-de-a-z/febre-maculosa. Acesso em: 18 maio 2020.

BUSH, L. M. Doença de Lyme. *In*: MANUAL MSD, 2019. Disponível em: https://www.msd-manuals.com/pt/casa/infec%C3%A7%C3%B5es/infec%C3%A7%C3%B5es-bacterianas--espiroquetas/doen%C3%A7a-de-lyme. Acesso em: 18 maio 2020.

CENTERS FOR DISEASE CONTROL AND PREVENTION. *Bed Bugs*. 2017b. Disponível em: https://www.cdc.gov/dpdx/bedbugs/index.html. Acesso em: 18 maio 2020.

CENTERS FOR DISEASE CONTROL AND PREVENTION. *Myiasis*. 2017c. Disponível em: https://www.cdc.gov/dpdx/myiasis/index.html. Acesso em: 18 maio 2020.

CENTERS FOR DISEASE CONTROL AND PREVENTION. *Pediculosis*. 2017a. Disponível em: https://www.cdc.gov/dpdx/pediculosis/index.html. Acesso em: 18 maio 2020.

CENTERS FOR DISEASE CONTROL AND PREVENTION. *Scabies*. 2018. Disponível em: https://www.cdc.gov/dpdx/scabies/index.html. Acesso em: 18 maio 2020.

CENTERS FOR DISEASE CONTROL AND PREVENTION. *Ticks*. 2017d. Disponível em: https://www.cdc.gov/dpdx/ticks/index.html. Acesso em: 18 maio 2020.

DINULOS, J. G. H. Infestação de piolhos. *In*: MANUAL MSD, 2018a. Disponível em: https://www.msdmanuals.com/pt/casa/dist%C3%BArbios-da-pele/infec%C3%A7%C3%B5es--parasit%C3%A1rias-da-pele/infesta%C3%A7%C3%A3o-de-piolhos. Acesso em: 18 maio 2020.

DINULOS, J. G. H. Infestação por sarna. *In*: MANUAL MSD, 2018b. Disponível em: https://www.msdmanuals.com/pt-pt/casa/dist%C3%BArbios-da-pele/infec%C3%A7%C3%B5es-parasit%C3%A1rias-da-pele/infesta%C3%A7%C3%A3o--por-sarna. Acesso em: 18 maio 2020.

LEVINSON, W. *Microbiologia médica e imunologia*. 13. ed. Porto Alegre: AMGH, 2016.

PINHEIRO, P. Percevejo de cama: sintomas, imagens e tratamento. *MD.Saúde*, 2020. Disponível em: https://www.mdsaude.com/doencas-infecciosas/parasitoses/percevejos--de-cama/. Acesso em: 18 maio 2020.

QUINN, M. *Acarus cajennensis fabricius - amblyomma cajennense*. 2018. Disponível em: https://bugguide.net/node/view/1610629/bgpage. Acesso em: 18 maio 2020.

RAMOS, M. *Febre maculosa*. [20--?]. Disponível em: http://www.invivo.fiocruz.br/cgi/cgilua.exe/sys/start.htm?infoid=727&sid=8. Acesso em: 18 maio 2020.

SECRETARIA DA SAÚDE DO PARANÁ. *(Vigilância Ambiental – Zoonoses e Intoxicações) Araneísmo*: acidentes por aracnídeos. [2017]. Disponível em: http://www.saude.pr.gov.br/modules/conteudo/conteudo.php?conteudo=1450. Acesso em: 18 maio 2020.

SOCIEDADE BRASILEIRA DE DERMATOLOGIA. *Miíase*. [2019]. Disponível em: https://www.sbd.org.br/dermatologia/pele/doencas-e-problemas/miiase/51/. Acesso em: 18 maio 2020.

Carrapato

Os carrapatos adultos do gênero *Dermacentor* são caracterizados por um escudo dorsal, geralmente ornamentado, peças bucais curtas, olhos no escudo dorsal e presença de festões. Os adultos do gênero *Ixodes* se caracterizam por terem peças bucais mais longas, sem a presença de festões, um escudo dorsal sem olhos e um sulco anal invertido em forma de U. Os membros do gênero *Amblyomma* apresentam peças bucais visivelmente mais longas do que a base, um escudo dorsal geralmente ornamentado, olhos presentes no escudo dorsal e festões (CENTERS FOR DISEASE CONTROL AND PREVENTION, 2017d). Observe na Figura 11 os diferentes carrapatos que podem causar doenças em humanos.

Dermacentor *Ixodes* *Amblyomma*

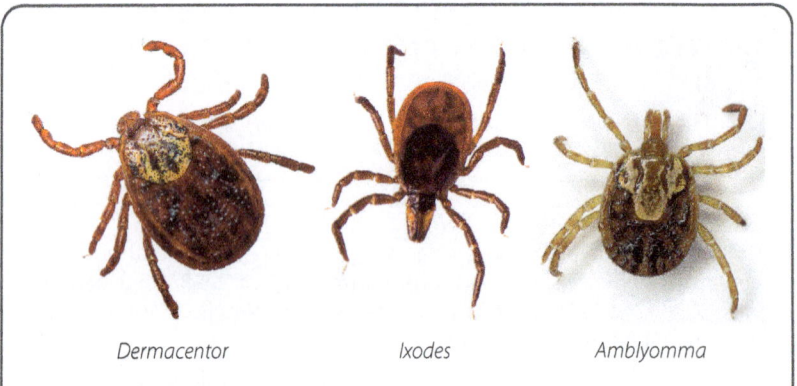

Figura 11. Carrapatos de importância médica.
Fonte: Adaptada de nechaevkon/Shutterstock.com; lewalp/Shutterstock.com; Quiin (2018, documento on-line).

Referências

BARISH, R. A. Picadas de aranha. *In*: MANUAL MSD, 2018. Disponível em: https://www.msdmanuals.com/pt-br/profissional/les%C3%B5es-intoxica%C3%A7%C3%A3o/mordidas-e-picadas/picadas-de-aranha. Acesso em: 18 maio 2020.

BRASIL. *Acidentes por animais peçonhentos*: Aranhas. 2018. Disponível em: https://www.saude.gov.br/saude-de-a-z/acidentes-por-animais-peconhentos-aranhas. Acesso em: 18 maio 2020.